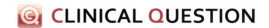

不整脈診療
クリニカルクエスチョン200

| 編集 | 平尾見三
東京医科歯科大学不整脈センターセンター長

| 編集協力 | 笹野哲郎
東京医科歯科大学大学院保健衛生学研究科
生命機能情報解析学准教授

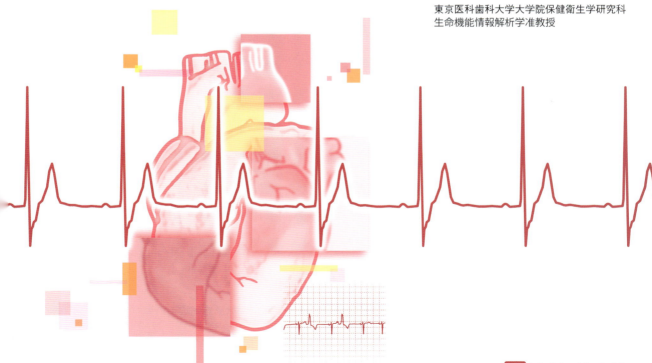

診断と治療社

口絵カラー

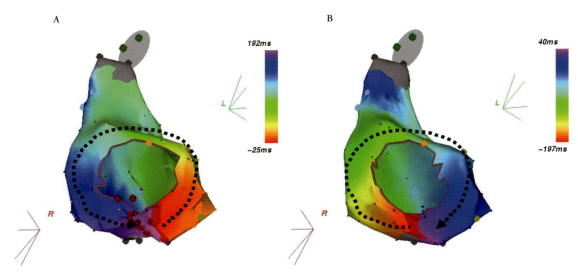

口絵カラー 1 心房粗動中の 3D マッピング（CARTO システム）（Q43 図 1 と同一症例）
A：通常型心房粗動（反時計回転），B：非通常型心房粗動（時計回転）［本文 p.58］

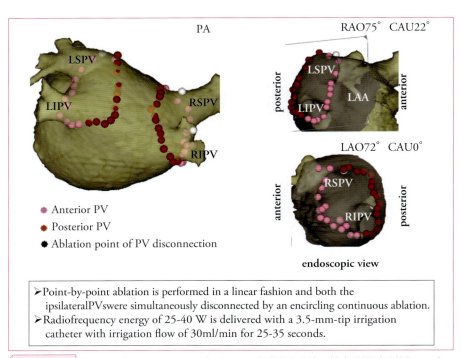

> Point-by-point ablation is performed in a linear fashion and both the ipsilateralPVswere simultaneously disconnected by an encircling continuous ablation.
> Radiofrequency energy of 25-40 W is delivered with a 3.5-mm-tip irrigation catheter with irrigation flow of 30ml/min for 25-35 seconds.

口絵カラー 2 3DEAM（CARTO システム）を用いた土浦協同病院の拡大肺静脈隔離（EEPVI）
3DEAMap システム（CARTO）を用い EEPVI を行う．術前に行った両心房・肺静脈 3DCT 画像を CARTO 装置に立体画像として融合し，アブレーション電極も 3DEAM 画面上にモニターしながら，EEPVI 時に焼灼ポイントを記録し位置・連続性・解剖学的情報を得ながら，アブレーションが可能である．患者・術者双方に大幅な被曝線量の軽減が図れる．［本文 p.97］

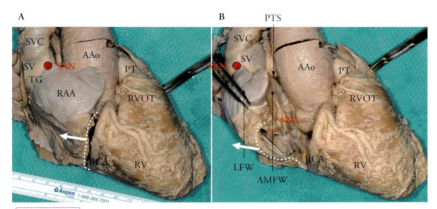

口絵カラー 3　洞房結節と周辺構造の位置関係（心外膜側からの観察）
右房（RA）に位置する洞房結節（SAN）は，大静脈洞（SV）と右心耳（RAA）の境界をなす分界溝（TG）上に認められる．
SAN（●）：洞房結節（sinoatrial node），SNA：洞房結節動脈（sinoatrial node arterg）RA：右房（right atrium），SVC：上大静脈（superior vena cava），RAA：右心耳（right atrial appendage），TG：分界溝（terminal groove），SV：大静脈洞（sinus venarum），AAo：上行大動脈（ascending aorta），RV：右室（right ventricle），RVOT：右室流出路（right ventricular outflow tract），RCA：右冠動脈（right coronary artery），PT：肺動脈幹（pulmonary trunk），PTS：心膜横洞（pericardial transverse sinus），LFW：lateral free wall，AMFW：anteromedial free wall
［本文 p.293］

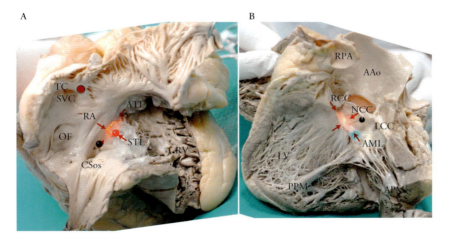

口絵カラー 4　右心系（A）および左心系（B）を切開・展開した像
いずれも標本の裏側から光を照射している．光を透過する部位（→先端で囲む領域）が膜性中隔（MS）である．その部位は表・裏の関係となっている．
MS：膜性中隔（membranous septum），OF：卵円窩（oval fossa），A/P/STL：三尖弁前 / 後 / 中隔尖（anterior/ posterior/septal tricuspid leaflet），R/L/NCC：大動脈弁右 / 左 / 無冠尖（left/right/non-coronary aortic cusp），A/PPM：左室前 / 後乳頭筋（anterior/posterior papillary muscle），RPA：右肺動脈（right pulmonary artery），LV：左室（left ventricle）［本文 p.293］

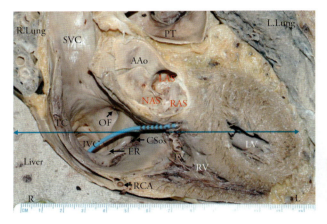

口絵カラー 5 A 房室中隔領域の概観

ヒト胸部前額断面を用いて房室結節存在領域（Kochの三角領域）を観察した後，口絵カラー 5 A 内の青線レベルの横断面で組織標本を作製したものが口絵カラー 5 B である．[本文 p.294]

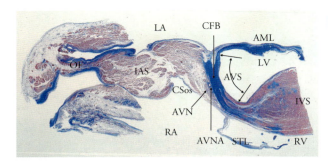

口絵カラー 5 B 房室中隔（AVS）領域の水平断面像

AVS 右房側に房室結節（AVN）が認められるが，その組織は小型結節細胞が集簇したものである．また，その中心に房室結節動脈（AVNA）が貫通しているのが認められる．

AVS：房室中隔（atrioventricular septum），AML：僧帽弁前尖（anterior mitral leaflet），IVS：心室（間）中隔（interventricular septum），CFS：中心線維体（central fibrous body），
AVNA：房室結節動脈（AV node artery），AVN：房室結節（atrioventricular node）[本文 p.294]

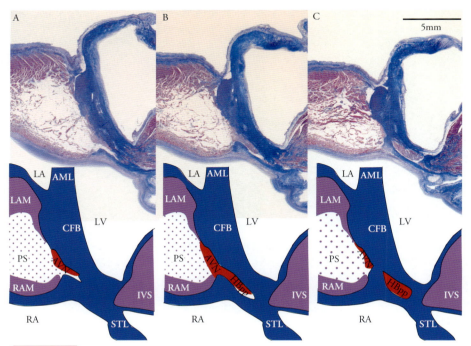

口絵カラー 6 連続切片にみられる房室結節組織の貫通部ヒス束への移行

房室中隔（AVS）で房室結節が貫通部ヒス束（HBp）となり中心線維体（CFB）を貫通していく様相がみられる．
PS：pyramidal space [本文 p.295]

序

　不整脈は医学生のみならず診療に携わる多くの人に，わかりにくくて苦手と思われている病気の一つである．その理由として，CT像，X線像やエコー像などを見ればある程度は判る画像診断とはひと味異なる心電図が必ず出てきて，おまけにそれが頻出するからであろう．もう一つは，たとえば検診での心電図異常が場合によっては突然死をきたす重症不整脈に関連するなど，心電図の解釈には不整脈の幅広い知識が必要であるからであろう．

　一方で不整脈診療はこの20年ほどで大きく変貌している．頻脈の多くを根治可能なものにした治療法＝カテーテル焼灼術の出現である．この治療法では長年苦しんできた動悸発作の原因がたった数分間の高周波エネルギー通電だけで完全に治癒する．また心室細動など致死的不整脈には，植込み型除細動器が自動的に除細動して救命してくれる．このように画期的な治療の恩恵を受ける患者さんが数多く存在するが，その前提として正確な不整脈診断が診療に不可欠である．経過観察だけでいいのか，薬物治療か，カテーテル焼灼術か，あるいはペースメーカ，植込み型除細動器などのデバイス植込みが適応なのか，正しい診断が不整脈患者の生命予後を改善し，生活の質を改善し不要な治療の回避も可能とする．

　本書はこのような不整脈に有効な治療手段が存在する時代に登場したQ&A書である．日本で100万人以上存在するcommon diseaseの心房細動から，突然死リスクのあるブルガダ症候群など生命に直結する疾患まであらゆる不整脈疾患を網羅している．不整脈をもつ患者さんの診療において日頃疑問に感じたり，理解が困難な事項を質問(Q)として掲げ，それについて解説をする(A)方式をとっている．解説にあたっては臨床の第一線で活躍の専門医が執筆し，本書では最先端の情報が心電図や図表を多用してわかりやすいものに仕上げられている．診療時の実用書として，また通読すれば心電図の教科書としても役に立つ解説書である．

　本書は不整脈の患者さんに遭遇する可能性のある医師，看護師，臨床検査技師をはじめ，心臓カテーテル室やICU/CCUで不整脈治療に従事する専門職(医師，看護師，臨床検査技師，放射線技師，薬剤師)，医学生にも心電図診断術の向上，不整脈診療スキルの向上をめざして是非読んでいただきたい．診療の現場で本書が多くの方々にお役に立てることを切に願っている．

2015年4月

東京医科歯科大学医学部附属病院不整脈センター　センター長
東京医科歯科大学大学院循環制御内科学　特別診療教授

平尾見三

不整脈診療クリニカルクエスチョン200
CONTENTS

口絵カラー ii
序 v
執筆者一覧 xiv

1章 洞不全症候群 1

- **Q1** 脈が遅いとどんな症状が出るか？ 1
- **Q2** 40/分の洞徐脈は治療が必要か？ 2
- **Q3** 洞停止はなぜ起こるのか？ 2
- **Q4** 洞房ブロックは洞停止と鑑別しなくてはいけないか？ 3
- **Q5** 徐脈頻脈症候群とは何か？　その治療法は？ 4
- **Q6** "洞不全症候群"の心電図所見は？ 6
- **Q7** Rubenstein分類はなぜ必要なのか？ 6
- **Q8** 有症候の洞徐脈に対する薬物治療の適応と方法は？ 7

2章 房室伝導障害 9

- **Q9** 房室伝導障害とは心臓のどこが悪いのか？ 9
- **Q10** 房室ブロックの心電図の分類とは？ 10
- **Q11** 第Ⅰ度房室ブロックには何か悪いことがあるのか？ 11
- **Q12** 第Ⅰ度房室ブロックと脚ブロックの合併例ではどんな注意が必要か？ ... 12
- **Q13** 第Ⅱ度房室ブロックの心電図所見は？ 14
- **Q14** Wenckebach型とMobitz Ⅱ型，どちらがより重症か？　その理由は？ ... 16
- **Q15** 第Ⅲ度房室ブロック例はすべて永久的ペースメーカ植込みの適応か？ ... 17

3章 心室内伝導障害 21

- **Q16** 心室内伝導障害は房室伝導障害とはどう違うのか？ 21
- **Q17** 右脚ブロックで鑑別すべき疾患は？ 23
- **Q18** 2枝ブロック/不完全3枝ブロックとは何か？ 24
- **Q19** 2枝ブロック/不完全3枝ブロックを見つけたらどうすべきか？ 26
- **Q20** 左脚ブロックは，右脚ブロックと臨床的に何が異なるのか？ ... 27
- **Q21** 脚ブロックはペースメーカ植込みが適応となるのか？ 28

4章　期外収縮・補充収縮 ... 31

- Q 22　期外収縮の心電図上の定義と分類は？ ... 31
- Q 23　期外収縮出現時の脈拍はどのように触知されるか？ ... 32
- Q 24　"上室"期外収縮とは何か？ ... 33
- Q 25　心房期外収縮と心室期外収縮とはどちらが臨床的に，より"重症"か？ ... 35
- Q 26　「心房期外収縮で徐脈になることがある」は正しいか？ ... 35
- Q 27　「幅の広いQRSの期外収縮は心室性」は正しいか？ ... 36
- Q 28　心室期外収縮は健常人には出ないのか？　出るときには日常生活の注意は？ ... 37
- Q 29　心室期外収縮の薬物治療の第一選択は？ ... 38
- Q 30　補充収縮は期外収縮とどう違うのか？ ... 39
- Q 31　補充調律はどういうときに出現するか？ ... 41

5章　頻脈総論 ... 43

- Q 32　心電図上の頻脈の定義とは？ ... 43
- Q 33　QRS幅で分類する方法のメリットは？　narrow QRS頻拍，wide QRS頻拍にどんなものがあるか？ ... 44
- Q 34　narrow QRS頻拍の心電図鑑別の実際的方法は？ ... 45
- Q 35　wide QRS頻拍の心電図鑑別の実際的方法は？ ... 47

6章　洞頻脈・心房頻拍・心房粗動 ... 49

- Q 36　洞頻脈とは何か？　持続する場合にはどのような疾患/病態を考えるべきか？ ... 49
- Q 37　不適切洞頻脈とはどういうときに診断するのか？　その治療法は？ ... 50
- Q 38　心房頻拍の心電図上の特徴は何か？　心房粗動との鑑別は？ ... 51
- Q 39　心房頻拍のP波形から発生起源を推定することはできるか？ ... 52
- Q 40　心房頻拍の発生起源として多いのはどこか？ ... 54
- Q 41　心房頻拍と心不全の関連性は？ ... 54
- Q 42　心房粗動の心電図上の特徴とその分類は？ ... 55
- Q 43　通常型あるいは非通常型心房粗動の心電図の診断はどのように行うか？ ... 57
- Q 44　三尖弁−下大静脈間峡部依存性の心房粗動は心電図上は"通常型"になるのか？ ... 59
- Q 45　心房粗動は抗不整脈薬服用で出現するか？　その場合に注意すべきことは何か？ ... 60
- Q 46　心房粗動があるときの自覚症状は？ ... 62
- Q 47　心房粗動は根治治療できるか？ ... 63

7章 発作性上室頻拍 ... 65

- Q 48 発作性上室頻拍の診断名の由来と定義は？ ... 65
- Q 49 心電図上のP波から発作性上室頻拍の機序は推定できるか？ ... 66
- Q 50 自覚症状から発作性上室頻拍の存在が疑われたときにはどうすれば診断可能か？ ... 67
- Q 51 房室結節リエントリー性頻拍とは何か？ ... 68
- Q 52 房室リエントリー性頻拍の回路は？ ... 69
- Q 53 いわゆる long RP 頻拍の心電図の特徴は？ 三つの鑑別すべき不整脈とは何か？ ... 71

8章 心房細動 ... 73

- Q 54 心房細動の心電図診断のコツは？ ... 73
- Q 55 心房細動時の心室応答はどこで規定されるのか？ ... 75
- Q 56 心房細動で心室ペースメーカを植込む適応は？ ... 76
- Q 57 心房細動による徐脈頻脈症候群はどんな心電図になるか？ ... 77
- Q 58 心房細動発作の発生を予防する治療法は？ ... 79
- Q 59 心房細動を停止させる治療法は？ ... 81
- Q 60 Pill in the pocket とは？ その注意点は？ ... 83
- Q 61 心房細動が持続するようになったら治療はどうするか？ ... 84
- Q 62 心房細動治療：リズムコントロールとは？ 使用薬剤は？ ... 85
- Q 63 心房細動治療：レートコントロールとは？ 薬剤の選択は？ ... 86
- Q 64 WPW 症候群に合併した心房細動にベラパミル投与が禁忌である理由は？ ... 87
- Q 65 抗凝固療法の適応は？ ... 89
- Q 66 ワルファリンと新規経口抗凝固薬 (NOAC) の使い分けは？ ... 91
- Q 67 NOAC の使い分けは？ ... 92
- Q 68 心房細動患者のアブレーションの適応ガイドラインは？ ... 94
- Q 69 発作性心房細動のアブレーション法とは？ ... 96
- Q 70 持続性心房細動のアブレーション法とは？ ... 99
- Q 71 心房細動アブレーション後に心房頻拍が再発したらどうするか？ ... 100
- Q 72 肺静脈アブレーションの際，バルーンカテーテル治療はどのような症例が適応か？ ... 102
- Q 73 心房細動アブレーションの合併症とその対策は？ ... 105

9章 早期興奮症候群 ... 107

- Q 74 早期興奮症候群とは何か？ それぞれの心電図的特徴は？ ... 107
- Q 75 WPW 症候群における 12 誘導心電図からの房室副伝導路の位置の推定は？ ... 109
- Q 76 WPW 症候群は頻脈発作がないときでも，自覚症状があるのか？ ... 110
- Q 77 WPW 症候群の患者に起こりやすい二つの動悸発作と，その薬物治療は？ ... 110

- Q 78 潜在性 WPW 症候群は非発作時の心電図で診断可能か？ ……… 112
- Q 79 心房−束枝副伝導路を回路に含む頻拍の心電図の特徴は？ ……… 112
- Q 80 心房−束枝副伝導路の存在は非頻拍時にも可能か？ ……… 114
- Q 81 早期興奮症候群（おもに WPW 症候群）のカテーテルアブレーション適応は？ ……… 115
- Q 82 早期興奮症候群のカテーテルアブレーションはどうやるのか？ ……… 116

10章 心室頻拍 …… 119

- Q 83 心室頻拍（VT）を心電図でどう診断するか？ ……… 119
- Q 84 心室頻拍（VT）が生じるメカニズムは？ ……… 124
- Q 85 特発性心室頻拍（特発性 VT）でよくみられるものは？ ……… 124
- Q 86 心室頻拍（VT）を合併しやすい心疾患は？ ……… 126
- Q 87 心室頻拍（VT）が上室頻拍に比べて緊急性が高い理由は？ ……… 128
- Q 88 心室頻拍発作を停止させる治療法は？ ……… 129
- Q 89 心室頻拍はアブレーションで治療できるか？ ……… 130
- Q 90 早い心室頻拍（fast VT）の治療は？ ……… 132
- Q 91 流出路起源の心室頻拍の診断と治療は？ ……… 133
- Q 92 プルキンエ起源心室頻拍とは？ その治療は？ ……… 136
- Q 93 脚枝間リエントリー性頻拍とは？ その治療は？ ……… 138

11章 QT 延長症候群・torsade de pointes（TdP） …… 141

- Q 94 QT 延長はどういう状況・疾患に合併するか？ ……… 141
- Q 95 QT 延長で危惧されることと，その波形の特徴は？ ……… 142
- Q 96 QT 延長と TdP の関係は？ TdP 出現時の対応は？ ……… 143
- Q 97 TdP の予防法はどうするか？ ……… 144

12章 ブルガダ症候群・早期再分極症候群・J 波症候群 …… 145

- Q 98 ブルガダ症候群とはどんな疾患か？ その頻度は？ ……… 145
- Q 99 ブルガダ型心電図とはどんなものを指すのか？ ……… 147
- Q 100 ブルガダ症候群の患者の治療はどうすればいいのか？ ……… 149
- Q 101 心室頻拍／心室細動ストームとは何か？ その治療法は？ ……… 151
- Q 102 早期再分極症候群と J 波症候群はそれぞれどんな疾患か？ 両疾患の関係性は？ ……… 152
- Q 103 ブルガダ症候群はアブレーションできるのか？ ……… 155

13章 イオンチャネル病　157

- Q 104　イオンチャネル病とは何か？　157
- Q 105　不整脈源性右室心筋症とは？　158
- Q 106　ブルガダ症候群はイオンチャネル病か，心筋症か？　160
- Q 107　カテコラミン誘発多形性心室頻拍とは？　161
- Q 108　遺伝子解析が有効な不整脈疾患は？　162
- Q 109　Progressive cardiac conduction disturbance（PCCD）とは？　164
- Q 110　QT短縮症候群とは？　166
- Q 111　不整脈のゲノムワイド解析はどこまで進んでいる？　167
- Q 112　早期再分極症候群，J波症候群，ブルガダ症候群の原因遺伝子は？　169
- Q 113　QT延長症候群の分類と遺伝子解析の適応は？　170

14章 体温・電解質・内分泌異常　173

- Q 114　K異常はなぜ危険？　173
- Q 115　Ca異常でQT間隔が変動する理由は？　175
- Q 116　呼吸性不整脈とは？　176
- Q 117　体温と不整脈はどう関係するか？　178
- Q 118　自律神経活動と不整脈の関連は？　179
- Q 119　不整脈の日内変動・季節変動とは？　181
- Q 120　甲状腺ホルモンと不整脈の関係は？　183

15章 薬剤と不整脈　185

- Q 121　抗不整脈薬の催不整脈作用とは？　185
- Q 122　なぜ薬の副作用にQT延長が多い？　187
- Q 123　抗不整脈薬はみなTdPの危険が高い？　188
- Q 124　徐脈をきたす薬物にはどんなものがあるのか？　190

16章 不整脈の基礎　193

- Q 125　リエントリーとは何か？　193
- Q 126　異常自動能とは何か？　196
- Q 127　triggered activityとは何か？　197
- Q 128　不整脈基質とは何か？　199
- Q 129　脱分極異常（伝導障害）と再分極異常の違いは？　201
- Q 130　なぜQT間隔には男女差がある？　203
- Q 131　心房リモデリングとは何か？　205
- Q 132　心房細動のリスク因子とは？　どのように関与するのか？　207
- Q 133　心室リモデリングと心室不整脈の関連は？　209

17章 心電図の基礎 ... 211

- **Q 134** 双極誘導と単極誘導とは？ 不関電極とは？ ... 211
- **Q 135** 電気軸・移行帯の評価法とその意味は？ ... 212
- **Q 136** aVR, aVL, aVF 誘導の "a" って何？ ... 213
- **Q 137** 虚血で ST が変化する理由は？ ... 214
- **Q 138** T 波の成因とその異常波形は？ ... 216
- **Q 139** ベクトル心電図とは？ ... 218
- **Q 140** フランク誘導とは何か？ いつ使うのか？ ... 220
- **Q 141** ST-T 変化の一次性, 二次性とは？ ... 221
- **Q 142** V_{3R-5R}, V_{7-9} はいつ使う？ ... 223

18章 心電図の応用 ... 225

- **Q 143** QRS fragmentation の意義は？ ... 225
- **Q 144** QRS 幅は生命予後と相関する？ ... 226
- **Q 145** late potential（遅延電位）とは？ ... 228
- **Q 146** T 波オルタナンス（TWA）の臨床的意義は？ ... 231
- **Q 147** ホルター心電図はどこまで進んでいるか？ ... 232
- **Q 148** QT dispersion は結局のところ有用か？ ... 234
- **Q 149** P 波加算平均心電図の臨床的意義は？ ... 236
- **Q 150** チルト試験の適応は？ どの程度有用か？ ... 238
- **Q 151** ILR の適応と有用性は？ ... 239
- **Q 152** 心臓自律神経機能を心電図から評価できる？ ... 241
- **Q 153** 不整脈診断における運動負荷心電図の適応・意義は？ ... 243
- **Q 154** cardiac memory（心臓の記憶）とは？ ... 245
- **Q 155** 低電位差の臨床的意義は？ ... 247

19章 不整脈の管理 ... 249

- **Q 156** 不整脈専門医への紹介の基準は？ ... 249
- **Q 157** 心房期外収縮：PAC はどの程度まで経過観察してよい？ ... 250
- **Q 158** 心室期外収縮：PVC はどの程度まで経過観察してよい？ ... 252
- **Q 159** 心不全時の不整脈管理はどうする？ ... 253
- **Q 160** 抗不整脈薬を開始したらどの程度の間隔でフォローアップする？ ... 255
- **Q 161** 抗不整脈治療はいつ, どのように中止する？ ... 257
- **Q 162** アミオダロン投与時の注意点は？ ... 259
- **Q 163** 睡眠時無呼吸と不整脈の関係は？ ... 261
- **Q 164** ブルガダ型心電図を健診でみたらどうする？ ... 263
- **Q 165** Early repolarization（早期再分極症候群）を健診でみたらどうする？ ... 265
- **Q 166** 陳旧性心筋梗塞患者で非持続性心室頻拍がみられたら？ ... 266

- Q 167 開心術に合併する不整脈とその対応は？ ……………………………………… 268

20章 デバイス治療 …………………………………………………………………… 271

- Q 168 ペースメーカはどういう機能があるのか？　どういう種類があるのか？ ……… 271
- Q 169 ペースメーカの植込みの適応は？ ………………………………………………… 273
- Q 170 ペースメーカが作動すると心電図ではどのようになるか？ …………………… 276
- Q 171 ペースメーカがうまく作動しないときの心電図はどうなるか？ ……………… 278
- Q 172 ペースメーカ植込み患者のST-T変化はどう診断する？ ………………………… 280
- Q 173 CRTとは何か？ ……………………………………………………………………… 281
- Q 174 CRTを植込むと臨床上何が期待できるか？ ……………………………………… 283
- Q 175 CRTが有効な症例(responder)は？　その予測は可能か？ …………………… 284
- Q 176 CRT-PとCRT-Dはどう使い分ける？ …………………………………………… 284
- Q 177 ICDとはどういう不整脈に対してどういう治療をするのか？ ………………… 285
- Q 178 ICDはどういう症例に有効か？ ………………………………………………… 287
- Q 179 ICDで生命予後は改善できるのか？ …………………………………………… 288

21章 不整脈と解剖・画像 ……………………………………………………………… 291

- Q 180 刺激伝導系と心電図の関係は？ ………………………………………………… 291
- Q 181 刺激伝導系の走行は？ …………………………………………………………… 292
- Q 182 房室結節の役割と構造は？ ……………………………………………………… 296
- Q 183 MRIは不整脈基質を評価できるか？ …………………………………………… 296
- Q 184 CTは不整脈基質を評価できるか？ …………………………………………… 299
- Q 185 不整脈診療に役立つ心臓超音波所見は？ ……………………………………… 301

22章 初心者のための心電図の判読 …………………………………………………… 303

- Q 186 心拍数の簡単な評価法は？ ……………………………………………………… 303
- Q 187 洞不整脈と期外収縮の判別はどうする？ ……………………………………… 304
- Q 188 P波の読み方のポイントは？　右房負荷と左房負荷とは？ ………………… 305
- Q 189 QRS波の読み方は？ ……………………………………………………………… 308
- Q 190 脚ブロックと心室内伝導障害の鑑別は？ ……………………………………… 309
- Q 191 軸偏位と左脚前枝・後枝ブロックの鑑別は？ ………………………………… 310
- Q 192 異常Q波と正常Q波：異常Q波の鑑別は？ …………………………………… 312
- Q 193 異常Q波と心筋梗塞部位の対応は？ …………………………………………… 313
- Q 194 J点とは何か？　その評価は？ ………………………………………………… 315
- Q 195 ST上昇の鑑別は？ ……………………………………………………………… 317
- Q 196 ST低下の鑑別は？ ……………………………………………………………… 319
- Q 197 T波増高の鑑別は？ ……………………………………………………………… 321
- Q 198 陰性T波，平定T波の鑑別は？ ………………………………………………… 322

| Q 199 | QT間隔の評価は？ | 325 |
| Q 200 | 陽性U波，陰性U波とは？ | 326 |

索引 ……328

Mini Lecture

Q 15	運動誘発性房室ブロックについて	19
Q 34	鑑別診断における12誘導心電図の重要性	46
Q 35	wide QRS regular 頻拍の鑑別	48
Q 65	日本循環器学会ガイドラインの「考慮可」の意味	90
Q 67	NOACのより細かな使い分け	94
Q 68	適応ガイドラインを考察する	95
Q 72	バルーンカテーテルアブレーションの実際	104
Q 79	Mahaim線維束の心房端同定	114
Q 81	narrow QRS頻拍への対処方法	116
Q 82	副伝導路の局存によるカテーテル操作の実際とストラテジー	118
Q 83	QRSから起源を推察する	123
Q 83	催不整脈作用を忘れるな	123
Q 84	リエントリー性VT発生には，なぜ伝導遅延が重要なのか？	124
Q 85	特発性VTはすべて安全な不整脈か？	126
Q 85	カテーテルアブレーション（アブレーション）の適応は？	126
Q 91	心外膜側起源心室期外収縮の鑑別方法	135
Q 102	J波の命名について	155
Q 126	洞結節細胞の発生とPITX2	197
Q 137	貫壁性心筋虚血の際の心電図変化	216
Q 138	脱分極相の変化がT波に与える影響	218
Q 159	短時間作用型β遮断薬	255
Q 178	ICD適応決定での注意点	288
Q 179	ICD使用時の注意点	288

執筆者一覧

■編集
平尾見三	東京医科歯科大学不整脈センターセンター長

■編集協力
笹野哲郎	東京医科歯科大学大学院保健衛生学研究科生命機能情報解析学准教授

■執筆（執筆順，肩書略）

中里祐二	順天堂大学医学部附属浦安病院循環器内科
小松さやか	順天堂大学医学部循環器内科学講座
池主雅臣	新潟大学医学部保健学科
村川裕二	帝京大学医学部附属溝口病院第四内科
川端美穂子	東京医科歯科大学不整脈センター
小松　隆	岩手医科大学医学部内科学講座心血管・腎・内分泌内科分野
志貴祐一郎	東松山医師会病院循環器内科
松本万夫	東松山医師会病院循環器内科
田邊康子	旭川医科大学医学部内科学講座循環・呼吸・神経病態内科学分野
川村祐一郎	旭川医科大学医学部内科学講座循環・呼吸・神経病態内科学分野
平尾見三	東京医科歯科大学不整脈センター
横式尚司	北海道大学病院循環器内科
安喰恒輔	JR東京総合病院循環器内科
庭野慎一	北里大学医学部循環器内科学
上野　亮	東海大学医学部付属八王子病院循環器内科
小林義典	東海大学医学部付属八王子病院循環器内科
山内康照	日本赤十字社武蔵野赤十字病院循環器科
宮﨑晋介	土浦協同病院循環器センター内科
清水昭彦	山口大学大学院医学系研究科保健学系学域
髙月誠司	慶應義塾大学病院循環器内科
中嶋一晶	慶應義塾大学病院循環器内科
大友建一郎	青梅市立総合病院循環器内科
新田順一	さいたま赤十字病院循環器科
小林洋一	昭和大学病院循環器内科
井上耕一	桜橋渡辺病院心臓血管センター不整脈科
杉　薫	東邦大学医療センター大橋病院循環器内科
小田倉弘典	土橋内科医院
家坂義人	土浦協同病院循環器センター内科
遠山英子	福岡山王病院ハートリズムセンター
熊谷浩一郎	福岡山王病院ハートリズムセンター
桑原大志	横須賀共済病院循環器センター内科

青柳秀史	横浜市立みなと赤十字病院循環器内科
沖重　薫	横浜市立みなと赤十字病院循環器内科
栗田隆志	近畿大学医学部附属病院心臓血管センター
里見和浩	東京医科大学八王子医療センター循環器内科
合屋雅彦	東京医科歯科大学不整脈センター
清水　涉	日本医科大学付属病院循環器内科
淀川顕司	日本医科大学付属病院循環器内科
鎌倉　令	国立循環器病研究センター心臓血管内科
草野研吾	国立循環器病研究センター心臓血管内科
横山泰廣	聖路加国際病院循環器内科
堀江　稔	滋賀医科大学医学部医学科呼吸循環器内科
蒔田直昌	長崎大学大学院医歯薬学総合研究科分子生理学分野
相庭武司	国立循環器病研究センター心臓血管内科
水牧功一	富山大学臨床研究・倫理センター
西﨑光弘	横浜南共済病院循環器内科
志賀　剛	東京女子医科大学循環器内科学
笹野哲郎	東京医科歯科大学大学院保健衛生学研究科生命機能情報解析学
住吉正孝	順天堂大学医学部附属練馬病院循環器内科
近藤秀和	大分大学医学部循環器内科・臨床検査診断学講座
髙橋尚彦	大分大学医学部循環器内科・臨床検査診断学講座
林　明聡	日本医科大学付属病院循環器内科
森田　宏	岡山大学大学院医歯薬学総合研究科先端循環器治療学
池田隆徳	東邦大学医学部内科学講座循環器内科学分野
丹野　郁	昭和大学江東豊洲病院循環器病センター循環器内科
藤木　明	静岡赤十字病院循環器科
蜂谷　仁	土浦協同病院循環器センター内科
五関善成	東京医科大学病院循環器内科
吉田明弘	神戸大学大学院医学研究科内科学講座・循環器内科学分野・不整脈先端治療学部門
髙木雅彦	大阪市立大学大学院医学研究科循環器内科学
宮内靖史	日本医科大学付属病院循環器内科
石川利之	横浜市立大学医学部循環器腎臓内科学
三橋武司	自治医科大学附属さいたま医療センター循環器科
安藤献児	小倉記念病院循環器内科
野田　崇	国立循環器病研究センター心臓血管内科
井川　修	日本医科大学多摩永山病院内科・循環器内科
佐々木　毅	東京医科歯科大学不整脈センター
臼田和生	富山県立中央病院内科（循環器）
因田恭也	名古屋大学医学部循環器内科
阿部芳久	秋田県立脳血管研究センター循環器科
古嶋博司	ふるしまクリニック
古荘浩司	金沢大学附属病院循環器内科

1章　洞不全症候群

Q1　脈が遅いとどんな症状が出るか？

A-1　脳虚血症状と心不全症状の二つに大別できる

　通常心臓は1分間に60回程度の拍動によって全身に血液を送るポンプの役割をしている．脈が遅い，すなわち徐脈というのは，1分間の心拍数が50回未満の場合と定義される．健康な人，特に若年者やアスリートでは迷走神経の緊張亢進による機能的障害が原因で，自覚症状を伴わない徐脈（洞性徐脈，Wenckebach型房室ブロックなど）がしばしば認められる．

　一方，病的な徐脈を起こす代表的な不整脈としては，洞不全症候群（sick sinus syndrome：SSS）と房室ブロックがある．洞結節もしくはその近傍の心房筋に器質的障害が認められる洞不全症候群は，洞結節の自動能や洞結節と心房間の伝導能に障害を生じることによって，また房室ブロックは心房の興奮が心室に伝導しないことによって，一過性あるいは持続性の徐脈を生じ，それに基づく臨床症状を認める疾患である．また，頻脈性不整脈の治療のために使用する薬剤の影響，副作用などにより徐脈をきたす場合もある．

　徐脈による症状は，脳血流が低下して起こる脳虚血症状と，活動時に十分な心拍出量を維持できないことから起こる心不全症状に分けることができる．脳虚血症状として有名なのは，Adams-stokes発作である．Adams-stokes発作とは，不整脈により心拍出量の急激な低下をきたし，それに伴う脳血流減少による眩暈，意識消失（失神），痙攣などの一過性の脳虚血症状を引き起こす病態をさす．病名は1800年代前半にAdams RとStokes Wがそれぞれ徐脈に伴う失神発作の症例を報告したことに由来しており，古くは完全房室ブロックに伴う失神や痙攣発作に対してのみ使われていた．現在では，洞房ブロックなど他の徐脈性不整脈，心室頻拍などの頻脈性不整脈，洞機能不全症候群などの徐脈・頻脈混合型不整脈による場合も含まれている[1]．その他，めまい，ふらつきなどの症状や，高齢者では精神活動性の低下も認められる．

　心不全に伴う臨床症状には，呼吸困難感，易疲労感，倦怠感，動悸，悪心，下肢の浮腫などがある．高齢者ではこのような症状が明らかでないこともあり，加齢による症状，または，認知症やうつ病などと誤診される場合もあるため，注意が必要である．

文献
1) 日本救急医学会. 医学用語解説集　http://www.jaam.jp/html/dictionary/dictionary/preface.htm

〈中里祐二，小松さやか〉

1章 洞不全症候群

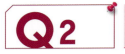 **40/分の洞徐脈は治療が必要か？**

A-1 ケースバイケースで判断する

　一般的に洞徐脈は健康人でも夜間睡眠中や，若年者，アスリートなどにはよくみられるものであり迷走神経の緊張亢進がその原因と考えられるため，明らかな自覚症状を伴わない限り治療を必要としない．一方，高齢者で40/分の洞徐脈を認め，労作時の息切れ，めまい，運動負荷での心拍上昇不良，胸部X線で心拡大，下肢の浮腫など明らかに徐脈に基づくと思われる所見を伴う場合は，いわゆる洞不全症候群と考えられペースメーカ植込みの適応である．その他，治療に不可欠で中止不可能な薬剤を内服している場合もペースメーカの適応である．

　このように40/分の洞徐脈に対して治療が必要かを判断するうえでは，自覚症状の有無，基礎心疾患の有無と程度，内服薬の内容，血行動態に影響を与えているかどうかなどを確認することが重要である．洞不全症候群のペースメーカ植込みの適応を以下に示す[1]．

Class I ：1. 失神，痙攣，眼前暗黒感，めまい，息切れ，易疲労感等の症状あるいは心不全があり，それが洞結節機能低下に基づく徐脈，洞房ブロック，洞停止あるいは運動時の心拍応答不全によることが確認された場合．それが長期間の必要不可欠な薬剤投与による場合を含む

Class IIa ：1. 上記の症状があり，徐脈や心室停止を認めるが，両者の関連が明確でない場合
　　　　　　2. 徐脈頻脈症候群で，頻脈に対して必要不可欠な薬剤により徐脈を来たす場合

Class IIb ：1. 症状のない洞房ブロックや洞停止

文献
1) 循環器病の診断と治療に関するガイドライン（2010年度合同研究班報告）．（班長：奥村　謙）：不整脈の非薬物治療ガイドライン（2011年改訂版）．http://www.j-circ.or.jp/guideline/pdf/JCS2011_okumura_h.pdf（2014年11月閲覧）

〈中里祐二，小松さやか〉

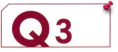 **洞停止はなぜ起こるのか？**

A-1 洞結節の器質的・機能的異常で起こる

　洞停止とは，洞結節の電気的興奮が発生しないことによって，電気信号が心房に伝わらない状態である．洞停止が生じると，心電図にP波は出現せず，続くQRS波も出現しない．停止時間が長くなると，洞結節以外の異所性自動能が興奮し補充収縮となるが，場合により長い心停止や心室不整脈を引き起こすこともある．洞停止時間が3秒以上続くと何らかの自覚症状が出現する場合が多い（図1）．

　正常洞調律では，洞結節で規則正しく発した興奮が洞結節→左右の心房→房室結節→ヒス束→

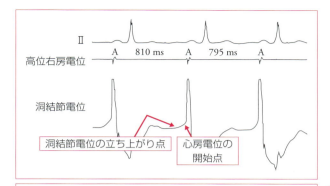

図1 洞結節電位記録法による洞房伝導時間の測定
(井上 博, 他. EPS臨床心臓電気生理検査. 第2版, 医学書院, 2007 ; 93より改変)

左右脚→プルキンエ線維網→心室 という刺激伝導系に沿って伝わり, 心臓全体を興奮させる.

　洞結節は右心房自由壁の最上部, 上大静脈との境界部に存在する特殊な洞結節細胞の集合体で, なかでもペースメーカ細胞は特徴的な活動電位と自動能を有し, 自律神経の調節を受け心拍の歩調取りを行う.

　洞停止は, 洞結節の器質的異常や, 種々の外因性因子から洞結節自動能の抑制やその伝導機能が低下するために起こる. そのような現象に基づく様々な臨床症状を認める疾患を洞不全症候群という. 洞結節では, 遅延整流K^+電流(I_k)の脱活性化と過分極活性型陽イオンチャネル(I_f)の活性化, T型Ca^+チャネル電流($I_{ca,T}$), L型Ca^{2+}チャネル電流($I_{ca,L}$)の活性化が組み合わさってペースメーカ電位が形成される. 副交感神経(迷走神経)緊張亢進によるムスカリン(M2)受容体刺激は, I_fの減少と$I_{K,Ach}$の増大を介して, 洞結節自動能の低下をもたらす. その結果, 洞徐脈や洞停止を引き起こす.

参考文献

・新 目でみる循環器病シリーズ 不整脈. 小川 聡(編), 第1版, メジカルビュー社, 2005

(中里祐二, 小松さやか)

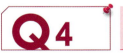 洞房ブロックは洞停止と鑑別しなくてはいけないか?

A-1 必ずしも鑑別は必要ない

　実臨床においては, 洞房ブロックと洞停止の正確な鑑別はさほど重要視されていない. 洞房ブロックは, 洞結節の刺激生成は正常に起こるものの, それが心房に伝導しない状態と定義される. これに対し洞停止は洞結節からの刺激生成自体が停止した状態である. 洞不全症候群は洞結節のみならず洞結節周囲の心房筋の病変を伴う疾患と解釈されるが, 洞停止, 洞房ブロックの鑑別には洞結節電位を直接記録することが必要となる. 現在, 実臨床で洞結節電位を記録する意義は乏しいものの, これまでの知見から洞不全症候群の本態は洞房伝導障害であるという説もあ

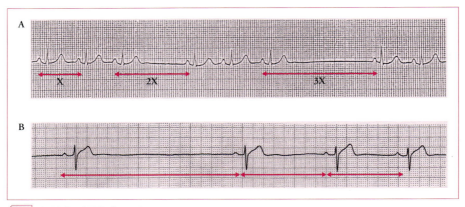

図1 洞停止と洞房ブロック
A：洞房ブロック：PP間隔が洞周期（X）の整数倍となる．
B：洞停止：停止時PP間隔に規則性はみられない．

る．通常の心電図所見からは洞房ブロックであればポーズの間隔にある程度の規則性（基本間隔の整数倍）があることで予測できるとされる（図1）．

洞房ブロックであっても，洞停止であっても，脈の停止と関連する自覚症状がある場合には原因精査と，ペースメーカ治療を考慮することが重要である．

（中里祐二，小松さやか）

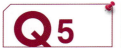 徐脈頻脈症候群とは何か？　その治療法は？

A-1 徐脈頻脈症候群はRubensteinらによる洞不全症候群病型分類の一つである

徐脈頻脈症候群は洞不全症候群の病型分類の一つで（Rubenstein III型），徐脈とともに上室頻拍（発作性心房粗細動，心房頻拍，発作性上室頻拍等）がみられる[1]．頻拍停止後の洞性興奮の再開が遅延して長い心停止を呈する．

自動能を有する心筋細胞は，自己の興奮周期よりも短い周期で連続刺激を受けると高頻度駆動抑制（overdrive suppression）が生じて，刺激直後の自動能回復が遅延する．洞結節機能が正常の場合は自動興奮がまもなく再開するが，洞不全症候群の症例では再開までに時間を要して長い心停止となる．洞不全症候群が疑われる症例には，この現象を応用した高頻度駆動抑制試験（overdrive suppression test）が心臓電気生理検査で行われる．すなわち洞結節に近い高位右房の電極カテーテルから自己心拍数よりも高頻度の連続刺激を30～60秒間行って洞結節自動能に負荷を加え，最後の心房刺激から最初に自己の洞性心房興奮が出現するまでの時間を洞結節回復時間（sinus node recovery time：SNRT）として測定する．さらにSNRTから基本洞周期を引いたものを，修正洞結節回復時間（corrected sinus node recovery time：CSNRT）として計算する．健常例のSNRTは1500 ms未満，CSNRTはおよそ550 ms未満とされている．

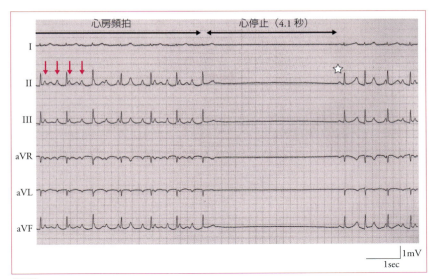

図1　徐脈頻脈症候群の心電図
心機能低下がある発作性心房細動の症例にアミオダロンを処方した．動悸の訴えは消失したが，しばらくして眩暈を訴えるようになった．心電図では心房頻拍（↓）停止後に 4.1 秒の心停止が生じ，1 拍の洞性興奮（☆）の後に心房頻拍が再開していた．心停止と眩暈は一致しており，薬剤で洞不全症候群が生じた（顕性化した）症例と考えられる．

A -2 徐脈頻脈症候群は薬物療法が困難であるため，心停止による症状を訴える症例はペースメーカ治療の適応となる

　徐脈頻脈症候群の薬物療法は以下の理由から通常困難である．すなわち頻脈治療のための薬物（I 群抗不整脈薬，III 群抗不整脈薬，β 遮断薬，カルシウム拮抗薬）は洞結節自動能または洞房伝導を抑制するため，頻拍停止時の心停止時間を延長させる危険がある（図1）．一方，徐脈治療のための薬物（アトロピン，テオフィリン，カテコラミン等）には，頻拍を増悪させる作用がある．このため有症候性の症例では，心停止に対するペースメーカ治療と，上室頻拍への薬物療法を併用する場合もある．最近は心停止の契機となる上室不整脈の多くがカテーテルアブレーションで治療できるようになった．契機となる上室不整脈がカテーテルアブレーションで根治できた場合，洞停止に伴う症状も同時に消失してペースメーカ治療を回避できる可能性がある．しかし症例に洞機能不全があることに変わりはなく，上室不整脈は再発することもある．このためカテーテルアブレーションが成功してペースメーカ治療を行わなかった症例も，可能な限り外来で経過観察するようにしている．

文献

1) Rubenstein JJ, et al.：Circulation 1972；46：5-13

（池主雅臣）

"洞不全症候群"の心電図所見は？

A-1 洞不全症候群の診断には心電図を用いるが，心電図で記録される徐脈所見を直ちに病的とすることには慎重でなければならない

　洞不全症候群は洞結節の自動的興奮の低下と停止，または洞結節から心房への興奮伝搬の異常によって心房興奮の頻度が低下する病態の集まりである．原因として心房筋の虚血・変性，間質組織の線維化，心筋症，心筋炎などが考えられるが，原因が同定できない場合も多い．洞不全症候群はRubenstein分類によって3病型に区分される[1]．すなわち，Rubenstein I 型は原因不明の持続性洞徐脈（心拍数毎分50回以下），Rubenstein II 型は①洞結節の自動能が突然停止する洞停止と，②洞結節の自発性興奮は停止していないが，洞結節から心房への興奮伝搬が障害される洞房ブロック，である．徐脈とともに上室頻拍（発作性心房粗細動，心房頻拍，発作性上室頻拍等）がみられるものはRubenstein III 型として分類される（**Q5** 参照）．

　心臓電気生理検査では洞結節の機能を洞結節回復時間（SNRT）（**Q5** 参照）・洞房伝導時間（sinoatrial conduction time：SACT）の測定，洞結節電位直接記録によって評価できるが，日常診療では体表面心電図の所見から洞結節機能を推定している．しかし心電図に記録される軽度の徐脈をただちに洞結節機能の病的異常とすることには慎重でなくてはならない．長い心停止のために失神発作を繰り返す病態は病的かつ重症であり，早急にペースメーカ治療を行う必要がある．一方，訓練を積んだスポーツ選手にみられる軽度の洞徐脈は病的とはいえない．健常例のホルター心電図でも，睡眠時・安静時の心拍数が毎分50回以下になることが経験される．洞徐脈に伴う症状を訴える症例を洞不全徐脈群と診断することに異論はないが，症状を伴わない軽度の洞徐脈を1回の診察，1枚の心電図で病的と判断することには慎重でなくてはならない．

　Rubensteinらの報告にもあるように，洞不全症候群の心電図には他の異常所見（伝導障害，軸偏位など）がみられる場合があることから注意するようにしている[1]．徐脈の原因となる全身疾患（甲状腺機能低下症，神経性食欲不振症など），薬物服用（β遮断薬，鎮静薬など）がないことを確認することも重要である．

文献

1) Rubenstein JJ, et al.：Circulation 1972；46：5-13

（池主雅臣）

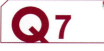 Rubenstein 分類はなぜ必要なのか？

A-1 Rubenstein分類は簡便で，病態把握，治療選択，経過観察などに役立つ

　Rubenstein分類は簡便で，日常診療に馴染んでいる．Rubensteinらは洞不全症候群症例の訴えは，III 型が最も多く（30/33例＝91%），次いで II 型（8/15例＝53%），I 型（3/8例＝38%）であったと報告している[1]．訴えの内訳も病型で異なり，Rubenstein I 型と II 型は失神，眩暈・頭部モ

ヤモヤ感などの脳虚血症状であったのに対し，III型では脳虚血症状に加えて，上室頻拍に関連した動悸，心不全に関連した息切れ，浮腫，倦怠感の訴えがあり，塞栓性脳梗塞も8例にみられたと記載している[1]．

　Rubenstein I型に心不全症状の記載がないのは，緩徐な進行のために無症候（または症状が軽度）であった症例が多かったためと想定される．現在の日常診療ではBNP測定，心臓超音波検査を行うことが容易であるため，洞徐脈に伴う心機能低下徴候を早期に捉えることができる．I型の症例が脳虚血症状を訴えた場合は，II型・III型を合併している可能性も考慮する必要がある．

　Rubenstein III型の症例では頻拍治療に対する薬物が徐脈を助長し，徐脈治療に対する薬物が頻拍を悪化させる可能性があるため，ペースメーカ治療を行ったうえで，頻脈性不整脈の薬物療法を併用する症例がある．日本循環器学会の洞不全症候群に対するペースメーカ治療指針のクラスIIa適応には，（徐脈頻脈症候群で，頻脈に対して必要不可欠な薬剤により徐脈を来たす場合）の記載があり，Rubenstein分類がガイドラインでも用いられている（**Q2**参照）．III型の症例は心停止の契機となる上室頻拍に対するカテーテルアブレーションの適応を検討することも重要である．カテーテルアブレーションが成功した場合は近々のペースメーカ治療を回避できる可能性もある（**Q5**参照）．脳塞栓予防のための抗凝固療法の適応について確認することも怠らない．このようにRubenstein分類は日常診療に馴染んでおり，病態把握，治療選択，経過観察に役立つ病型分類といえる．

文献

1）Rubenstein JJ, et al．：Circulation 1972；46：5-13

（池主雅臣）

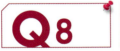

有症候の洞徐脈に対する薬物治療の適応と方法は？

A-1 洞徐脈による症状が深刻な症例にはペースメーカ治療の適応がある．症状が軽い症例，ペースメーカ治療が適さない症例には薬物治療を行う場合がある

　洞徐脈が進行すると心不全症状（息切れ・易疲労感など），脳虚血症状（失神・眼前暗黒感・めまい・痙攣など）を訴える原因となる．洞徐脈の症例の中には，運動時に心拍数が適切に上昇しないため（変時性応答不全：chronotropic incompetence），呼吸苦・易疲労感・運動耐応能低下を訴える症例もみられる．いずれの場合もペースメーカ治療の適応がある（**Q2**参照）．

　症状が軽度またはペースメーカ治療の適応があってもペースメーカ治療に適さない症例（金属アレルギー，悪性疾患末期，寝たきり状態など）は以下のような薬物療法を行う場合がある．しかし薬物療法は効果が不確実・不安定で，心拍数を調整することもむずかしい．副作用にも注意が必要で，長期使用には不向きである．通常はペースメーカ治療を行うまでの補助的治療と位置づけられる．

1）内服薬の処方例

- **シロスタゾール：100-200 mg/日（分2）**
　フォスフォジエステラーゼの阻害薬で，細胞内のcyclic-AMPを増加させる．陽性変時作用を示すため洞不全症候群に有効な場合がある．

- **テオフィリン：200-400 mg/日（分2）**
　アセチルコリン感受性カリウムチャネルが活性化すると洞結節自動能は低下し，房室伝導は抑制される．テオフィリンはアデノシンA1受容体を遮断することでアセチルコリン感受性カリウムチャネルの活性を抑制して，洞不全症候群に効果を示す場合がある．

- **イソプロテレノール：45-60 mg/日（分3）**
　交感神経作動薬として洞結節自動能・洞房伝導を亢進させる．

2）静脈注射

- **アトロピン：0.5 mg（静注）**
　ムスカリン受容体を遮断することで交感神経優位の状態とする．迷走神経亢進による徐脈に効果が期待できる．

- **イソプレナリン：0.005-0.01 μg/kg/分（点滴静注）**
　交感神経作動薬として洞結節自動能・洞房伝導を亢進させる．

〈池主雅臣〉

2章 房室伝導障害

Q9 房室伝導障害とは心臓のどこが悪いのか？

A-1 房室ブロックはどこでも起きる

　心房と心室を連絡する経路のいずれの部分に伝導障害が生じても房室ブロックとなる．心房と房室結節の移行部，房室結節そのもの，ヒス束，あるいは左右両脚が同時期に高度の伝導障害に至れば，しばしば人工的なペーシングを要する．心房−ヒス束間（AH）ブロックで高度房室ブロックに至った患者は，心房細動や心房粗動をプログラム刺激で誘発する頻度が高い[1]．こうした上室性頻脈の易誘発性が心房筋の障害に関連するなら，心房から房室結節に向かうアプローチの病変としての高度房室ブロックもまれでないものと推測される．

A-2 先天性も後天性もある

　房室ブロックは発症の時期に応じて先天性房室ブロックと後天性房室ブロックに分けられる．先天性では心房の遠位部の心筋が脂肪組織と結合織に置き換えられ，房室結節との連絡が途絶している型が最も多い．房室結節以下の組織に解剖学的な障害を認めても，ある程度の伝導が維持されていることが生存の条件となる．

　後天性の房室ブロックに関連する疾患として虚血性心疾患，心筋炎，サルコイドーシス，心筋症などがあげられるが，直接の原因を指摘できないために特発性に分類されるものが多い．近年，アポトーシスによる房室ブロックの概念も提唱されている[2]．また，心臓に特異的なホメオボックス遺伝子（臓器発生を制御する遺伝子群：心臓に関与するのはCSX/KNX2-5）に心房中隔欠損を引き起こす点変異が報告されている．この点変異は心房中隔欠損のみならず，房室伝導系の障害とも関連し，突然死やペースメーカの植込みが必要になる．また加齢に伴って進行する後天性房室ブロックのなかにSCNA5Aの遺伝子異常を背景とするものが存在する[3]．先天性房室ブロックと自己免疫性の機転も知られている．

　房室ブロック患者では恒久型ペースメーカの植込みで治療が達成されるため，病態についての探索は不十分に終わりやすい．サルコイドーシスのステロイド治療のように房室伝導の改善を認めうる病態もあり，ことに若年者では背景疾患について留意したい．

A-3 房室ブロックは心筋梗塞でも生じる

　迷走神経の線維は心室には比較的少ない．しかし，左室下壁あたりには迷走神経の受容体は多少，分布している．この受容体は機械的刺激と化学的刺激に応答する．急性心筋梗塞のときはこの受容体に作用する化学物質（ブラジキニンなど）を生じ，求心性に迷走神経を刺激し，反射性の遠心性迷走神経緊張を引き起こす．組織学的に壊死が認められない症例があることや，硫酸アト

ロピンでブロックが解消することは，下壁梗塞の完全房室ブロックが自律神経を介した現象であることを示唆する．しかし，発症後24時間以内の房室ブロックが硫酸アトロピンで解消する傾向が高いのに対し，24時間以降のブロックは硫酸アトロピンの効果は乏しいことがある．硫酸アトロピン抵抗性の下壁梗塞の房室ブロックは梗塞領域が広い．房室結節は，右冠動脈支配が90％，残る10％は左回旋枝の灌流を受けている．

文献

1) Yamashita T, et al. Circulation 1997；95：650-654
2) James TN, et al. Circulation 1996；93：1424-1438
3) Wang DW, et al. Circulation 2002；105：341-346

（村川裕二）

Q10 房室ブロックの心電図の分類とは？

A-1 第Ⅰ度，Ⅱ度，Ⅲ度房室ブロックに分けられる

　房室ブロックはQRSの脱落の頻度に応じて，第Ⅰ度～第Ⅲ度に分けられる（図1）．房室ブロックの分類は，通常この分類を指す．

> 第Ⅰ度：房室伝導に時間はかかるものの，とりあえず心室まで興奮が到達するもの
> 第Ⅱ度：心室興奮がときに欠落するものをいい，Wenckebach型房室ブロックとMobitz型Ⅱ度房室ブロックがある．
> 第Ⅲ度（完全房室ブロック）：心房興奮が心室へ全く伝導しないもの

　PR間隔が0.21秒以上のとき第Ⅰ度房室ブロックとよび，原則としてすべてのP波にQRSを伴う．
　第Ⅱ度房室ブロックのうちWenckebach型ではPQ時間が次第に延長したのちにQRS波が抜ける．房室結節は自律神経線維による伝導性の修飾が大きく，副交感神経活動の変動がPR間隔の延長に反映される．Mobitz型はPQ時間の延長なしにQRSが脱落する．器質的背景を示唆すると考えられている．第Ⅲ度房室ブロックは完全房室ブロックと同義である．P波も一定間隔，QRSも一定間隔で互いに独立していればわかりやすい．しかし，補充調律が安定しないときはRR間隔が乱れ，P波とQRSがつながっているように見える．
　また第Ⅱ度房室ブロックのうち，QRSが多く脱落すれば，便宜的に高度房室ブロックとよぶ．

A-2 発作性房室ブロックもまれだが認められる

　ときに発作性に生じる房室ブロックも認められる．QRSが連続して脱落し，長い心休止を招けば失神や，めまいの症状を伴う．発作性房室ブロックが記録されることは比較的まれだが，このブロックのリスクを推測することもむずかしい．自律神経活動が関連したヒス束上ブロックの

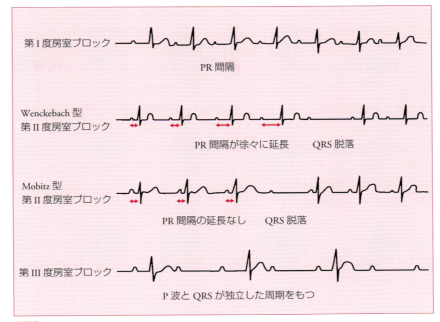

図1 房室ブロックの分類

ものもあれば，刺激伝導系の器質的障害を示唆するヒス束内やヒス束下ブロックの症例もある．

A-3 心房細動症例の房室ブロックも注意を要する

　心房細動中に第III度房室ブロックが生じると，RR間隔が一定になる．このブロックはジギタリスの副作用としても認められることが知られている．注意を要する心電図所見の一つとして有名である．もちろん，ジギタリス以外の薬剤，たとえばβ遮断薬やベラパミルでもこの現象は生じ，薬物治療がないときでも出現することがある．

（村川裕二）

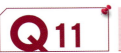 第I度房室ブロックには何か悪いことがあるのか？

A-1 年齢と背景疾患次第

　PR間隔の延長のみを認める第I度房室ブロックは通常，重篤な伝導障害への進行を示唆する所見ではない．
　若年者や運動選手など副交感神経活動が正常なら，生理的に房室伝導は抑制されPR間隔は正常域を逸脱する．呼吸性の洞不整脈，洞徐脈と同時に出現しているかなどの観察は生理的か否かの判断に有用である．
　平均年齢44歳（30〜59歳）の健常者10,785人での観察が報告されている[1]．1970年前後に体表面心電図でPR間隔延長を認め，その後30±11年の経過が分析された．PR間隔＞200 msは

ベースラインで 2.1% を占めた．そのうち 30% では経過観察中に PR 間隔の正常化を認めている．死亡率，冠動脈疾患，心房細動，心不全などいずれの要素でも頻度の増加には関連していなかった．PR 間隔＞ 220 ms という閾値で区切っても，予後を規定する因子ではなかった．

　61.0±10.6 歳の 3,816 人の高血圧患者を母集団にした報告もある[2]．この検討では PR 間隔＞ 200 ms を 14.3% に認めている．9.4±2.4 年の追跡で高度房室ブロックの進展（危険率［HR］2.77，p＝0.004），心房細動（HR2.33，p＜0.001），左室収縮不全（HR1.49，p＝0.009）は PR 間隔延長群に多かった．

　さかのぼって，938 人の冠動脈疾患の症例における検討がある[3]．5 年間に 123 人が心不全による入院を経験し，285 人は死亡した．年齢などの補正を経ても，PR 間隔＞ 220 ms の症例には心不全による入院が多く（HR2.33），死亡も多かった（HR1.58）．心拍数，QRS 幅，投薬等の因子を含めた多変量解析でも PR 間隔は独立したリスクであることが示された．

　これらの検討から，PR 延長の意義は年齢や器質的背景の濃度により異なることが示唆される．第 I 度房室ブロックにさらに脚ブロックが重なるときや，PR 延長の程度が顕著であれば，病的意義は増すものと推測される．この場合も年齢や心筋症変性を招く器質的心疾患の有無がリスクの多寡を修飾するものと推測する．

文献

1) Aro AL, et al. Eur Heart J 2014；35：123-129
2) Uhm JS, et al. J Hypertens 2014；32：1115-1120
3) Crisel RK, et al. Eur Heart J 2011；32：1875-1880

（村川裕二）

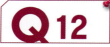
第 I 度房室ブロックと脚ブロックの合併例ではどんな注意が必要か？

A-1 左右両側の脚ブロックの可能性を考慮する

　第 I 度房室ブロックと右脚あるいは左脚ブロックの合併例は特に高齢者にみられるが，その病態は房室結節における伝導時間の延長による第 I 度房室ブロックと片側の脚ブロックの合併のほかに，左右両側の脚ブロックの可能性もありうる．左右の脚で同程度の伝導遅延を生じると，PR 間隔は延長するが QRS 幅は正常範囲となり，体表心電図では第 I 度房室ブロックの所見となる．左右の脚における伝導障害に差があれば，PR 間隔は延長し QRS 波形はより伝導が障害されている側の脚ブロックの波形となり，体表心電図では第 I 度房室ブロックと脚ブロックの合併の所見となる．この場合，両側の脚の伝導性により PR 間隔は変動し，QRS 波形は右脚ブロックを呈したり左脚ブロックを呈したりと変動しうる．したがって，同一症例において異なる PR 間隔に伴い右あるいは左脚ブロックと変化する（交代性脚ブロック）QRS 波形の心電図が記録されれば両者の鑑別は可能であるが，実際には体表心電図での鑑別は困難であり，伝導障害部位を確定するには電気生理学的検査が必要である[1]．

A-2 高度房室ブロックへの移行を注意する

2束ブロックはより高度の房室ブロックへ移行する可能性が高く，注意深い経過観察が必要であることが知られている[2]（**Q19** 参照）．第Ⅰ度房室ブロックと脚ブロックの合併例の自然経過についてはあまり知られていない．伝導障害の進行なく経過する症例が多いと思われるが[3]，前述の左右両側の脚ブロック症例つまり2束ブロック症例では，やはり高度の房室ブロックへ移行する症例があり注意が必要である．

A-3 第Ⅰ度房室ブロックと右脚ブロックの合併例

われわれは，高度房室ブロックに移行した症例を経験したので，呈示する．

86歳，男性．84歳時の心電図では，心拍数71/分　洞調律，第Ⅰ度房室ブロック（PR間隔0.26秒）と完全右脚ブロックを認めていた（図1）．2年後，労作時胸部不快感を生じたため来院．心電図では，心拍数46/分，2：1房室ブロックを認め，QRS波は完全右脚ブロックと左脚前肢ヘミブロックを呈していた（図2）．心エコーおよび検査冠動脈造影検査は正常であり，器質的心疾患は認めないものの伝導障害が進行したと判断した．ペースメーカ植込み術を施行し，経過良好である．

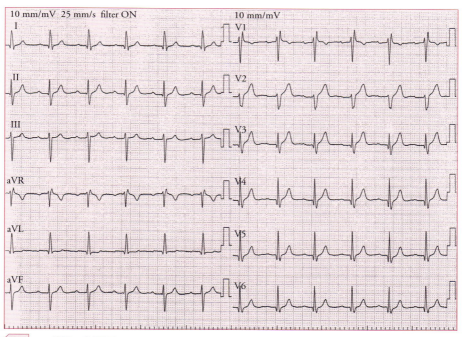

図1　84歳時の心電図

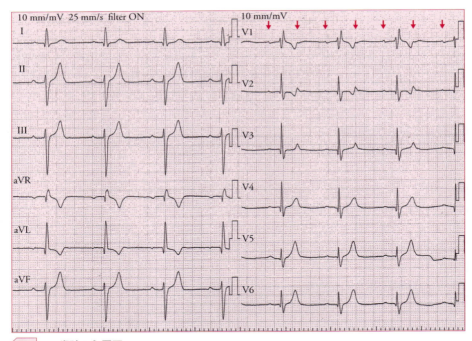

図2 86歳時の心電図
P波を矢印で示す．

文献

1) Chung EK. Atrioventricular Conduction Disturbances. In：Chung EK. Principles of Cardiac Arrhythmias. 4th ed, Williams & Wilkins, Baltimore, 1989；267-338
2) Josephson ME. Intraventricular conduction disturbances. In：Josephson ME. Clinical Cardiac Electrophysiology. 4th ed, Lippincott Williams & Wilkins, Philadelphia, 2008；114-144
3) Atrioventricular Conduction Abnormalities. In：Issa ZF, Miller JM, Zipes DP. Clinical Arrhythmology and Electrophysiology. 2nd ed, Elsevier Saunders, Philadelphia, 2012；175-193

〈川端美穂子〉

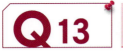

第Ⅱ度房室ブロックの心電図所見は？

A-1 定義/分類

　P波とQRS波が1：1に対応せずに，P波からQRS波への伝導が間欠的に途絶する状態をいう．第Ⅱ度房室ブロックは，その心電図所見からWenckebach型ならびにMobitz Ⅱ型の二つに分類される．

　Wenckebach型は，PQ間隔が漸次延長した後にQRS波の欠落を認める．しかし，PQ間隔の延長がはっきりしない症例もあり，その鑑別点はQRS波欠落直前のPQ間隔が，欠落直後の再伝導されたPQ間隔に比しより長いことである（図1A）．一方，Mobitz Ⅱ型は，経時的なPQ間隔の延長を伴わず，PQ間隔が常に一定で突然QRS波が欠落する（図1B）．また，1拍ごとにP波

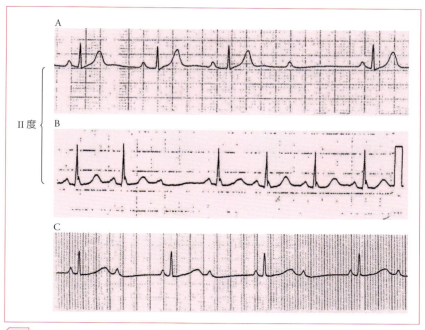

図1 II度房室ブロックの心電図所見
A：Wenckebach型　B：Mobitz II型　C：2：1房室ブロック

表1 房室ブロックをきたす基礎疾患

	房室ブロックをきたす基礎疾患	
1.	特発性	Lev病，Lenègre病
2.	二次性	虚血性心疾患，心筋症，心筋炎（ウイルス性，リウマチ熱など）
		心サルコイドーシス，心アミロイドーシス，心ファブリー病
		筋ジストロフィー，ミトコンドリア病，家族性アミロイドニューロパチー
		膠原病（全身性エリテマトーデス，皮膚筋炎など）
		腫瘍（中皮腫，横紋筋種など）
		薬剤性（カルシウム拮抗薬，β遮断薬，ジギタリス，I群抗不整脈薬，三環系抗うつ薬，カルバマゼピン，アリセプトなど）
		高周波心筋焼灼術後，開心術後
3.	先天性	修正大血管転移症，心内膜床欠損症など
4.	機能性	迷走神経緊張亢進病

に引き続いてQRS波が欠落する所見を2：1房室ブロック（2：1の房室伝導比）という（図1C）．この場合には両者の鑑別が困難になる．臨床的な鑑別法として，Wenckebach型では機能的ブロック症例が多いことから，アトロピン投与により房室伝導が改善するが，器質的ブロックが多いMobitz II型では房室伝導が不変あるいは悪化する所見がみられる．しかし，Wenckebach型でも約10％前後に伝導障害部位がヒス束以下の症例も存在し，かかる症例では永久的ペーシング治療を要する[1]．

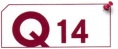-2 病因，病態

　第Ⅱ度房室ブロックは，刺激伝導系の房室結節，ヒス束ならびに脚-プルキンエ部位の伝導障害により発症し，表1にその代表的な原因疾患を示す．急性心筋虚血では，下壁梗塞で10％前後に，前壁梗塞で3％前後の頻度にみられる．下壁梗塞では多くが房室結節内のブロックによるもので1〜7日以内に軽快することが多く，一方，前壁梗塞ではヒス束以下のブロック部位が少なくない．また，薬剤によるものはカルシウム拮抗薬，β遮断薬，ジギタリスならびにⅠ群抗不整脈薬によるものが多く，かかる症例では潜在的な伝導障害の存在が示唆されている．

文　献

1）Narula OS, et al. Circulation 1970；41：947-965
2）Okumura W, et al. J Nucl Med 2004；45：1989-1998

（小松　隆）

Q14 Wenckebach型とMobitzⅡ型，どちらがより重症か？その理由は？

A-1 心血管予後

　房室ブロックによる臨床症状は，徐脈による全身の循環不全が原因となり，脳虚血症状（眩暈，眼前暗黒感，失神），心不全症状（呼吸苦，息切れ，易疲労感，浮腫）ならびに精神的活動低下（記銘力や集中力低下），さらには病態が進行すれば致死的な状況に至る．すなわち，その重症度は房室ブロック発症後における補充調律の安定性が大きく影響すると考えられる．

A-2 MobitzⅡ型がより重症である

　従来，心臓の刺激伝導系には自動能が存在し，下位にある歩調取り細胞群ほど刺激発生回数が

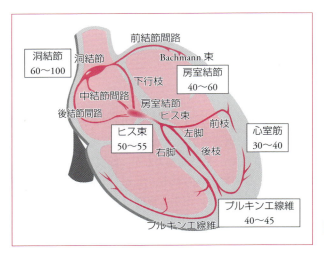

図1　刺激伝導系の自動能による刺激発生回数（拍／分）

表1 房室ブロックの部位と心電図分類の関係

	I度房室ブロック	II度房室ブロック		III度房室ブロック
		Wenckebach型	Mobitz II型	
心房筋	++	±	−	−
房室結節	++	++	−	++
ヒス束	++	+	++	++
脚枝	++	+	++	++

++：よく認める　+；少ない　±；まれ　−；なし

低頻度となっている(図1)．以上の所見から，房室ブロックの発生部位がより下位であればあるほど補充調律の心拍数はより低下し，その病態は重症化することが容易に推測される．Wenckebach型とMobitz II型房室ブロックの心電図分類と発症したブロック部位との関係を表1に示す[1]．すなわち，Mobitz II型はWenckebach型に比し，ブロック部位がより刺激伝導系の下位に存在することから(ヒス束あるいは脚枝)，より重症化しやすいと考えられる．特に，Mobitz II型のヒス束以下ブロック(HVブロック)例では補充調律が左右いずれかの心室から出現するため，幅広い脚ブロック型QRS波形を呈し，かつ興奮頻度が少ないために長時間の心停止や著名な徐脈からQT延長を伴う多形性心室頻拍(トルサードドポアンツ)による突然死をきたす症例をしばしば認める．

文献

1) Josephson ME. Atrioventricular conduction. In:Josephson ME, Clinical Cardiac Electrophysiology. 2nd ed, Philadelphia, Lea & Febiger,1993：96-191

（小松　隆）

Q15 第III度房室ブロック例はすべて永久的ペースメーカ植込みの適応か？

A-1 すべてが適応になるわけではない

日本循環器学会ガイドラインによれば[1]，徐脈による脳虚血症状，心不全症状ならびに精神的活動低下を伴う第III度(完全)房室ブロック例は永久的ペースメーカ移植術の絶対的適応になる．また，第III度房室ブロック例で投与不可欠な薬剤による場合，不可逆的原因による場合ならびに進行性基礎疾患による場合も永久的ペースメーカ移植術の絶対的適応になる．一方，臨床症状のない第III度房室ブロック例は永久的ペースメーカ移植術の相対的適応になるが，その適応を判断するうえで，臨床心臓電気生理学的検査が必要となる．その結果，ブロック部位がヒス束内またはヒス束以下であれば永久的ペースメーカ移植術の相対的適応となる．

A-2 補充収縮の心電図所見が重要である

前述のごとく，房室ブロック例の重症度はおもに補充収縮の心拍数に大きく影響される．補充収縮の安定性を推測するうえで，臨床症状の他に心電図所見が有用と考えられる．III度房室ブ

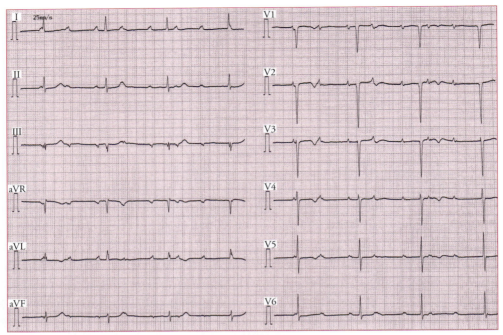

図1 III度房室ブロックの心電図所見：正常QRS型接合部調律（心拍数44拍/分）

ロックでも，補充収縮のQRS幅が狭い（0.12秒未満）例ではブロック部位がより刺激伝導系上位側に存在し，その心拍数は40拍/分以上で安定している場合が多い（図1）．一方，補充収縮のQRS幅が広い（0.12秒以上で右脚あるいは左脚ブロック型）例ではブロック部位がより刺激伝導系下位側に存在しており，その心拍数は40拍/分未満で不安定な場合が多いとされる．換言すれば，QRS幅が広く脚ブロック型QRS波形を呈する補充調律は，ヒス束以下のブロック部位が示唆される高リスク例であることを留意すべきである．

文献

1) 循環器病の診断と治療に関するガイドライン（2010年度合同研究班報告）．（班長：奥村　謙）：不整脈の非薬物治療ガイドライン（2011年改訂版）．http://www.j-circ.or.jp/guideline/pdf/JCS2011_okumura_h.pdf（2015年1月閲覧）

〈小松　隆〉

Mini Lecture　運動誘発性房室ブロックについて

　最近経験した運動誘発性房室ブロックの症例を紹介する．症例は 73 歳女性．主訴は労作時の息切れ，易疲労感で当院受診され，トレッドミル運動負荷試験で図 1 のごとく，心拍数増加時に一過性房室ブロックが出現し，Bruce II 段階途中で運動負荷中止となった．本症例のごとく，心房拍数の上昇により発作性房室ブロックが出現する現象を Tachycardia-dependent paroxysmal atrioventricular block（TD-PAVB）とよび，その機序として第 III 相ブロックが推測されている．この機序として，早い心房拍数により活動電位が再分極前にヒス・プルキンエ系に到達すると，浅い膜電位から活動電位が生じることになり，緩徐反応（slow response）による伝導ブロックが考察されている．そのブロック部位としてはヒス束以下（BH ブロックあるいは HV ブロック）の病変による現象とされるが，TD-PAVB は再分極後不応期（postrepolarization refractoriness）や不顕伝導（concealed conduction）によっても説明しうることから，第 III 相ブロックによる機序に対して否定的な意見もある[1]．

（小松　隆）

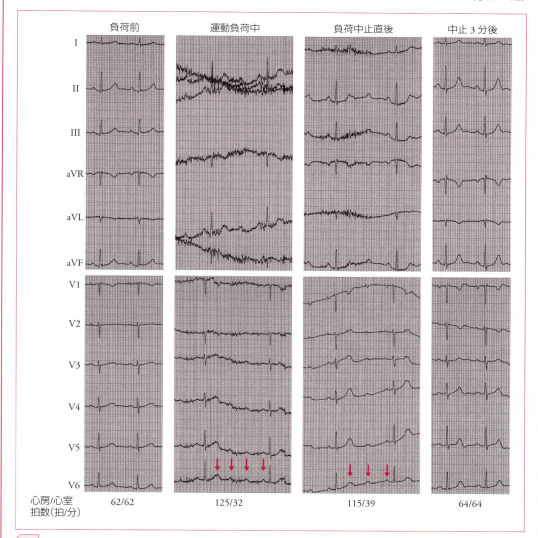

図 1　運動誘発性房室ブロック例のトレッドミル運動負荷心電図所見
（↓）に P 波を認めている．

文献 ● 1) Lee S, et al. Heart Rhythm 2009；6：1229-1234

3章　心室内伝導障害

Q16　心室内伝導障害は房室伝導障害とはどう違うのか？

A-1 心室内伝導障害とは心室内の電気的伝導が障害された状態！
房室伝導障害とは心房と心室の間の電気的伝導が障害された状態！

　刺激伝導系は，洞結節より発生した電気的興奮が心房から房室結節へと伝わり，ヒス束を通って，右脚，左脚，プルキンエ線維から心室筋へと伝導していく．このうち心室内の伝導路は右脚と左脚から心室筋までの経路であり，この間の伝導障害が心室内伝導障害である．

　このため，伝導が上室（心房）からの正常伝導である（WPW など心室早期興奮がない）ときに心電図上で QRS の波形や軸が正常とは異なったり，QRS の幅が延長したり，これらが同時に生じたりしたときに心室内伝導障害と診断される．これらの基準値は年齢により異なるので注意が必要である．また，心室内伝導障害は房室伝導障害の原因ともなることがある．洞結節から心室までの伝導路のいずれ部位の障害でも房室伝導障害（房室ブロック）は生じるからである．

　一般的に，心室内伝導障害は脚の伝導障害として知られる．一側だけの伝導障害は脚ブロックとよばれ，右脚の伝導が障害されると右脚ブロック，左脚の伝導が障害されると左脚ブロックとなる．左脚は電気的に前枝と後枝の 2 枝へと分岐する[1]とされ，左脚ブロックには左脚前枝ブロック（左軸偏位）と左脚後枝ブロック（右軸偏位）がある．

　成人の場合，心室内伝導時間を表す QRS 幅が 120 msec 以上の場合を完全，100 msec から 120 msec 未満を不完全脚ブロックとする．これらの心室内伝導障害の分類は 1985 年に WHO/ISFC の基準（表1）[2]が発表され，最近になって AHA/ACCF/HRS の専門家によるコンセンサスド

表1 心室内伝導障害の分類（WHO/ISFC）

1. 脚ブロック
   完全右脚ブロック
   完全左脚ブロック
   不完全右脚ブロック
   不完全左脚ブロック
2. 分枝ブロック
   左脚前枝ブロック
   左脚後枝ブロック
3. 2 枝および 3 枝ブロック
4. 非特異的心室内伝導障害

（Willems JL, et al. J Am Coll Cardiol 1985；5：1261-1275）

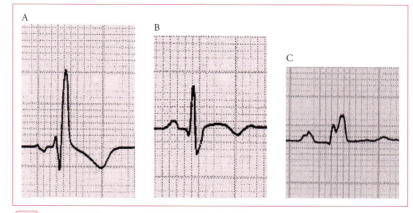

図1　完全右脚ブロックの典型的波形（胸部誘導）
A：V1，2 の rsR' 型，B：V5，6 の幅広い S 波，C：V1 のノッチ R 波

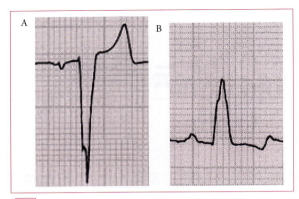

図2 完全左脚ブロックの典型的波形（胸部誘導）
A：V1, 2のrSパターン，B：V5, 6のRパターン（q波なし）

キュメントが報告されている[3]．

心電図上では右脚ブロックは①幅広いQRS波，②V1, V2誘導でrsR'型，rsr'，rSR'型で，R'やr'がRやrよりも幅広，時にノッチがあるR波のみのこともある．③Ⅰ，V6誘導でQRS波終末部での幅広いS波（40 msec以上）を呈する（図1）．④R波のみの時はRのピークまでの時間は50 msec以上．

左脚ブロックは心電図上①幅広いQRS波 ②V1, V2でrS またはQS型，Ⅰ，aVL，V5，V6で幅広で，時にノッチまたはスラーを有するR波，QRS軸の変化でV5, V6ではRSとなることがある．③Ⅰ，V5，V6でq波がみられない．④V5，V6でR波ピークまでの時間は60 msec以上（図2）．

上記の特徴を有しない，QRS幅の拡大を示す場合は非特異的心室内伝導障害と診断する．

また左脚のヘミブロックはいずれの場合もQRS幅は120 msec未満で，かつ前枝ヘミブロックでは①全額面のQRS軸が−46度から−90度，②aVLでqR型，③aVLでのR波ピーク値が45 msec以上で診断される．後枝ヘミブロックは①全額面のQRS軸が90度から180度，②Ⅰ，aVLでrS型，③Ⅲ，aVFでqR型の特徴がある．

文献

1) Rosenbaum MB, et al. The differential electrocardiographic manifestations of hemiblock, bilateral bundle branch block, and trifascicular block. In：Schlant RC, et al.（eds），Advances in electrocardiography. Grune & Stratton, New York；145, 1972
2) Willems JL, et al. J Am Coll Cardiol 1985；5：1261-1275
3) Surawicz B, et al. J Am Coll Cardiol 2009；53：976-981

（志貴祐一郎，松本万夫）

Q17 右脚ブロックで鑑別すべき疾患は？

A-1 右脚ブロックにも器質的心疾患が潜んでいる可能性がある！
波形からは Brugada 症候群を鑑別する必要がある！

　従来から右脚ブロックは一般的に左脚ブロックと比較し良性所見といわれており，完全右脚ブロックは 0.5〜1.4% と比較的健診などでも多くみられる．比較的男性に多く（2〜3 倍），加齢，高血圧，不完全右脚ブロックの存在などが完全右脚ブロックのリスク要因としてあげられている．完全右脚ブロックはそれ自体，症状はなく無害である．しかし，正常心電図の人に比べ将来における心筋梗塞の発生率は 1.67 倍，房室ブロックによるペースメーカ植込みの適応発生率は 2.17 倍と危険性がやや高いことも最近指摘されている[1]．完全右脚ブロックがある場合，高血圧や加齢以外に原因となるような疾患がないか否かのチェックと右脚ブロックに左脚ブロックの要素が合併していないか，房室ブロックがないかをホルター心電図などで一度は確認することが必要である．そのうえで，問題がなければ，経過を見ていくことになる[2]．基礎疾患の鑑別としては，右室容量負荷を伴う先天性心疾患，高血圧性心疾患，冠動脈疾患（前壁中隔心筋梗塞，右冠動脈右室枝病変，冠れん縮），心筋症などがあげられる．類似した心電図所見では Brugada 症候群がある．Brugada 症候群では心臓突然死の家族歴や，ニアミスの既往例では予後が悪いことから，鑑別は重要である．典型的な波形は明らかに通常の右脚ブロックとは異なる（図 1）．しかし，最近右脚ブロックと Brugada 症候群の合併例の報告がなされ，また，完全右脚ブロックが特発性心室細動と関連性があることも示唆されている．現時点では十分なエビデンスは示されていないが，今後は注意が必要である．また，以前は認められていなかった例に新規に出現した場合は虚血性心疾患の有無等のチェックをし，注意すべきである．伝導障害の観点から軸偏位の有無の確認が必要である．右脚ブロックに高度の左軸偏位や高度右軸偏位が伴っている場合 2 枝ブロックと診断される．これに残る 1 枝を含む房室伝導に障害をきたせば 3 枝ブロックとなり，完全房室ブロックへの移行の危険性があり，少なくとも経時的な経過観察は必須である．

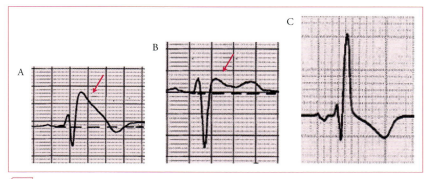

図 1　Brugada 型心電図と右脚ブロック心電図の比較
V1，2 誘導における Brugada 症候群における Coved 型（A），Saddle back 型（B）と完全右脚ブロック（C）の心電図を示す．Brugada 症候群では典型的な右脚ブロックとは異なり R' 波から ST への移行部が上昇している（↓）．

文献

1) Bussink BE, et al. Eur Heart J 2013；34：138-146
2) Fernández-Lozano I, et al. Eur Heart J 2013；34：86-88
3) Aizawa Y, et al. Circulation 2013；128：1048-1054

（志貴祐一郎，松本万夫）

Q18 2枝ブロック/不完全3枝ブロックとは何か？

A-1 心室内伝導路の障害部位と程度の違いにより生じた状態

　右脚，左脚前枝，左脚後枝のうち，あわせて2本障害を受けている状態を2枝ブロック3本の脚枝が完全に障害を受けている状態が3枝ブロックで完全房室ブロックとなる右脚ブロックに左脚前枝，左脚後枝のどちらかが合併し，PQ延長を示すものまたはII度の房室ブロックを認めるものを不完全3枝ブロックという．

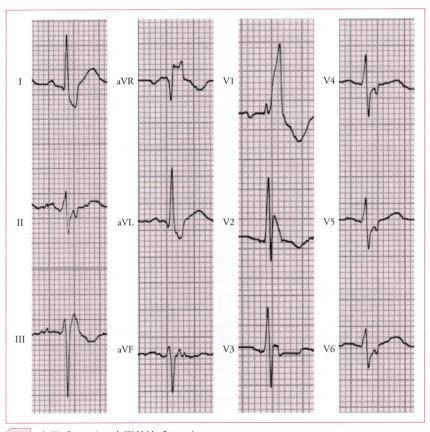

図1　右脚ブロック＋左脚前枝ブロック

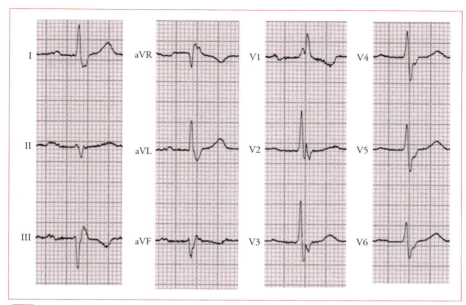

図2 I度房室ブロック＋右脚ブロック＋左脚前枝ブロック

1）2枝ブロック

　右脚，左脚前枝，左脚後枝のうち2枝に伝導障害を受けている状態を一般的に2枝ブロックという．右脚ブロックに左軸偏位を伴った状態のほうが，右脚ブロックに右軸偏位を伴ったものに比べ多くみられる（図1）．左軸前枝ブロックと左脚後枝ブロックの完全左脚ブロックの同時ブロック（完全左脚ブロック）を2枝ブロックとよぶ場合もある．症状がなく，器質的心疾患がない場合はそれ以上の伝導障害になる確率は低い．ただし，右脚ブロック＋左軸偏位の場合よりも，右脚ブロック＋右軸偏位の場合のほうが3枝ブロックになることが多く，より悪性といわれている[1]．

2）不完全3枝ブロック

　右脚，左脚前枝，左脚後枝の3枝に障害を受けている状態である．完全にブロックされると完全房室ブロックを呈するが，不完全ブロックの状態であると心電図上2枝ブロックの所見に加え，①I度房室ブロック（図2），②II度房室ブロックの所見，③完全右脚ブロックに，左軸偏位，右軸偏位が交互に出現するものがある．ただ，PR間隔の延長が房室結節で生じる場合には必ずしも3枝障害を示すわけではない．この鑑別には臨床電気生理学的検査を必要とする．

文献

1) Epstein AE, et al. Circulation 2008；117：e350-408

（志貴祐一郎，松本万夫）

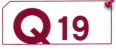
2枝ブロック / 不完全3枝ブロックを見つけたらどうすべきか？

A-1 注意深い経過観察とペースメーカの適応の検討をすべきである

　2枝ブロックでは，残る1枝の伝導も障害され，結局3枝ブロック，そして完全房室ブロックへ進行する可能性がある．右脚ブロック＋右軸偏位のほうが3枝ブロックへ移行する可能性が高いが，右脚ブロック＋左軸偏位も同様に注意を要する．2枝ブロックの対応としては，3枝ブロックに移行して房室ブロックをきたす可能性を検索する．また，不完全3枝ブロックも，完全房室ブロックへの移行の可能性を判断する必要がある．すなわち，ペースメーカの適応を検討することになる．通常，意識消失発作などがあり房室伝導障害以外に原因が考えにくい場合で，徐脈の所見が明らかでない場合には，臨床電気生理学的検査が適応となる[1]．

徐脈性不整脈
◆ 診断を目的とした心臓電気生理検査
Class I：
1. 失神，めまい等の症状と徐脈との因果関係が不明な場合
2. 失神，めまいを有し，原因として徐脈が疑われる場合

Class IIa：
1. ペースメーカの適応のある洞機能不全または房室ブロックで，洞結節機能や房室伝導障害の評価が必要な場合
2. 症状のない Mobitz II 型第2度房室ブロック，第3度房室ブロックおよび2枝または3枝ブロックでブロック部位の同定および洞結節機能評価が必要な場合

Class IIb：
1. 症状のない慢性2枝ブロック

Class III：
1. 症状のない洞徐脈，第1度房室ブロック，Wenckebach 型第2度房室ブロック

　その際に①ヒス束心電図で著明な HV 時間の延長（100 msec 以上の延長）②心房ペーシングでヒス束内もしくはヒス束下ブロックの誘発③Ia 群抗不整脈薬静注（disopyramide, procainamide など）による薬物負荷試験で HV 時間の著明な延長，またはII度以上の房室ブロックの誘発，などを認める場合はヒス束以下での高度の伝導障害を示唆し，ペースメーカ植込みを考慮する所見となる．ただし，これらの最終的決定は慎重に行う必要がある．2枝および3枝ブロックに対するペースメーカの適応に関しては日本循環器学会のガイドラインを参照していただきたい[2]．

2枝および3枝ブロック
Class I：
1. 慢性の2枝または3枝ブロックがあり，第2度 Mobitz II 型，高度もしくは第3度房室ブロックの既往のある場合
2. 慢性の2枝または3枝ブロックがあり，投与不可欠な薬剤の使用が房室ブロックを誘発する可能性の高い場合

3. 慢性の2枝または3枝ブロックとWenckebach型第2度房室ブロックを認め，失神発作の原因として高度の房室ブロック発現が疑われる場合

Class IIa：
   1. 慢性の2枝または3枝ブロックがあり，失神発作を伴うが原因が明らかでないもの
   2. 慢性の2枝または3枝ブロックがあり，器質的心疾患を有し，電気生理検査によりヒス束以下での伝導遅延・途絶が証明された場合

Class IIb：
   1. 慢性の2枝または3枝ブロックがあり，電気生理検査でヒス束以下での伝導遅延・途絶の所見を認めるが，器質的心疾患のないもの

文献

1) 循環器病の診断と治療に関するガイドライン（2010年度合同研究班報告）．（班長：奥村　謙）：不整脈の非薬物治療ガイドライン（2011年改訂版）．http://www.j-circ.or.jp/guideline/pdf/JCS2011_okumura_h.pdf（2015年1月閲覧）

（志貴祐一郎，松本万夫）

Q20 左脚ブロックは，右脚ブロックと臨床的に何が異なるのか？

A-1 右脚ブロックは比較的，臨床的に問題にならないことが多い

　一般的に右脚ブロックは左脚ブロックと比べて臨床的には問題とならないことが多く，心機能異常がなく，器質的心疾患のない右脚ブロックの予後は良好である．右脚ブロックをきたしやすい疾患としては，先天性心疾患（右心負荷のかかる疾患に多い），不整脈源性右室心筋症，肺性心などがあげられるが，治療は右脚ブロック自体には不要であり，原疾患に対する治療のみが行われる（図1）．

A-2 左脚ブロックは広範囲な心筋障害を有することが多い

　一方，左脚ブロックは器質的心疾患を有する場合が多く，左脚前枝と左脚後枝の双方が障害されることによって生ずるため，広範囲な心筋障害などを有することが多い．右脚ブロックと比して臨床的意義が大きく，虚血性心疾患，高血圧性心疾患，心筋梗塞，特発性心筋症（図2）等の器質的心疾患を有する場合がほとんどである．まれに器質的心疾患の合併のない例があり，刺激伝導系心筋の退行変性によると考えられている（Lenègre病）．治療は右脚ブロック同様，左脚ブロック自体には不要であり，原疾患に対する治療のみが行われるが，右脚ブロックと比して予後不良のことが多く，心不全を有したり，両脚ブロックに進展して完全房室ブロックに移行する例があることに注意する必要がある．しかし長年左脚ブロックのまま，自覚症状なく経過する例もある．

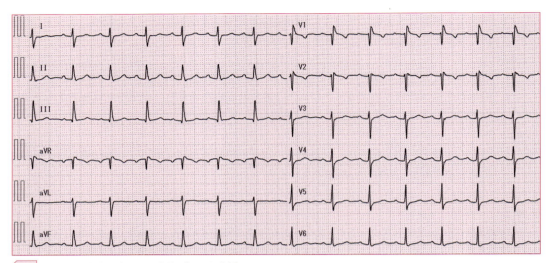

図1 器質的心疾患を有さない右脚ブロック症例

V1 V2 の QRS が rsR′〜rsr′ 型で幅広く，二次性の ST-T 変化を伴っている．Ⅰ aVL V5 V6 の S 波がスラーあるいは結節を伴って幅広い．

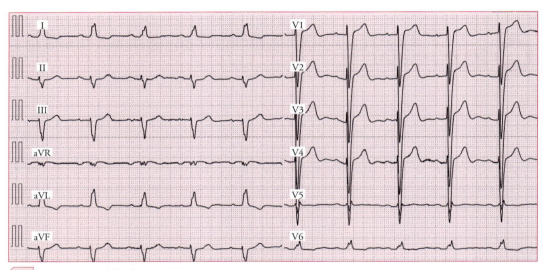

図2 特発性心筋症左脚ブロック症例

V1〜V4 で幅広く深い S 波．Ⅰ aVL V5 V6 で R 波の幅が広く，分節や結節がみられる．

（田邊康子，川村祐一郎）

Q21 脚ブロックはペースメーカ植込みが適応となるのか？

A-1 脚ブロックだけでは必ずしもペースメーカ植込みの適応とならない

合併症のない無症候性脚ブロックでは特別な治療を必要としないことが多く，通常ペースメー

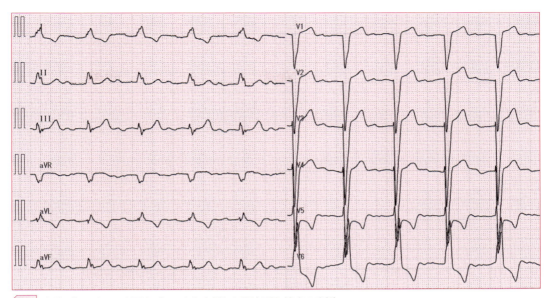

図1 左脚ブロックにⅠ度房室ブロックを合併した肥大型心筋症の症例
後に高度房室ブロックへと進行し，ペースメーカ植込み術を施行した．

カの適応にならない．器質的心疾患を有するような症例では原疾患の進行，完全房室ブロックへの移行に注意し，原則的の高度もしくは完全房室ブロックへ移行を認めたときに埋め込みを行う．

脚ブロックのなかでも，2束ブロック，3束ブロック（2束ブロックに，Ⅰ度またはⅡ度の房室ブロックを伴うもの）は完全房室ブロックへの移行のリスクが大きく（図1），慎重なフォローアップが必要である．また両脚前肢および後肢においてブロックがみられる症例では，房室ブロックも重症になる場合が多く，右脚ブロックや左脚ブロックに急性心筋梗塞が合併すると房室ブロックを生じるリスクが上昇するため厳重な注意を要する．

A-2 心機能障害を有する左脚ブロックには両室ペーシングペースメーカが有効（図2, 3）

器質的心疾患を有し，心機能障害・心不全を伴う左脚ブロック症例では，心臓再同期療法（Cardiac Resynchronization Therapy：CRT）の適応となり，ペースメーカ治療を行う場合がある．左脚ブロックの中でもQRS幅が広い心不全患者は，有意に予後が悪いことが知られており，これは心室伝導障害自体が血行動態を悪化させるためである．正常QRS例では心尖部から心基部に向かって左右前後対称に興奮が伝播していくのに対し，左脚ブロック例では中隔に比べ側壁の興奮が遅れ，収縮のタイミングに大きなずれを生じる（dyssynchrony：同期不全）．心室同期不全が高度になると，中隔が収縮して内圧上昇がはじまっても，そのエネルギーはまだ収縮を開始していない側壁を押し広げるエネルギーに使われ，後に側壁が収縮してもその内圧上昇エネルギーはすでに収縮を終えた中隔を押し広げるエネルギーに使われてしまう．そのため左室駆出率（EF）が低下し，収縮に時間がかかって拡張期の開始が遅れる．特に重症例では血液の駆出が終わり，大動脈弁が閉じてもまだ収縮している部分が残り，より左室内圧を上昇させ，心筋にダメージを与えることになる．この悪循環を断ち切るために，ペースメーカのリードは右心室心尖部と，左心室の双方に置いて両方から左室を挟み込むようにペーシングして，収縮タイミングのズレを少なくしてやる．実際には右房に開口している冠状静脈洞内にリードを挿入することで経静脈的に

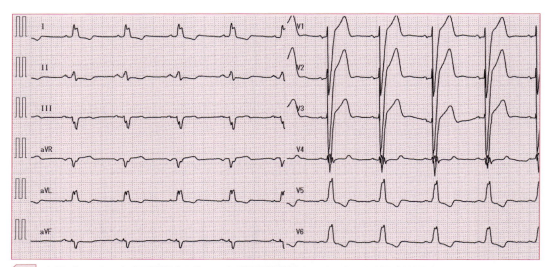

図2 左脚ブロックに心室同期不全を生じ，心臓再同期療法（CRT）を行った拡張型心筋症の症例
両室ペーシングペースメーカ植込み前．左脚ブロック（QRS幅160 ms）

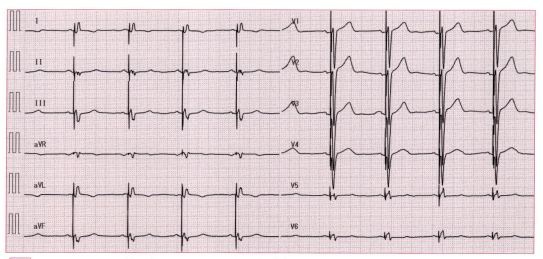

図3 左脚ブロックに心室同期不全を生じ，心臓再同期療法（CRT）を行った拡張型心筋症の症例
両室ペーシングペースメーカ植込み後．植込み前よりQRS幅が狭くなっている（QRS幅100 ms）

左室の心外膜ペーシングを行う．左脚ブロック症例にCRTを行うと，中隔と側壁の収縮タイミングが一致し再同期が得られるようになる．

（田邊康子，川村祐一郎）

4章 期外収縮・補充収縮

Q22 期外収縮の心電図上の定義と分類は？

A-1 定義

基本調律で活動している心臓の興奮周期より早期に出現する不整脈をいう．

A-2 分類

その異常興奮の起源が心房にあるものを心房期外収縮（premature atrial contraction：PAC），房室接合部にあるものを接合部期外収縮（premature junctional contraction：PJC），心室にあるものを心室期外収縮（premature ventricular contraction：PVC）とよぶ．

期外収縮は最も通常に出現する不整脈である．心臓のどの部位からも発生するが，心室からが心房・房室接合部に比べ多い．

A-3 心電図の特徴

期外収縮は図1に示すように，その異常興奮の発生起源の場所によりP波の波形，位置，QRS波形が異なる．ヒス束より心室側に興奮の起源がある心房性および房室接合部期外収縮では，興奮波がヒス束を経由するため左右心室は正常に興奮しQRS波は洞調律時と同一のQRS波形（narrow QRS波形）となる．ただ，ヒス束より心室側に伝導障害がある場合には，その限りでなく幅広いQRS波形となる．一方，心室期外収縮では必ず幅の広いQRS波形となり，ST部分T波も二次的に変化する．

期外収縮は通常，単発で出現するが時に連発する．また，頻発する場合には，正常収縮と交互に出現する（二段脈 bigeminy という）場合や，2拍の正常QRS後に期外収縮が発生するパターン

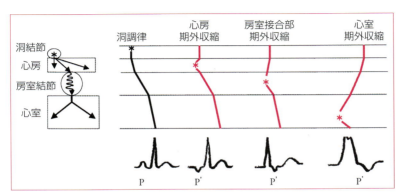

図1　種々の期外収縮：その発生部位と心電図波形

（三段脈 trigeminy という）がみられる．

（平尾見三）

Q23 期外収縮出現時の脈拍はどのように触知されるか？

A-1 結滞となることがある

　心拍数は心臓の拍動数であり，心臓の聴診や心電図記録で感知できる．一方，脈拍は左室収縮が産み出す脈波であり，脈波が存在してもそのピークが低いと脈として感知されないことになる．そのため心拍数と脈拍数とは解離する場合がある．

　症例を示す．70歳，女性で高血圧の加療中である．外来での自動血圧計の計測では血圧 120/58，脈拍数 41/分と徐脈であった．その直後の心電図は図1のとおりである．

　心電図は心室期外収縮が頻発し，二段脈・三段脈状態であり，心拍数が 75/分である．この時の橈骨動脈では，PVC 時の脈波が弱すぎてそれを感知できなかった（結滞）ため，脈波数は 40 台/分と"徐脈"になったと推定される．自宅で記録した血圧手帳も，脈拍数が普段は 64〜75/分の時と，35〜41/分と極端に徐脈なることが記録されていた．

　図2A の 3 拍目が心房期外収縮*であり，呼応する動脈圧は収縮期ピーク*が 10 mmHg ほど

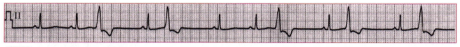

図1　心室期外収縮の頻発

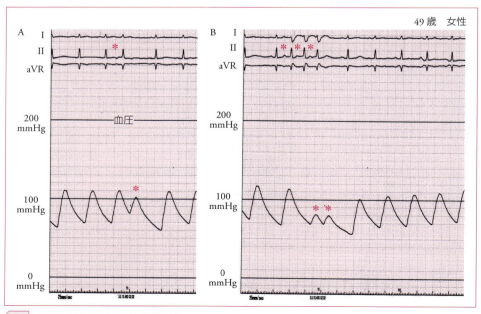

図2　心房期外収縮時の動脈圧の変化

低下している．図2Bでは心房期外収縮が3連発出現しており，いずれもQRS幅が広く変行伝導している．圧波形ではピークが二つしかなく，動脈圧は30 mmHgほど低下している．なお，最初の期外収縮に相当する脈波が欠損しているようにみえる．Bの状況での脈診では結滞となり，一過性の徐脈となる．

（平尾見三）

Q24 "上室"期外収縮とは何か？

　上室期外収縮（supraventricular premature contraction：SVPC）とは，心房期外収縮（PAC）と接合部期外収縮（PJC）は鑑別が困難な場合があり，その場合は上室期外収縮として扱う．この用語はP波の早期出現が不明の心房期外収縮様の不整脈を表現するときには便利である．しかし，明らかに先行するP波が目視できるときには，心房期外収縮と称するほうが治療的観点からは適切である．

A-1 心房期外収縮

　洞調律性P波の波形と異なるP波（P'波）が，予想される洞性P波より早期に出現する．これが心房期外収縮PACである．図1に＊で示すP波は，洞性P波より早期に出現しているのでPACである．洞結節以外の心房から発生するので，洞性P波とは極性や波形が異なり，P'波と称す．P'波の出現が先行するT波の後という遅くタイミングで，かつ房室結節以下の刺激伝導システムが正常であれば，P'波出現に続き洞性P波出現時と同様のQRSが出現する．P'波形は発生部位により異なる．解剖学的に心房の高い部位からはⅡ・Ⅲ・aVF誘導で高いP波形，反対に低い部位からは同誘導で陰性P波形となる．左房起源性のP'波形は，Ⅰ・aVL誘導で陰性P波形，V1誘導で陽性P波形を呈す．

　図2では幅の広いQRSがみられ一見心室期外収縮にみえるが，先行するT波を観察すると，T波の頂点が分裂しており，はじめの山はP'波であり，これは心房期外収縮と診断される．

　図3の心電図では不整脈があるが，最後の2心拍は正常洞調律である．これに比較して＊1，2，3ではいずれも先行T波の頂点部にP'波が存在し，すべて心房期外収縮である．よくみると

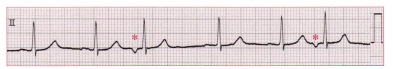

図1　心房期外収縮

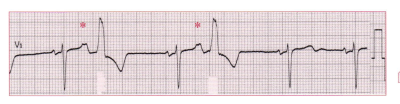

図2　心房期外収縮・変行伝導性

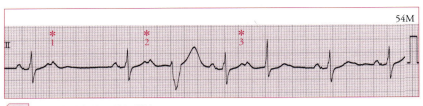

図3 心房期外収縮・非伝導性

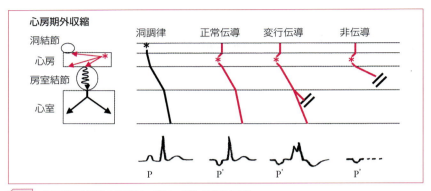

図4 心房期外収縮の出現タイミングと心電図変化

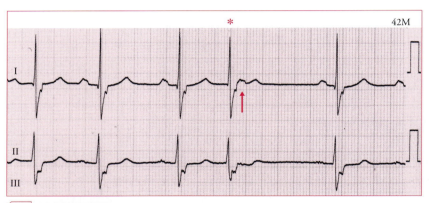

図5 接合部期外収縮

P'波に続くQRSが異なり＊3では正常QRSが，＊2では変行伝導性QRSがP'波に続いている．いずれも伝導性PACであるが，＊1のP'波後にはQRSが欠落しており，これは非伝導性PACと称す．この場合，一過性にポーズが生ずる．

　以上をまとめると，非常に早いタイミングでは房室結節でP'波が伝導ブロック，伝導遅延あるいは脚において伝導ブロック・遅延が発生し，各々QRS波が途絶したり，P'R間隔が著明に延長したり，脚ブロックパターンを呈してQRS波が広くなる（図4）．

A-2 接合部期外収縮

　房室結節から異常興奮が発生すると，心室へは正規の刺激伝導システムを経て伝導するのでQRS波は正常である．一方，心房へも逆行性に伝播し得る．通常，その場合QRS波後半部に以

降に（多くは陰性）非洞性P波が出現する．

下の心電図において，＊で示すQRSは出現タイミングが先行する三つの洞調律時より早い期外収縮である．QRS波型は洞調律時のものと同一であるが，先行するP波はなく心房性ではない．これは房室結節から発生した期外収縮であり，後方に房室結節から興奮が心房へと逆伝導したP'波がみられる．逆行性P'波は図5中，↑で示す．

(平尾見三)

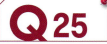 心房期外収縮と心室期外収縮とはどちらが臨床的に，より"重症"か？

A-1 心室期外収縮である

心室期外収縮である．その連発，頻回な出現などによって心室頻拍や心室細動が誘発されるリスクがあるからである．

一方，心房期外収縮は心房頻拍，心房粗動，心房細動を誘発する引き金とはなるが，通常は心室頻脈を直接的には誘発しない．

期外収縮は図1において，〈引き金〉として，不整脈を発生する素質である〈基質〉に影響して新たな〈不整脈〉を引き起こす．引き金，基質の両者には自律神経活動，運動，睡眠，薬剤，アルコールなどの〈修飾因子〉が影響を及ぼす．

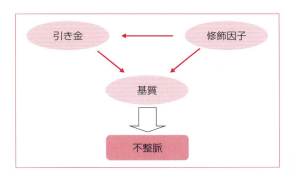

図1 不整脈発生のしくみ

(平尾見三)

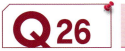 「心房期外収縮で徐脈になることがある」は正しいか？

A-1 正しい場合がある

二つの場合がある．いずれも既述しているが，心房期外収縮時には血圧が低下して脈圧が低下して脈診上徐脈と記録される場合である．これは心電図では徐脈ではない．もう一つは，非伝導性の場合であり，これは心室の興奮が欠落するので心電図上も，脈診上も徐脈となる．

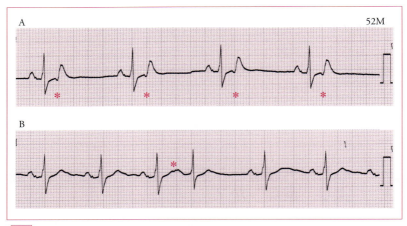

図1 非伝導性(A)および伝導性(B)心房期外収縮

　図1の心電図Aでは，一見49/分の洞徐脈にみえるが，T波の始まり部分に小さな陰性部分(＊で示す)が存在する．同じ患者の約12か月後の心電図Bをみると，74/分の洞調律で4拍目に心房期外収縮(＊印)を認める．Bの心電図でのT波では，Aと異なりT波始まりの陰性部分はなく，この＊で示すものは非伝導性PACが二段脈で出現し，そのために徐脈になったと解釈可能である．

(平尾見三)

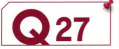 「幅の広いQRSの期外収縮は心室性」は正しいか？

A-1 刺激伝導系を正常に伝導して心室興奮が生じる場合のみが幅の狭いQRS波形になる

　QRS幅は心室筋の活動電位の0相の立ち上がりが，心室全体に伝導する時間によって規定される．洞調律あるいは上室起源の電気的興奮が，ヒス束以下の刺激伝導系を正常に伝播し，心室筋の興奮が生じた場合には，QRS幅(narrow QRS)は正常になる．すなわち，左右の脚，プルキンエ線維がほぼ同時のタイミングで興奮する必要がある．
　一方，心室期外収縮では，心室における特定の起源が心周期(正常な洞調律の周期)よりも早いタイミングで能動的に脱分極(発火)し，それに引き続き心室全体が興奮する．すなわち，ヒス束以下の刺激伝導系を正常に伝播していないだけでなく，中隔をほぼ同じ時相に興奮するという効率のよい伝播がなされていないために幅の広いQRSが形成される．当然ではあるが，興奮伝播様式が異なるため，幅が広いだけでなく，QRS波形自体にも変化が生じる．したがって，ヒス束以下の刺激伝導系を正常に伝播していなければ上室期外収縮でも幅の広いQRS波形を呈する．具体的には，脚ブロックを代表とする心室内変行伝導，早期興奮症候群(WPW症候群)などを伴った場合がある．また，伝導抑制作用の強い抗不整脈薬(Ic群抗不整脈薬など)服用中，高カリウム血症といった特殊な状況下に上室期外収縮が出現した場合でも，幅の広いQRSとなることがある．

A-2 幅の広いQRSであっても心室期外収縮でない場合

1）WPW症候群

房室結節以外に心房－心室間の伝導を担う副伝導路が弁輪部に存在する．その伝導速度は房室結節よりも速いため，上室からの刺激がヒス束以下の刺激伝導系を正常に伝播する前に副伝導路を介した心室興奮が生じる．

2）脚ブロック

脚－プルキンエ系では，伝導速度が最も速い（1.5～4 m/s）ことに加え，遠位になる（プルキンエ－心室接合部に近接する）ほど活動電位持続時間，不応期が長くなる．したがって，速いタイミングでの上室期外収縮が出現した場合，脚－プルキンエでの伝導ブロックが生じやすい．一般に，不応期は心拍数の影響を受けやすく，徐脈時には延長し，頻脈時には短縮する．特に，脚の不応期は，徐脈～正常心拍数の範囲内では右脚，頻拍時には左脚のほうが長くなる[1]．そのため，心房細動中に延長した心周期に引き続いて短い連結期で房室伝導が生じると，右脚ブロック型の幅広いQRSを呈する．これは，生理的現象であり，Ashman現象（long-short sequence aberrancy）[2]とよばれる．

3）心室筋自体の強い伝導抑制がある場合

心筋興奮の伝導速度を規定するナトリウムチャネルが強く抑制される場合には，上室性期外収縮であってもQRS幅が広くなりうる．Ic群抗不整脈薬使用中には直接的にナトリウムチャネルが抑制される．一方，高カリウム血症では静止膜電位が脱分極（浅くなる）し，間接的（不活性化状態にあるナトリウムチャネルの数が増える）にナトリウムチャネルが抑制されるため，心室筋自体の興奮伝播に時間を要する．

文献

1) Chilson DA, et al. Am J Cardiol 1984；54：313-316
2) Gouaux JL, et al. Am Heart J 1947；34：366-373
3) Brugada P, et al. Circulation 1991；83：1649-1659

（横式尚司）

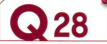

心室期外収縮は健常人には出ないのか？出るときには日常生活の注意は？

A-1 健常人においても出現する

健常人においても1日100個程度未満の心室期外収縮はまれではない．また，それ以上の頻度でみられる場合であっても，心筋梗塞や心筋症といった器質的心疾患を合併していなければ（特発性という），その大部分は無害性であり，日常生活に際して特別な制限を必要としないことが多い．一方，一般的には，ストレス，飲酒，睡眠不足などが誘因になることがあるため，ある時点を契機に急性的に期外収縮が出現するような場合には，その誘因を検索し，生活習慣の是正が推奨される．

A-2 日常生活の注意

失神あるいはそれに近い症状を有する場合には、心室頻拍への移行例あるいは稀ではあるがBrugada症候群、先天性QT延長症候群、カテコラミン誘発多形性心室頻拍(catecholamine-induced polymorphic ventricular tachycardia：CPVT)といった遺伝性不整脈が含まれることがあり、さらなる精査が必要となってくる。代表的には、特発性(右室)流出路起源心室頻拍があるが、多くの場合には運動誘発性(カテコラミン感受性)であるため、誘因についての病歴聴取とともに、運動負荷試験にて運動誘発性の有無を確認する。特に運動中あるいは中止直後のタイミングに心室頻拍が出現することがあるので、注意を要する。心室頻拍へ移行がみられなくとも、運動誘発性に増悪(頻度増加、二連発が出現など)する症例では何らかの治療介入が考慮される。遺伝性不整脈の場合は、突然死の有無について家族歴の聴取が必須である。また、特徴的な心電図所見から診断がつくことも少なくないが、心電図異常が間欠的にしか観察されない症例があることも念頭におく必要がある。

（横式尚司）

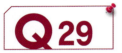

心室期外収縮の薬物治療の第一選択は？

A-1 β遮断薬である（図1）

期外収縮による自覚症状が強い場合は、β遮断薬による薬物治療が第一選択になる。それでも改善が得られない場合には、I群抗不整脈薬単剤あるいはβ遮断薬との併用が行われる。しかし、抗不整脈薬は、催不整脈作用や他の副作用を誘発することがあるので、特に腎機能障害ある

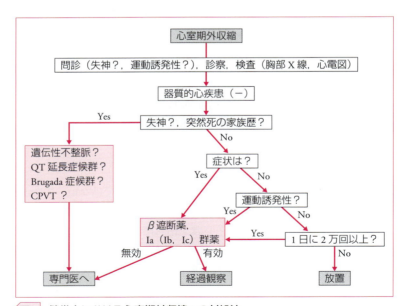

図1 健常人における心室期外収縮への対処法
CPVT：catecholamine-induced polymorphic ventricular tachycardia(カテコラミン誘発多形性心室頻拍)

いは肝機能障害を合併している場合には，リスクとベネフィットを十分に考慮し，漫然とした長期間の投与は避けるべきである．

　薬物治療で十分な症状軽減が得られなければ，カテーテルアブレーションによる根治術が推奨される．また，流出路起源の頻発性心室期外収縮に対するカテーテルアブレーションの成績は極めて良好であり，薬物治療が未施行であっても，その適応になり得る場合(患者の希望，気管支喘息合併例など薬物治療が困難)がある．

　症状がない心室期外収縮でも，頻度が極端に多い場合(1日20,000回以上を目安)には，心機能を悪化させる場合があるため，治療を考慮する[1]．そのような症例では，心エコーでの心機能評価や経過観察が望ましい．なお，最近発表されたEHRA/HRS/APHRS Expert Consensuson Ventricular Arrhythmiasでは1日10,000回以上の心室期外収縮にて左室機能障害が惹起されうることが考慮されている[2]．

文献

1) Takemoto M, et al. J Am Coll Cardiol 2005；45：1259-1265
2) Pedersen CT, et al. Europace 2014；16：1257-1283

（横式尚司）

Q30 補充収縮は期外収縮とどう違うのか？

A-1 連結期が基本周期より長いのが補充収縮，短いのが期外収縮

　予定よりも早期に出現する異所性興奮を期外収縮(estrasystole)とよぶ．一方，予定された心拍が出現しないときに，代わりに生じる異所性興奮を補充収縮(escape beat)という．補充収縮が連続して出現するものを補充調律(escape rhythm)とよぶ．心電図上，期外収縮の連結期は基本周期

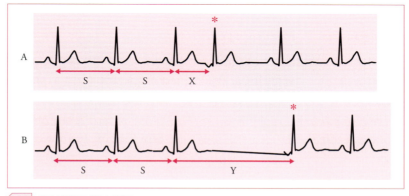

図1　期外収縮と補充収縮
洞調律時を例にとって説明する．
A：最初の3拍は基本洞周期Sの洞性収縮である．4拍目の洞性収縮が出現する前に，洞結節領域以外の心房筋から興奮が出現した(*)．この興奮の連結期Xは基本周期Sよりも短い(S＞X)．予定よりも早期に出現したこの興奮を「心房期外収縮」とよぶ．
B：Aと同様．最初の3拍は基本洞周期Sの洞性収縮である．何らかの理由で4拍目の洞性収縮が出現せず，予定よりも遅れて洞結節領域以外の心房筋から興奮が出現した(*)．この興奮の連結期Yは洞周期Sよりも長い(S＜Y)．この興奮を「心房補充収縮」とよぶ．

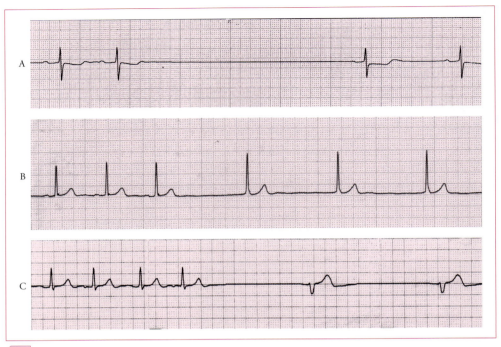

図2　補充収縮の分類
A：心房補充収縮：約5秒の洞停止の後に，洞性P波と異なる波形のP波が出現し，心室へ伝播した．心房補充収縮と考えられる．その次の心拍は洞性である．
B：房室接合部補充収縮：4拍目から先行P波を伴わない，QRS幅の狭い心拍が3拍連続してみられる．房室接合部補充収縮と考えられる．
C：心室補充収縮：約2.4秒の洞停止後に，先行P波を伴わないQRS幅の広い心拍が2拍連続して出現している．心室補充収縮と考えられる．

より短く，補充収縮の連結期は基本周期よりも長い（図1）．

また，期外収縮はそれのみで不整脈であるが，補充調律の発生には「出現するはずの心拍が出現しないという不整脈」の存在が前提条件として必須であるため，前者を能動的不整脈（active arrhythmia），後者を受動的不整脈（passive arrhythmia）と捉えることができる．

A-2 補充収縮は起源によって分類される

期外収縮と同様，補充収縮はその起源によって心房補充収縮，房室接合部補充収縮，心室補充収縮に分類される（図2）．一般にQRS幅が狭く，P波が先行するものを心房起源，QRS幅が狭く，P波とQRS波が重なるか，または逆行性P波がみられるものを房室接合部起源，QRS幅が広いものを心室起源とみなすことができる．ただし，下部心房（特に冠静脈洞付近）を起源とする補充調律，房室接合部補充調律，およびヒス束上位を起源とする補充調律を厳密に鑑別することは困難である．

（安喰恒輔）

Q31 補充調律はどういうときに出現するか？

A-1 心筋組織の自動能

正常の心拍動では洞結節から興奮が発生し，心房筋，房室結節，ヒス束，プルキンエ線維，心室筋へと興奮が伝播する．このため，自動能を有するのは洞結節だけのようにみえるが，実際には自動能を有する組織は心臓の各所に存在している．興奮生成の頻度は洞結節が最も大きく，刺激伝導系の下流に行くに従って低下するため（**Q14 図1** 参照），正常の状態では洞結節領域以外からの自動能は観察できない．

A-2 洞機能不全症候群

洞結節の自動能が低下し，下流組織の自動能の興奮生成の頻度が，洞結節のそれを上回るようになる，あるいは洞房ブロックによって洞結節からの興奮が心房に伝播しなくなると，補充調律が出現する．多くの場合は房室接合部補充調律となるが，異所性心房性補充調律や心室補充調律となることもある（**Q30 図2B** 参照）．

徐脈頻脈症候群では頻拍停止時にしばしば補充調律が出現するが，通常は長くても数拍しか持続しない．

A-3 完全房室ブロック

完全房室ブロックではブロックの部位に応じた補充調律が出現する．ブロック部位がヒス束上の場合は房室接合部から補充調律が出現し，ヒス束内あるいはヒス束下の場合は補充調律の起源

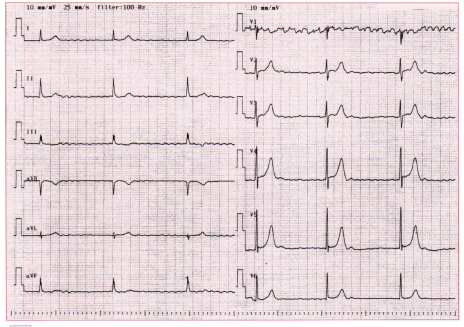

図1 房室ブロックにおける補充調律
完全房室ブロックを合併した心房細動．QRS 幅が狭く，房室接合部起源の補充調律と考えられる．心房細動例が RR 間隔が整な徐脈を呈した場合，完全房室ブロックへの移行を疑う必要がある．

はヒス・プルキンエ系あるいは心室となる(図1).多くの場合,補充調律のQRS幅とレートとからブロック部位を推測することが可能である.QRS幅の広い補充調律は,その起源がヒス・プルキンエ系あるいは心室であること,すなわちヒス束下ブロックであることを示唆し,無症状であっても迅速な対応が必要となる.

〔安喰恒輔〕

5章 頻脈総論

Q32 心電図上の頻脈の定義とは？

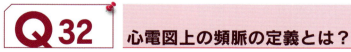

A-1 100/分以上のもの

　頻脈とはP波，QRSのレートによって100/分以上のものを指す．P波が100/分以上の上室頻脈と，QRS波が100/分以上存在する心室頻脈に二分される．

　各々は図1のようにさらに細分される．期外収縮は頻脈性不整脈に入れられる．

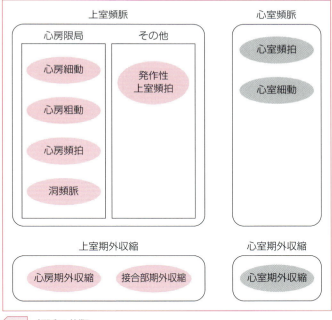

図1　頻脈の分類

（平尾見三）

Q33 QRS幅で分類する方法のメリットは？ narrow QRS頻拍，wide QRS頻拍にどんなものがあるか？

A-1 その後の診断・対応上，有用である

　頻脈によってはたとえば，救急外来などで不整脈の最終診断がつけがたく，とりあえず大きな括りをもって診断し，それに則って迅速な治療が必要とされる場面が想定される．そんなときには，この narrow QRS 頻拍（図1），wide QRS 頻拍（図2）というところから入る方法が有用である．

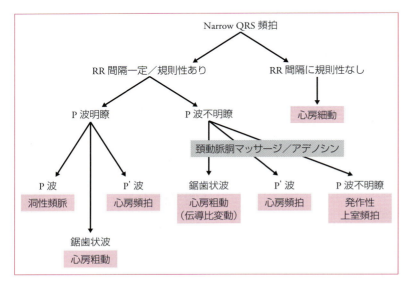

図1 narrow QRS 頻拍の鑑別

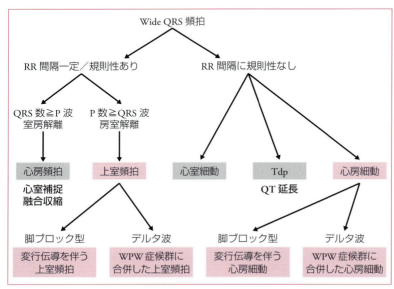

図2 wide QRS 頻拍の鑑別

（平尾見三）

Q34 narrow QRS 頻拍の心電図鑑別の実際的方法は？

A-1 RR 間隔の規則性と P 波に着目して鑑別する

1) RR 間隔の規則性（ポイント 1）

　　QRS 波形が正常で RR 間隔が規則的な頻拍を narrow QRS regular 頻拍とよび，これらは一般に発作性上室頻拍（paroxysmal supraventricular tachycardia：PSVT）と総称される（図 1）．narrow QRS は心室興奮パターンが正常である（ヒス・プルキンエ系を正常に使っている）ことを反映する．RR 間隔 regular は頻拍維持機序が安定していることを示す．RR 間隔が不規則（irregular）であることは頻拍維持機序が不安定であることを示すが，心房細動／粗動では房室伝導の伝導比にも依存する．

2) P 波の記録時相（ポイント 2）

　　regular 頻拍を呈する PSVT では心房と心室が解離せず一定の関係を維持するため，QRS に対して特定の時相に P 波が記録される．洞頻拍／異所性心房頻拍では，QRS 波形に P 波が先行する．異所性心房頻拍では心房興奮パターンが洞調律と異なるため，P 波形は洞調律時と異なる（図 1）．
　　房室結節回帰頻拍では，通常型と希有型で P 波時相が異なる．通常型では QRS と P は同時相となるため P 波は視認できない．希有型では long RP-short PR パターンとなるため心房頻拍と鑑別を要する．房室回帰頻拍（WPW 症候群）では，逆行 P 波が QRS に引き続いて認められる．多くは ST-T と重なるため，ST-T 部分の変形として認められる．

3) 基線の波形（ポイント 3）

　　irregular 頻拍を呈する narrow QRS 頻拍は心房細動／粗動であり，心室興奮は房室結節伝導比に

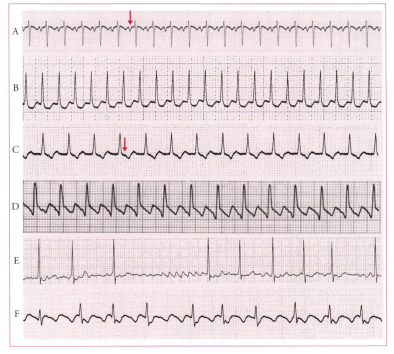

図1 narrow QRS 頻拍の心電図
narrow QRS 頻拍では，RR 間隔の規則正しさ（regularity）と心房興奮パターンが鑑別のポイントとなる．RR 間隔の規則正しい頻拍（narrow QRS regular）は，発作性上室頻拍（PSVT）と総称されるが，心房の興奮時相によって P 波の見え方が異なる．心房頻拍（A）では，QRS に P 波が先行する．異所性興奮の場合，P 波形は洞調律時とは異なる（矢印）．房室結節回帰頻拍（通常型：B）では，QRS と P が同時相となり P 波が視認できない．房室回帰頻拍（C）では P 波が QRS に続くパターン（逆行 P 波）となり，ST 部分の変形として視認できる（↓）．心房粗動（D）では基線が特徴的な鋸歯状を呈するが，固定比率伝導の場合 PSVT との鑑別が必要になる．RR 間隔が不規則な頻拍（narrow QRS irregular）は心室への興奮入力が不規則であることを反映する．心房細動（E）では基線に細かい不規則な揺れが認められ細動波とよばれる．心房粗動（F）では特徴的な鋸歯状波が記録される．誘導はすべて II 誘導または CM5 誘導．

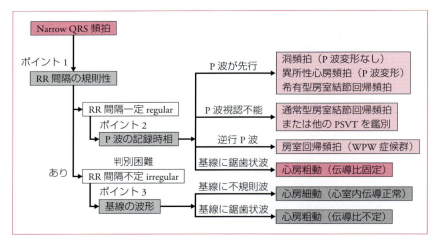

図2 narrow QRS 頻拍鑑別のフローチャート

narrow QRS 頻拍は，RR 間隔の一定した regular 頻拍と，不規則な irregular 型に分けられる．Regular 頻拍では P 波の記録時相によって頻拍の機序を鑑別できる．なお P 波が視認しにくい場合は 12 誘導心電図での判定を要する．Irregular 頻拍では，心房興奮が不規則な心房細動と規則正しく鋸歯状波を呈する心房粗動に分けられる．詳細は本文参照．

依存する．心房細動と心房粗動は基線の波形によって鑑別できる．心房細動は心房の不規則な無秩序興奮であるため不規則な基線の振れが記録される．心房粗動は心房の規則的な連続興奮であるため特徴的な鋸歯状波を呈する（図1）．心房粗動の伝導比が固定すると一見 PSVT 様の RR 間隔整の頻拍を呈するため，鑑別を要する．

A-2 narrow QRS 頻拍鑑別の手順

図2 に診断のフローチャートを示した．まず RR 間隔の規則性／不規則性によって，PSVT 群と心房細動／心房粗動を鑑別する．PSVT では，P 波の記録時相によって頻拍を鑑別する．心房粗動の固定比伝導は PSVT 様の波形を呈するので，特徴的な鋸歯状波の有無に着目して鑑別する．RR 間隔不整の頻拍では，基線の波形により心房細動と心房粗動を鑑別する．

参考文献

・M. ガブリエル・カーン．カーンすぐ読める心電図．庭野慎一（訳），和泉 徹（監訳）．西村書店，2005

（庭野慎一）

Mini Lecture　鑑別診断における 12 誘導心電図の重要性

Narrow QRS 頻拍の鑑別において，P 波の記録時相の判定は重要である．しかし頻拍の心電図は QRS 波と T 波が連続的に記録されるため，P 波の判別はしばしば困難になる．12 誘導心電図のうち，V1 誘導や下壁誘導（II, III, aVF 誘導）は P 波を記録しやすい誘導であり，ST 部分や T 波に重なった P 波が波形の変形として鑑別できる場合が多い．不整脈の診断では，モニタ心電図波形だけでなく，可能な限り 12 誘導心電図を用いて診断することが重要である．

（庭野慎一）

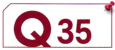 wide QRS 頻拍の心電図鑑別の実際的方法は？

A-1 QRS 波形の規則性と QRS 軸の変動の特徴に着目して鑑別する

1) QRS 波形の規則性（ポイント 1）

　QRS 幅が 0.12 秒を超える場合，wide QRS と定義される．wide QRS 波形が持続する頻拍を wide QRS 頻拍とよぶ（図 1）．wide QRS は心室全体あるいは一部の興奮パターンが正常の刺激伝導系（ヒス・プルキンエ系）に依存せず，異常に興奮していることを反映する．

　QRS 波形が一定（regular）であることは頻拍維持機序が安定していることを示す．QRS 波形が不定（irregular）であることは頻拍維持機序が不安定であることを示す．起源が移動する，あるいは複数の起源が干渉し合うなどの場合がある．

2) QRS 波形の破砕

　心室細動では心室が無秩序に頻回の興奮をしているため，QRS 波形の判別自体が困難となる（図 1）．この場合は，QRS 波形の判別や軸の特定などのステップを除外して心室細動と診断する．

3) QRS と P の解離（ポイント 2）

　QRS 波形の一定した頻拍の場合，第一に起源の固定した単形性心室頻拍を疑うが，副伝導路の関与する PSVT（WPW 症候群の逆行性房室回帰頻拍）や心室内伝導障害を伴う PSVT を鑑別する必要がある．PSVT や洞頻拍の場合，QRS は P と解離しない（必ず 1 : 1 興奮を示す）が，心室頻拍では P は QRS と解離しうる．P 波の解離が確認できれば心室頻拍と確定診断できる（図 1）．

　wide QRS 頻拍では，しばしば QRS と T が連続して記録されており，P の鑑別が容易でない場合も多い．P 波は波形状のノッチなど変形として認められることがある．心室頻拍でも房室結節

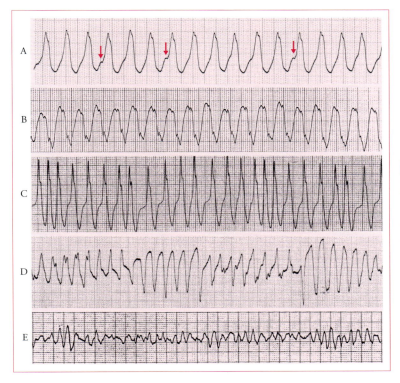

図 1　wide QRS 頻拍の心電図
wide QRS 頻拍では，QRS 波形の規則正しさ（regularity）が鑑別のポイントとなる．単形性心室頻拍（A）では，心室興奮と解離した P 波が記録される場合があり（↓），確定診断の根拠となる．記録上 P 波が明らかでない場合も多く（B），逆行性房室回帰頻拍や脚ブロックを伴う上室頻拍を鑑別する必要がある．QRS 波形が不規則の場合，偽性心室頻拍では比較的軸が一定であるのに対し（C），トルサードドポアンツではねじれるように軸が変動するのが特徴である（D）．心室細動では QRS が破砕し，個々の心拍の判別が困難である（E）．誘導はすべて II 誘導または CM5 誘導．

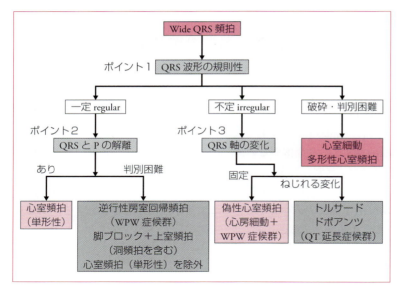

図2 wide QRS頻拍鑑別のフローチャート

wide QRS頻拍は，心室興奮パターンの一定したregular頻拍と，パターンが変動するirregular型に分けられる．なお心室細動ではQRS波形が破砕してQRS波形の判別が困難となる．Regular頻拍ではP波の解離を確認できれば心室頻拍と確定できるが，P波が判別しにくいことも多い．Irregular頻拍では，QRS軸の変動の有無によって，偽性心室頻拍とトルサードドポアンツを判別できる．詳細は本文参照．

の逆行伝導によりPが解離しない場合もある．

4）QRS軸の変化（ポイント3）

irregular頻拍を呈するのは副伝導路の関与する心房細動（偽性心室頻拍）とトルサードドポアンツである（**図1**）．偽性心室頻拍では，副伝導路経由の興奮入力と房室伝導経由興奮との融合が不規則であるためQRS波形は不規則となるが，副伝導路の位置は固定しているのでQRSの主軸は変動しない．トルサードドポアンツはQT延長に特徴的な頻拍であり，頻拍起源が心室内を迷走するため軸は大きくねじれるように変動する．

A-2 wide QRS頻拍鑑別の手順

図2に診断のフローチャートを示した．まずQRS波形の一定/不定/破砕によって，心室細動やトルサードドポアンツなどより重篤な頻拍を鑑別する．QRS波形が一定の場合，P波の解離の有無により心室頻拍を診断する．P波が判別困難な場合は鑑別診断の候補として残し，頻拍停止後の所見などとあわせて診断する．QRS波形が不定の場合，QRS軸の固定/捻転によって偽性心室頻拍とトルサードドポアンツを鑑別する．

参考文献

・M. ガブリエル・カーン．カーン すぐ読める心電図．庭野慎一（訳），和泉 徹（監訳）．西村書店，2005

（庭野慎一）

Mini Lecture wide QRS regular頻拍の鑑別

wide QRS regular頻拍においてP波の解離の判定はしばしば困難である．副伝導路（WPW症候群）や心室内伝導障害の存在があらかじめわかっていれば鑑別は比較的容易となるが，初診時に頻拍を呈している場合は，頻拍の停止後に診断がつく場合もある．ただし，脚ブロックが頻度依存性に出現する（頻拍時にのみ伝導障害が起こる）場合もあるため，確定診断は心臓電気生理検査によらなければならないこともある．臨床的には，血行動態の維持などに留意しつつ，より重篤な心室頻拍を意識した治療処置をすべきである．

（庭野慎一）

6章 洞頻脈・心房頻拍・心房粗動

Q36 洞頻脈とは何か？ 持続する場合にはどのような疾患/病態を考えるべきか？

A-1 洞頻脈とその原因

　心拍数100 beats/分を超える洞調律の原因として，運動中，発熱，脱水，貧血といった身体的状況や不安，緊張などの精神的状況，また甲状腺機能亢進症や心不全といった病態および投与中の薬剤による副次的効果・副作用が考えられる．

　洞調律は，右心房上大静脈接合部に位置する洞結節から発生した刺激により作り出される心調律であり，その心拍数は成人では安静時60〜100 beats/分（50〜90 beats/分とする成書もあり）である．新生児では110〜150 beats/分に達するが，その後6年間で徐々に減少する．12誘導心電図では，洞調律のP波はI, II, aVF誘導で陽性，aVR誘導で陰性，V1, V2誘導では陽性または2相性（陽性→陰性）の特徴をもつ．

　洞頻脈は心拍数100 beats/分を超える心調律で，洞調律時と同波形のP波を呈する．運動や興奮状態等，一過性に交感神経優位となる状況では，一時的に洞頻脈を呈したとしても運動の中止や鎮静により改善する．持続する場合は表1に示すような疾患・状態を考慮すべきである[1]．洞頻脈が，ある程度長期や慢性的な状態である場合には，このような因子の鑑別，除外を余裕をもってすすめればよいと考えられるが，急性に出現した場合には，肺塞栓症や心筋梗塞などの重篤な循環器疾患の可能性も考慮に入れて診療を行う必要がある．

表1 洞頻脈の原因となりうる因子

嗜好品，薬剤や治療にかかわる因子	状態や疾患にかかわる因子
カフェイン	運動
タバコ	興奮
アルコール	不安
コカイン	疼痛
抗コリン薬	発熱
カテコラミン作動薬	肺塞栓症
β遮断薬中断	心膜炎
上室性頻拍アブレーション後	大動脈弁・僧帽弁逆流
	心筋梗塞
	気胸
	甲状腺機能亢進症
	低血糖

（Ishansky B, et al. J Am Coll Cardiol 2013；61：793-801 より改変）

文献

1) Ishansky B, et al. J Am Coll Cardiol 2013；61：793-801

（上野　亮，小林義典）

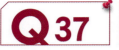

不適切洞頻脈とはどういうときに診断するのか？その治療法は？

A-1 不適切洞頻脈とその治療法

　洞性頻脈を疑うものの，明らかな原因となりうる因子を考えにくい場合，心房頻拍（atrial tachycardia：AT）や不適切洞頻脈（inappropriate sinus tachycardia：IST），起立性頻拍症候群（postural orthostatic tachycardia syndrome：POTS）を考慮し，最終的には除外診断により，IST と診断される．

　日中安静時の心拍数が 100 beats/ 分以上，また 24 時間ホルター心電図での平均心拍数が 90 beats/ 分以上の場合，さらに **Q36 表1** のような明らかな頻脈の原因となりうる因子を考えにくい場合には，AT や IST，POTS を考慮しなければならない．洞結節近傍の右心房や上大静脈，右上肺静脈を起源とする巣状 AT では，その P 波形は洞調律時のそれと非常に似るため詳細な検討が必要であり，最終的に心臓電気生理学的検査での診断が必要な場合がある（**Q39** 参照）．頻拍の P 波形が洞調律時のそれと同一の場合，体位変換時や起立時の心拍数の変化に注目し，最終的にチルト試験により POTS が除外されると，IST と診断しうる除外診断である（**表1**）[1]．

　IST の場合，そのほとんどが良性の経過をたどるため，無症状の場合はまず治療の必要はない．IST により症状の強い場合や，著明な運動耐容能の低下を認める場合，心機能低下を伴い頻脈依存性心筋症が危惧される場合には，β遮断薬を投与するが，効果は高くないとされる．薬剤無効例や重症例に 3D マッピングシステムを用いたカテーテルアブレーションが奏効したとされる報告が，近年散見されている[2]．また，ヨーロッパより IST 症例の心拍数コントロールに If チャネル遮断薬である ivabradine が有効であったとする報告が出てきており，今後わが国でも使用可能となることが期待される[3]．

表1　不適切洞頻脈と起立性頻拍症候群

	不適切洞頻脈	起立性頻拍症候群
定義	原因を説明しえない，安静や低活動時の洞性頻脈	起立時に生じる耐えがたい心拍数の上昇
心拍数	日中安静時 100 beats/ 分以上，24 時間ホルター心電図での平均心拍数 90 beats/ 分以上	仰臥位から立位への体位変換中 10 分以内に 30 以上または 120 beats/ 分以上へ心拍数が上昇し，血圧低下は伴わない
診断	除外診断	Head-up tilt 試験

（Brady PA, et al. Pacing Clin Electrophysiol 2005；28：1112-1121 より改変）

文献

1) Brady PA, et al. Pacing Clin Electrophysiol 2005；28：1112-1121
2) Marrouche NF, et al. J Am Coll Cardiol 2002；39：1046-1054
3) Calo L, et al. Heart Rhythm 2010；7：1318-1323

（上野　亮，小林義典）

Q38 心房頻拍の心電図上の特徴は何か？ 心房粗動との鑑別は？

A-1 心房頻拍ではP波とP波の間に平坦な等電位線が存在する

　心房頻拍とは，100/分以上の規則的な心房興奮が持続する状態で，頻拍の回路に房室接合部や心室筋が関与しない心房筋由来の規則的な頻拍とされている．この定義では心房頻拍と心房粗動が一緒に含まれるが，日本では一般的に心房興奮頻度が240/分以下のものを心房頻拍，240/分以上のものを心房粗動と捉えている．しかし欧米では心房頻拍と心房粗動を明確には区別していない．これは心房粗動と心房頻拍の境界が曖昧であり，心房興奮頻度のみでお互いを区分すると混乱をきたすからであり，最近では興奮の伝導パターンによる分類が推奨されている．心房内の一点からの異常興奮が原因の頻拍を巣状心房頻拍とよび，心房内を興奮が大きく旋回する頻拍をマクロリエントリー性心房頻拍と分類している．

　心電図学的に心房頻拍と心房粗動を鑑別するポイントは，心房頻拍の場合はP波とP波の間に平坦な等電位線が存在することである．逆に心房粗動の場合は，P波とP波の間にこの等電位線が欠如しP波とP波が連続しているため，のこぎり歯状の規則正しい波形（鋸歯状波）が形成され，通常F波とよばれている．II，III，aVF誘導において，それぞれのQRS波の起始部を結んだ線（基線）から上方にF波がある場合にはF波は陽性であるとし，この線より下方にF波がある場合にはF波は陰性であると考える．三尖弁輪を反時計方向に電気的興奮が旋回する通常型心房粗動のF波は陰性であり，F波がゆっくり下がって，急峻に上がるタイプの鋸歯状波を通常型心房粗動といい，それ以外の心房粗動を非通常型（uncommon type）心房と称する（図1）．心房頻拍も心房粗動も2対1房室伝導を呈するときにはP波やF波がQRSの中に隠れてしまい，

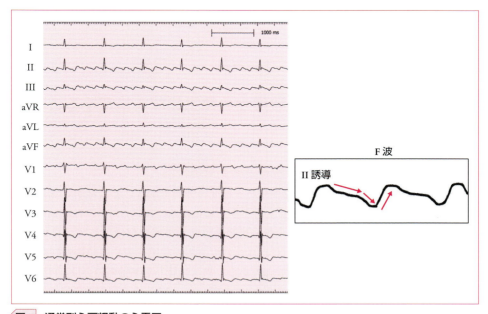

図1　通常型心房粗動の心電図
II，III，aVF誘導でゆっくり下行し，急峻に上行する鋸歯状波（F波）を呈し，等電位線はない．

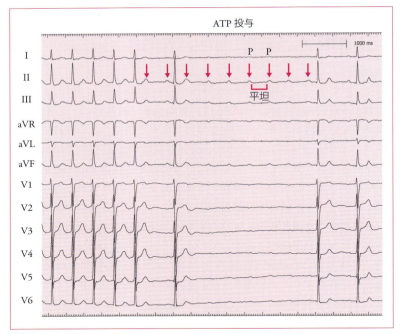

図2 心房頻拍の心電図
ATPの静脈注射により，一過性房室ブロックが出現し，P波が明瞭となる．P波(矢印)とP波の間に平坦な等電位線が認められる．

一見すると房室回帰性頻拍や房室結節リエントリー性頻拍などの発作性上室頻拍に似ることがある．この場合には頸動脈洞マッサージやバルサルバ手技などの迷走神経刺激を行ったり，房室伝導を抑制するような薬剤(ベラパミルやATP)を使用して，一過性の房室ブロックを作成しP波やF波が明瞭に識別できるようにする(図2)．

(山内康照)

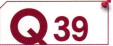

心房頻拍のP波形から発生起源を推定することはできるか？

A-1 頻拍中のP波の極性から頻拍起源はある程度予測可能である

心房頻拍の起源は，頻拍中のP波形よりある程度の予測をすることは可能である．心房頻拍は左右の心房内のあらゆる部位より発生しうるが，頻拍起源の推定のためには頻拍起源の好発部位を把握しておく必要がある(図1)[1]．右房起源心房頻拍の好発部位としては分界稜，三尖弁輪，冠静脈洞入口部，房室結節近傍，右心耳などである．左房起源心房頻拍の好発部位は肺静脈，僧帽弁輪，冠静脈洞体部，左心耳などである．巣状起源心房頻拍の場合は，P波形から頻拍起源を予測することはとても重要であるが，マクロリエントリー性心房頻拍の場合には，緩徐伝導路の出口を示すにすぎない．そのためまず心房頻拍の機序が巣状興奮に基づくものか，マクロリエントリーによるものかを推測する必要がある．基礎心疾患を有さない場合は巣状興奮が原因

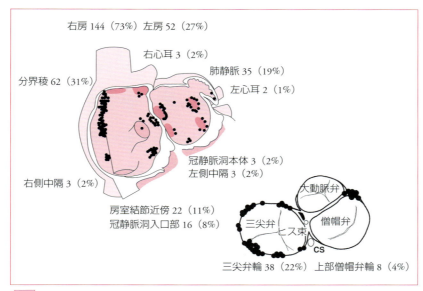

図1 巣状起源心房頻拍の好発部位
(Kistler PM, et al. J Am Coll Cardiol 2006；48：1010-1017 より改変)

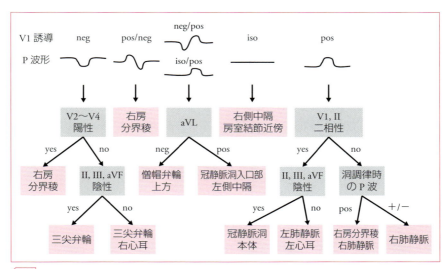

図2 P 波形による心房頻拍の起源推定法
(Kistler PM, et al. J Am Coll Cardiol 2006；48：1010-1017 より改変)

のことが多く，逆に基礎心疾患を有する場合にはマクロリエントリー性頻拍の可能性のほうが高い．頻拍起源が右房か左房かを予測する際に着眼すべきポイントは，I，aVR，aVL，V1 誘導の極性である（図2）[1]．

頻拍起源を考える前に，解剖学的に左房は右房の左上後方に位置していることを理解しておく必要がある．I 誘導は右から左へと向かうベクトルであるので，右房起源の場合は陽性 P 波，左房起源の場合は陰性 P 波となるが，心房中隔や右肺静脈起源の場合は一概にはいえない．V1 誘導の P 波が陰性の場合，V1 誘導の電極が貼られている右胸壁から興奮は遠ざかっていること

になり，頻拍起源は右胸壁に一番近い三尖弁輪である可能性が高い．逆に左房起源や右房後壁起源であれば，興奮は右胸壁に向かってくるため，V1誘導のP波は陽性となる．aVL誘導のP波が陰性であれば，興奮のベクトルは左上方から右下方へと向かうため左房起源である可能性が高く，逆にaVR誘導のP波が陰性であれば，興奮のベクトルは右上方から左下方に向かうため右房起源の可能性が高い．

文献
1) Kistler PM, et al. J Am Coll Cardiol 2006；48：1010-1017

（山内康照）

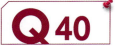
心房頻拍の発生起源として多いのはどこか？

A-1 右房分界稜，三尖弁輪，肺静脈などである

　右房では右房分界稜，傍結節領域，三尖弁輪部，冠状静脈洞入口部，右心耳，左房では僧帽弁弁輪部，肺静脈，左心耳が多いと報告されている．異所性自動能(ectopic automaticity)の亢進，撃発活動(triggered activity)，マイクロリエントリー(micro-reentry)を機序として起こる．近年では心房細動アブレーションの普及に伴い，左房マッピングの経験値が上がり，また3-Dマッピングシステムが使用できることになったことから，以前は困難であった多くの心房頻拍をカテーテルアブレーションにより治療可能となった．Kistlerらの報告[1]によると同定された196起源(foci)のうち，右房に144(73%) foci，左房に52(27%) fociを認めた．部位の内訳は下に示す通り，頻度の高い順に右房分界稜62(31%) foci，三尖弁輪38(22%) foci，肺静脈35(19%) foci，傍結節領域22(11%) foci，冠状静脈洞入口部16(8%) foci，僧帽弁輪8(4%)であった（**Q39 図1**参照）．アブレーション治療に際してはこのような好発部位を知っておく必要がある．

文献
1) Kistler PM, et al. J Am Coll Cardiol 2006；48：1010-1017

（宮﨑晋介）

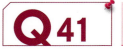
心房頻拍と心不全の関連性は？

A-1 心房頻拍と心不全はお互いの発症の誘因となる

　心房頻拍と心不全は密接に関連する．器質的心疾患のない症例に上室性不整脈による頻脈が長期的に合併することで心不全を惹起する状態を頻脈依存性心筋症とよぶ．動物モデルを用いたペーシングによる検討では持続する頻拍により両心室収縮能の低下，拡張末期圧の上昇，心室拡大，心筋変性，左室拡張機能の低下，心筋血流の低下，僧帽弁逆流，神経体液性因子の変化が起

こり，これらが頻脈依存性心筋症に至るメカニズムと推測されている．

　頻脈依存性心筋症はその他の上室性不整脈でも起こるが心房頻拍に合併することもまれではない．Medi らは基礎心疾患を合併していない心房頻拍に対してカテーテルアブレーションを施行した 301 症例のうち，30 例（10%）において頻脈依存性心筋症の合併を認めたと報告した[1]．頻脈依存性心筋症を併発した症例はそうでない症例より年齢が若く，男性の割合が高く，頻拍は incessant type で，心房頻拍周期は長く心室レートは遅い傾向にあった．カテーテルアブレーション治療の成功 3 か月後には 97% の症例で左室駆出率は正常化した．このように頻脈依存性心筋症は多くの場合，可逆的であることがわかる．

　一方，心房頻拍は基礎心疾患を合併した症例にも認められ，心不全自体も心房頻拍を含む心房性不整脈発症の誘因となる．これは心不全に伴う心房の圧負荷・容量負荷による心房の伸展・拡張，イオンチャネルの変化，神経体液性因子の変化が機序として考えられている．前述のように心房頻拍合併により心不全は悪化するためお互いの相乗効果で状態を悪化させる．したがって，心不全を合併した心房頻拍に対しては心機能の改善・心不全の治療目的に積極的に治療介入をするべきと考えられる．特に心不全の状態においてはその副作用の懸念から抗不整脈薬投与が困難な場合が多く，カテーテルアブレーションは有力な治療選択肢である．

文　献

1) Medi C, et al. J Am Coll Cardiol 2009；53：1791-1797

（宮﨑晋介）

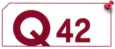

心房粗動の心電図上の特徴とその分類は？

　心房興奮 240/ 分以上（心房周期長 250 ms 以下）の安定した心房興奮波（flutter wave：F 波）を有する上室性頻拍（図 1A）と定義される．2：1 房室伝導の心房粗動で他の上室頻拍と区別しにくい場合にはベラパミルを静注して房室伝導を低下させると F 波の周期，波形がわかりやすくなり，診断が容易になる（図 1B）．

A -1 心房粗動の分類

　一般的には Wells らの分類[1]が用いられ，Type I と Type II に分けられる．

1）Type I

　240 〜 350/ 分の心房頻拍で，それより若干早い心房ペーシングで常にエントレインされるか，あるいは，停止するもの．

　さらに II，III，aVF の形状により通常型（図 1）と非通常型に分けられる．

a. 通常型心房粗動

　心房波間に明らかな等電位線を認めず，II，III，aVF 誘導にて特徴的な陰性鋸歯状波の F 波を有するもの（図 1A）．胸部誘導 V1 では，通常陽性 P 波を認める（図 1B）．

b. 非通常型心電図

　通常型以外の F 波波形を呈し，F 波が陰性のもの．

6章 洞頻脈・心房頻拍・心房粗動

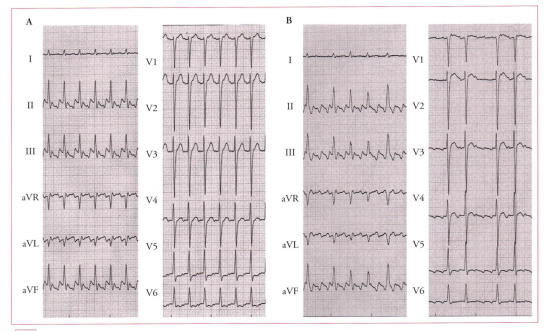

図1 通常型2：1心房粗動(A)と同症例にベラパミル静注した後の心電図(B)
ベラパミル静注により房室伝導が抑制されて鋸歯状F波が明瞭となっている．

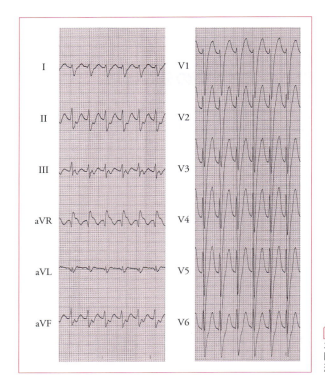

図2 1：1心房粗動
2：1心房粗動停止目的でピルシカイニド静注後，FF間隔が延長して1：1心房粗動となった．同時に，QRS波形の延長が認められる．

2) Type II

I 型より速い心房レート（350〜450/分）で，心房ペーシングによってエントレインや停止が不能なもので，心房細動に近い電気生理学的特徴を有していると考えられる．

A-2 心房粗動と房室伝導比

心房粗動中の心室間隔は心房粗動の偶数の整数倍比（2：1，4：1）となることが多いが，あくまでも房室伝導に依存するため RR 間隔が不規則となる場合もある（図 1B）．心室への伝導が 1：1 になった時（図 2）には，QRS 幅も延長することがあり，この場合は心室頻拍と鑑別が必要となってくる場合がある．また，1：1 伝導は 2：1 伝導の心房粗動に対して停止目的に Na 遮断薬を用いたときに起こりやすい．Na 遮断薬により心房周期間隔が延長して 250 ms 以上になることもあるが，この場合，心房周期の定義にはあてはまらなくなるのだが，同じ心房粗動ということで 1：1 心房粗動と診断する[2]．

文　献

1) Wells JL, et al. Circulation 1979；60：665-673
2) 清水昭彦．Medicina 2002；39：1169-1172

（清水昭彦）

Q43 通常型あるいは非通常型心房粗動の診断はどのように行うか？

A-1 心電図上の粗動波の波形に基づく

両者の鑑別は基本的には，心電図で行われる（図 1）．通常型の F 波は鋸歯状波を呈し，II，III，aVF で陰性を示す．つまり，比較的ゆっくりと下降線を描いて最下点に達し，そこから鋭い上昇線を呈し，それを繰り返すがそれらの間には等電位線を欠くのが特徴である．非通常型は通常型の逆パターンとなるが，必ずしもそうならない場合もあり，一般的には通常型以外の波形を呈した心房粗動を非通常型としていることが多い．

実際にヒトの通常型心房粗動は，近年の 3D マッピング（図 2A）によると下位右房から心房中隔を上向し，右房自由壁を下降するので，足から頭部を覗く位置からみると，粗動のリエントリー回路は三尖弁輪右房側を反時計回転している（図 2）．これと心電図を照らしあわせてみると，F 波の下降脚は右房中隔の下から上へ脱分極した部位に相当する．興奮は右房内上部で下降にUターンした後は，F 波の陽性部が右房自由壁の上から下への脱分極に相当する．多くの非通常型はその逆回転に興奮している（図 2）ので，II，III，aVF の F 波は陽性を示す．ただ，陽性部分に先行する陰性部分が深いと，通常型と区別しにくくなる場合もある．この場合には，胸部誘導を参考にする．典型的な通常型心房粗動では V1 で陽性，V6 で陰性（図 1B）であるのに対して，非通常型では逆となり V1 で陰性，V6 で陽性となる（図 1C）．なお，非通常型の中には II，III，aVF で等電位線を認める場合もある．この場合でも，心房レートが 240〜350/分にある場合には，非通常型心電図として診断する．

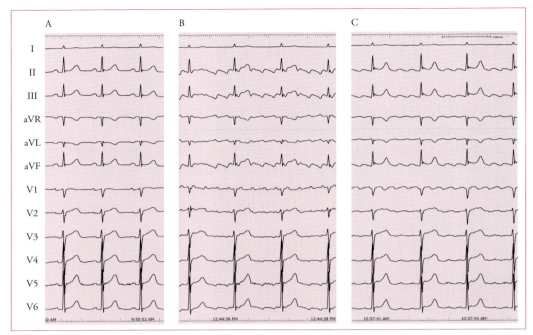

図1 同一症例で電気生理学的検査にて心房粗動回路に三尖弁−下大静脈胸部が含まれていることが証明されている症例
A：洞調律，B：通常型心房粗動（反時計回転），C：非通常型心房粗動（時計回転）

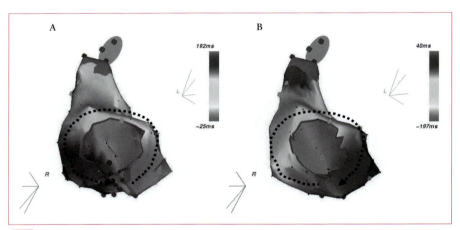

図2 心房粗動中の3Dマッピング（CARTOシステム）（図1と同一症例） 口絵カラー1
A：通常型心房粗動（反時計回転），B：非通常型心房粗動（時計回転）

A-2 アブレーション治療に基づいた心房粗動の分類[2)]

　高周波カテーテルアブレーションが行われるようになると，心房粗動のリエントリー回路に三尖弁-下大静脈間（解剖学的峡部）が含まれるかどうかが重要になってきた．典型的な通常型心房粗動では多くの場合，三尖弁輪右房側を反時計回転している．しかし，非通常型では三尖弁輪右房側を時計回転しているものだけではなく，リエントリー回路が左房にある場合も多くあるから

である．

1) **Lesh の分類**

a. **Typical atrial flutter**

解剖学的峡部がリエントリー回路に含まれる心房粗動

① counterclockwise reentry

② clockwise reentry

b. **Atypical atrial flutter**

解剖学的峡部がリエントリー回路に含まれない心房粗動に分類することも行われている．

文献

1) Kalman JM, et al. J Cardiovasc Electrophysiol 1997；8：121-144
2) Lesh MD,et al.J Cardiovasc Electrophysiol 1996；7：460-466

（清水昭彦）

Q44 三尖弁－下大静脈間峡部依存性の心房粗動は心電図上"通常型"になるのか？

A-1 反時計回旋時のみ通常型となる

　この質問に対する回答は単純で，三尖弁輪上心房側を三尖弁－下大静脈間峡部に依存している心房粗動のなかで，足から頭部方向に見上げて反時計回旋している心房粗動は心電図上"通常型"になる．ただし，心房筋が炎症，変性，手術によって広範に障害されている場合は心電図上では"通常型"にならない場合もある（図 1）．

　通常型心房粗動中の体表面心電図と心腔内心電図を比較すると，II，III，aVF 誘導の陰性部分がなだらかな部分から急峻に下降して，上昇がはじまるのは，まさに反時計回りに回旋するリエントリーの興奮が三尖弁－下大静脈間峡部を抜けていくところからはじまる．右房下部から中隔側へ上向するので II，III，aVF 誘導からみるとこの部分は比較的急峻な陰性波になる．

　冠動脈洞入口部からのペーシングでは，体表面の心房ペーシング波形は"通常型"心房粗動中の F 波に類似し，かつ，三尖弁－下大静脈間峡部のアブレーションの焼灼が成功しても，F 波の陰性部分はあまり変化しない．

　胸部誘導 V1 で陽性波形になるのは興奮が高位右房に近づき，陽性波のピークから下降する部分は興奮が U ターンする部分となる．

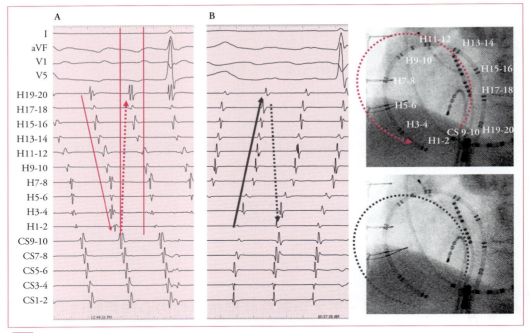

図1 通常型と非通常型心房粗動の心腔内心電図
A：通常型（反時計回転），B：非通常型（時計回転），H：三尖弁心房側に留置した Halo カテーテル電位，CS：冠状静脈洞カテーテル電位

（清水昭彦）

Q45 心房粗動は抗不整脈薬服用で出現するか？その場合に注意すべきことは何か？

A-1 心房細動の薬物治療中に出現することがある

抗不整脈薬の多くは催不整脈作用をもつため，抗不整脈使用で心房粗動は出現しうる．

抗不整脈薬による心房粗動としての代表例が，Naチャネル遮断薬のⅠc群（Ⅰ群薬の中でチャネルからの解離時定数の長いもの）使用による心房粗動である．Ⅰc群はその薬理作用から心房細動のリズムコントロール薬として有効な薬物であるが，同時にその催不整脈作用に伴い心房細動に対する使用ではおよそ5％〜20％で心房粗動の出現を認めるといわれている[1]．いわゆるⅠc flutter といわれるものである．

Ⅰc群薬は強力なNaチャネル遮断作用を有し，活動電位の0相における内向きNa流入を抑制する．その結果伝導速度が低下する．活動電位持続時間を延長させる効果はほとんどないが，再分極後不応期を延長することで心房筋細胞の不応期を延長することも知られている．心房細動に対しては肺静脈—左心房間の伝導をブロックしたり，リエントリーの興奮波長を延長することにより，心房細動の維持を困難にすると考えられる．結果として右房内で安定したマクロリエントリーとなり，心房細動の粗動化を認めることがある．リエントリーは三尖弁輪−下大静脈峡部を回旋するいわゆる通常型心房粗動の形を呈することが多い．

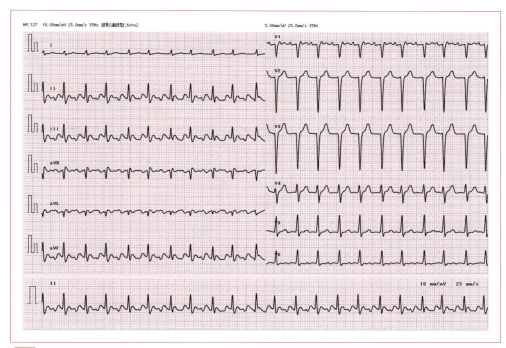

図1 来院時12誘導心電図
鋸状波を認め，2：1の心房粗動の所見である．

　気をつけるべきことは，このようにⅠc群により発生した心房粗動は伝導速度が低下しているために心房粗動の興奮周期が長く（心房の興奮頻度は低下し），時に1：1房室伝導をきたすことがある．Naチャネル遮断薬の中でジソピラミドやシベンゾリンなど抗コリン作用をもつものは，房室伝導をよくする可能性がある．Ⅰc群薬の使用下で1：1の房室伝導をもつ心房粗動が出現した際には，その伝導抑制効果による粗動のF波の延長と心室筋の伝導速度も低下させるためQRS幅の広い心室頻拍様の頻拍を呈することが多い．

　そのため注意すべき点としては心房細動に対してリズムコントロール目的にⅠc群薬を使用する際には，粗動化の際の心房伝導を抑える目的でレートコントロールに用いるようなβブロッカーやCaブロッカーを併用することが望ましい．

　以下に実際のⅠc flutterの例を示す（図1）．本症例は発作性心房細動にて通院中の症例で，いつもとは違う動悸を主訴に予約外外来を受診した．心電図所見としては2：1の通常型心房粗動を示唆する所見となっており，本症例ではピルジカイニドを導入していたため，いわゆるⅠc flutterが出現し頻脈による動悸症状が出現したと判断した．血行動態は安定していたため，ピルジカイニドを中止したところ数日後には洞調律を維持するようになった．

文献

1) Falk RH. Proarrhythmic responses to atrial antiarrhythmic therapy. In：Falk RH, et al.(eds)，Atrial fibrillation：mechanisms and management. Raven Press, 1992；283–305
2) Nabar A, et al. Am J Cardiol 1999；83：785-787

（髙月誠司，中嶋一晶）

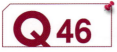 心房粗動があるときの自覚症状は？

A -1 房室伝導により異なる

　発作性の心房粗動では発作時に房室伝導が良好な症例で，自覚症状が強いと考えられる．自覚症状の中では動悸症状が最も多く，次に息切れや胸部違和感，場合によっては前失神症状や失神を伴うこともある．また心房細動に心房粗動を合併した症例では，心房細動単独の症例よりも症状が強く出ることが多い．これは一般的に心房細動よりも心房粗動のほうが頻脈傾向にあることによる．心房粗動は安静時4対1の房室伝導でも，労作や運動に伴い容易に2対1の房室伝導に移行しうる．

　血圧を保つことができないような頻脈出現などの循環動態が破綻した緊急時にはカルジオバージョンの適応となるが，慢性期の管理としては薬物的なリズムコントロール，レートコントロールあるいはカテーテルアブレーションが適応となる．特にレートコントロールは頻脈の出現を抑えることに関しては有効であり，自覚症状の改善に寄与することが考えられる．

　一方で持続性の心房粗動に関しては無症状であることが多い．それでは無症状の心房粗動に対しては無治療での経過観察でよいだろうか．実際には心房粗動においても心房細動同様に，心房の興奮周期は早いため，心房機能の低下が出現し血栓形成の誘因となりうる．後ろ向き調査では心房粗動の塞栓の発症率は心房細動と同等の高さであったとも報告されている[1]．また心房粗動は心房細動を合併しやすく，なおかつその合併率は罹病期間が長くなれば多くなってくることが知られており，やはり心房細動と同様の基準で抗凝固療法を施行するほうがよいと考えられている[2]．少なくとも電気的除細動やカテーテルアブレーションなどで洞調律化を図る際にはその前後で抗凝固が導入されているのが望ましい．

　さらに注意すべきこととして普段は無症状の持続性心房粗動例でも突然失神をきたすことがある．心房粗動においては器質性基礎心疾患をもたなければ失神をきたすことはまれであるが，徐脈頻脈症候群を合併する症例では心房粗動の停止時にlong pauseが出現し前失神あるいは失神を繰り返すことがある．最近で経験する例としてはカテーテルアブレーション後に洞不全症候群が顕在化し，ペースメーカの適応となる例もある．失神の鑑別上で心原性の失神は時に致死的になることもありうるため，アナムネで動悸症状などの前駆症状がなくとも，徐脈頻脈症候群では失神をきたしうることを常に念頭に置いたうえでの診療が必要になってくる．

文献

1) Wood KA, et al. Am J Cardiol 1997；79：1043-1047
2) Singer DE, et al. CHEST 2008；133：546S-592S

（髙月誠司，中嶋一晶）

Q47 心房粗動は根治治療できるか？

A-1 カテーテルアブレーションにより可能である

　近年では不整脈の電気生理学的な理解が進み，カテーテルアブレーションによる心内の異常な電気回路の同定と焼灼による隔離が行われるようになった．心房粗動に対してもカテーテルアブレーションが施行されるようになり，実際に根治は可能である．

　以前までは心房粗動の再発予防のためには薬物療法のみが選択肢であり，Ⅰc群薬での再発予防効果は50％前後である[1]．一般にKチャネル遮断薬のⅢ群薬のほうが心房粗動に対して効果的といわれている[2]．一方で1990年前後から通常型心房粗動に対してカテーテルアブレーションが施行されるようになり，現在ではおよそ90％以上の成功率で根治が得られている．通常型心房粗動のアブレーションを具体例として示す．

　通常型心房粗動は右房マクロリエントリー型の心房粗動で，三尖弁輪－下大静脈峡部を必須伝導部位とすることが知られている．つまり同部位をカテーテルアブレーションにて線上焼灼してブロックラインを作成することで，心房粗動のマクロリエントリー回路を遮断でき，再発を予防することができる．図1，2に実際の興奮旋回中の心内電位と透視下でのカテーテル配置にて示

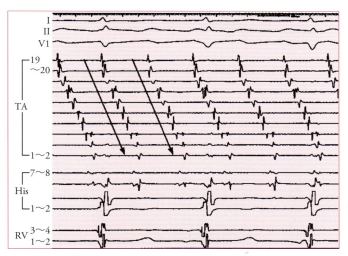

図1　心房粗動中の心内心電図
TA19～20から1～2に向かって心内電位が記録されており，電気的興奮が三尖弁輪を反時計まわりに進んでいることを示す．

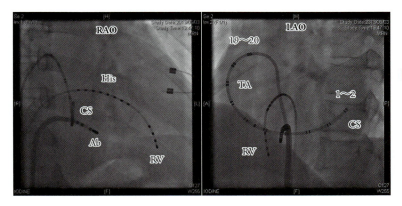

図2　透視でのカテーテル配置
心内に3本の電極カテーテルが挿入されている．20極のHaloカテーテルが三尖弁輪（TA）から冠動脈洞（CS）に挿入されている．また右室（RV）にもカテーテルが挿入されており，近位部ではHis束電位を記録できるようになっている．もう一本はアブレーションカテーテルで下大静脈から右房を通り右室に挿入されている．

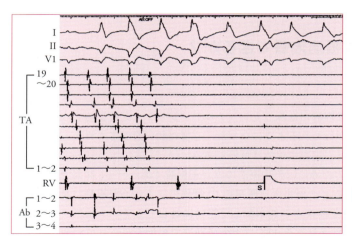

図3 通電による心房粗動の停止
体表心電図が体動によるノイズで分かりづらいが，通電によりリエントリー回路がブロックされ心房粗動は停止している．

す．アブレーションは心房粗動中あるいは冠静脈入口部からのペーシング下で行う．有効な通電で図3に示すように不整脈が停止するが，これで治療が終了したわけではなく，ペーシングによる峡部での両方向性ブロックを確認のうえで治療は成功したとされる．このような方法で通常型心房粗動のカテーテルアブレーションは施行され，多くの症例で根治を得ている．

文献

1) Hohnloser SH, et al. Am J Cardiol 1992 ; 70 : 3A-9A
2) Ellenbogen KA, et al. Am J Cardiol 1996 ; 78(8A) : 42-45

（髙月誠司，中嶋一晶）

7章 発作性上室頻拍

Q48 発作性上室頻拍の診断名の由来と定義は？

A-1 症状と心電図の特徴に由来している

　上室頻拍は刺激伝導系において脚よりも上部，すなわち洞結節，心房，房室結節，ヒス束のいずれかが頻拍の発生，維持に不可欠な不整脈の総称である（図1）．

　そのうち頻拍の出現が発作性であるものを発作性上室頻拍（paroxysmal supraventricular tachycardia：PSVT）という．本来心電図の波形から不整脈診断がなされるべきという観点からは，臨床的に不整脈発現様式を名前に冠するのは不適切であるかもしれない．この不整脈の大半がリエントリーを機序としており，その場合頻拍は発作性に開始するので"発作性"上室頻拍の名称になったと思われる．

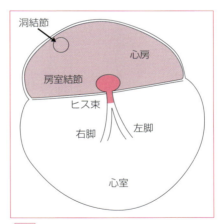

図1 上質頻拍の発生・維持に必要な部位

（平尾見三）

Q49 心電図上のP波から発作性上室頻拍の機序は推定できるか？

A-1 P波の位置から推定可能である

　ある程度は推定可能である．頻脈の機序としては，リエントリー（reentry）性と局所起源性（focal）があり，後者は異常自動能によるものとマイクロリエントリーによるに分類される．

　機序を含めて，narrow QRS頻拍を臨床電気生理学的に細分すると図1のようになるが，1枚の心電図の読影だけでは診断困難なものもある．

　実際の心電図を図2に示す．46歳女性で房室結節リエントリー性頻拍例である．動悸中はnarrow QRS頻拍であり自然停止後に，洞調律が1拍出現している．V1誘導QRS波形に注目すると，頻拍中に存在したrSr'波形が停止後にはrS波形となり，r'成分のみが消失している．以上より，頻拍中のr'は逆行性P波とみなすことができ，頻拍機序として房室結節リエントリー性頻拍が推定される．

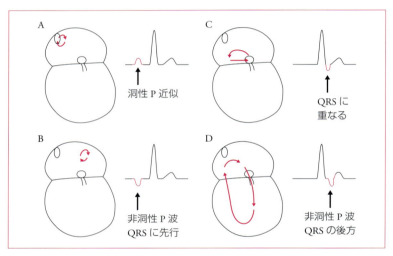

図1 各頻拍のP波の特徴
A：洞結節リエントリー性頻拍，B：心房頻拍，C：房室結節リエントリー性頻拍（通常型），D：房室リエントリー性頻拍

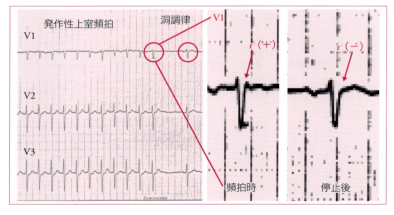

図2 房室結節リエントリー性頻拍

（平尾見三）

Q50 自覚症状から発作性上室頻拍の存在が疑われたときにはどうすれば診断可能か？

A -1 動悸発作時の心電図を記録する

自覚症状としては突然動悸発作を感じ，その動悸は突然停止するのが特徴である．一瞬の前屈を契機に開始することがあり，息こらえ（Valsalva 手技）で停止することがある．このように始まりと停止が急である sudden onset/sudden termination 型はリエントリー性が機序である．なぜ，このように急な症状の開始/停止になるかは下の心電図で実感できる．

図1 は WPW 症候群のホルター心電図で，当然の動悸発作を感じたときの心電図記録である．最初の5拍は洞調律で PR 時間が短縮し，デルタ波を伴う QRS は幅が広い．5拍目の T 波の前半部に，↓のように心房期外収縮が出現し，それに続く QRS は幅の狭い正常 QRS となっており，発作性上室頻拍と診断できる．

上記のようなリエントリー性頻拍の心拍数をグラフ化すると下図のようになる．発作性上室頻拍（図 2A）では立ち上がりと，下りが急峻である．自動能亢進が頻拍の原因の場合は，このような動悸の明確な開始停止は不明瞭となる（図 2B）．ちなみに，心房期外収縮の連発が頻回に起こ

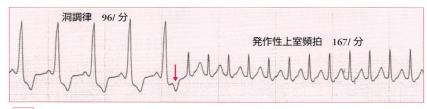

図1 WPW 症候群における頻拍の開始

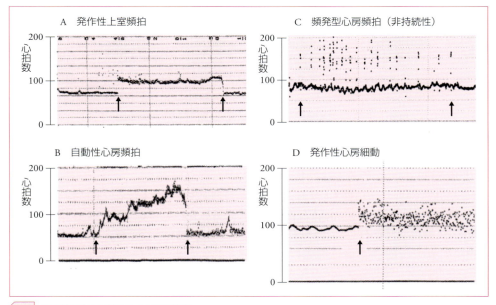

図2 各種頻脈の心拍トレンドの特徴

ると図2Cのグラフに，発作性心房細動では図2Dのように急な開始になるが，脈拍数がばらばらの絶対性不整脈であり，時に動悸とは感じない場合もある．

動悸の程度，随伴症状としての胸部違和感，呼吸困難感，胸痛，めまいなどが典型的症状であるが，心拍数に依存する．すなわち，心拍数が200/分近いとより重篤な症状になりやすく，100/分より少し早い程度なら軽症状である．また，同じ心拍数ならば本頻拍のほうがwide QRS頻拍より血行動態は良好である．

この頻拍は通常は数日間にわたって持続するのではなく，個人差があるが突発的に出現し数分間〜数時間持続する．頻拍時の心電図記録が診断確定には不可欠であるので，なんとかして発作時心電図を記録する．毎日のように動悸発作があれば，24時間ホルター心電図が有用である．動悸が時間単位で持続するのであれば，動悸が起こったら速やかに来院してもらい心電図記録を行うことをすすめる．上記症状が典型的で，治療としてカテーテルアブレーションを前提とするならば，頻拍の心電図がなくとも心臓電気生理検査を行い，心臓へのプログラム電気刺激によって頻拍を人工的に誘発し，確定診断する方法がある．

（平尾見三）

Q51 房室結節リエントリー性頻拍とは何か？

A-1 房室結節二重伝導路とジャンプ現象

房室結節リエントリー性頻拍(atrioventricular nodal reentrant tachycardia：AVNRT)とは，房室結節内部の伝導能の異なる二つの伝導路(房室結節二重伝導路)の間を興奮旋回するリエントリーである．房室結節二重伝導路は，伝導時間が短いが不応期の長い伝導路(fast pathwayまたは速伝導路)と伝導時間が長いが不応期の短い伝導路(slow pathwayまたは遅伝導路)からなり，興奮間隔の長いときには心房興奮は伝導時間の短いfast pathwayを経由してヒス束から心室へ伝導している(図1A左)．興奮間隔が短くなるとfast pathwayが不応期による伝導ブロックを生じ，心房興奮は不応期のより短いslow pathwayを経由してヒス束・心室へ伝導するようになる(図1A右)．Fast pathwayとslow pathwayの伝導時間の差は，心臓電気生理検査における房室伝導時間の突然の延長(ジャンプ現象)として観察される．一般に，心房期外刺激時に刺激連結間隔(S_1S_2)を10 msec短縮した際に心房からヒス束までの伝導時間(A_2H_2時間)が50 msec以上延長した場合に，房室結節二重伝導路が存在するとされる(図2)．

A-2 房室結節リエントリー性頻拍とは

興奮がslow pathwayを伝導する際に，その伝導時間が十分に長く，この間にfast pathwayが不応期から回復すると，slow pathwayを伝導してきた興奮はfast pathwayを逆行性(心室から心房方向)に伝導して心房を興奮させる．さらに，この時にslow pathwayが不応期より回復していれば，fast pathwayを逆行してきた興奮は再びslow pathwayを順行性(心房から心室方向)に伝導することが可能となり，この繰り返しにより房室結節リエントリー性頻拍を生ずる(図1B，図2B)．一般に，slow pathwayを順行性に，fast pathwayを逆行性に旋回するタイプをslow/fast型AVNRT(通常型AVNRT)，これとは逆にfast pathwayを順行性に，slow pathwayを逆行性に旋回するタイプを

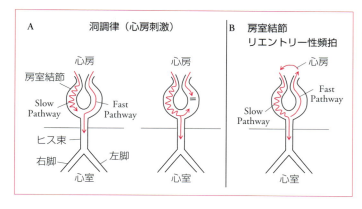

図1 房室結節二重伝導路と房室結節リエントリー性頻拍

A：興奮間隔が長いときには心房興奮は fast pathway を経由してヒス束へ伝導している（左）．興奮間隔が短くなると，fast pathway 内で伝導ブロックが起こるため心房興奮は slow pathway を経由してヒス束へ伝導するようになる（右）．

B：Fast pathway が不応期から回復していると，slow pathway からの興奮は fast pathway を逆行性に心房方向へ伝導し，さらに心房から slow pathway を順行性にヒス束方向へ興奮旋回が続き，房室結節リエントリー性頻拍となる．

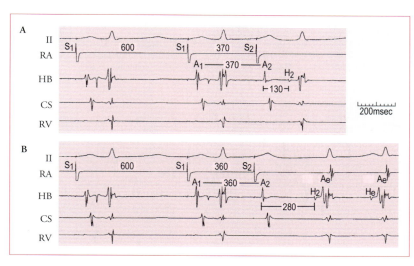

図2 房室伝導のジャンプ現象と房室結節リエントリー性頻拍の誘発

右房から 600 msec の基本周期中に期外刺激の連結期を 370 msec（A）から 360 msec（B）へ 10 msec 短縮すると，AH 間隔は 130 msec から 280 msec へ 150 msec 延長している（ジャンプ現象）．さらに心室波に重なって心房エコー波（Ae）が出現し，頻拍が誘発されている．

fast/slow 型 AVNRT（稀有型 AVNRT）とよぶが，この他に slow pathway が複数存在して slow pathway 間を興奮が旋回するタイプがあり，slow/slow 型 AVNRT とよばれている．

（大友建一郎）

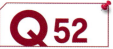

房室リエントリー性頻拍の回路は？

A-1 早期興奮症候群と房室リエントリー性頻拍

WPW 症候群などの早期興奮症候群では心房 - 心室間に房室結節以外の副伝導路が存在する．副伝導路は房室結節と異なり伝導遅延を認めないため，洞調律・心房刺激時には副伝導路経由の興奮が房室結節経由の興奮よりも早期に心室に到達し，これが 12 誘導心電図での PR 間隔短縮・デルタ波出現などの所見として認められる（図1A 左）．一方，副伝導路の不応期は房室結節の不応期よりも長いことが多いため，心房興奮周期が短縮すると副伝導路内で伝導ブロックが生

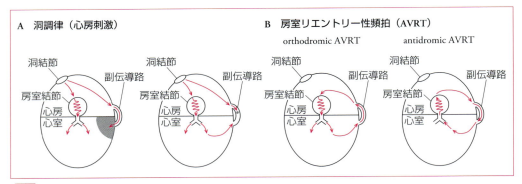

図1 早期興奮症候群と房室リエントリー性頻拍

A：洞調律（心房刺激）時には，心房興奮は房室結節と副伝導路の両方を伝導するが，副伝導路では伝導遅延を認めないため，心室の一部（灰色部分）は副伝導路経由で興奮し，これは12誘導心電図でのPR間隔短縮・デルタ波に相当する（左）．心房興奮周期が短縮すると副伝導路内で伝導ブロックが生じ，心室早期興奮所見は消失する．房室結節からの心室興奮は，心房興奮による副伝導路の不応期のため心房へ逆伝導することはない（右）．
B：房室結節伝導が十分に遅れると，副伝導路が不応期から回復するため心室興奮は副伝導路を逆行性に心房へ伝導し，さらに心房から房室結節を順行性に心室へ興奮することにより房室リエントリー性頻拍を生じる（orthodromic AVRT）．約5％の房室リエントリー性頻拍では副伝導路を順行性に，房室結節を逆行性に興奮旋回する（antidromic AVRT）．

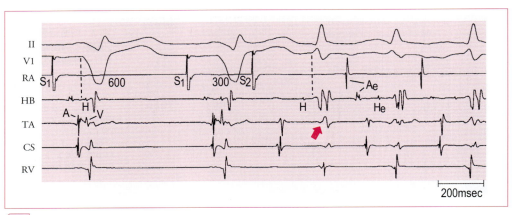

図2 心房期外刺激による房室リエントリー性頻拍の誘発

右房からの周期600 msecの基本刺激時（S₁）には，体表心電図においてデルタ波を認め，ヒス波（H）はデルタ波に遅れて記録され，三尖弁輪側壁（TA）において心室早期興奮（V）を認める．連結期300 msecの期外刺激（S₂）を加えたところ，三尖弁輪側壁での心室興奮の遅れ（↑）とともにデルタ波消失，HV間隔の正常化を認め，副伝導路の伝導ブロックと考えられる．ひき続いて右房（RA）を最早期とする心房エコー波（Ae）を認め，頻拍に移行している．

じ心室は房室結節経由のみで興奮するようになり，PR間隔は正常化しデルタ波は消失する（図2）．このとき房室結節経由の心室興奮は副伝導路の心室付着部に到達するが，通常は心房興奮が副伝導路内に残した不応期のために心房へ逆伝導することはない（図1A右）．しかし房室結節で十分に伝導遅延が生じると副伝導路が不応期から回復するため，房室結節からの心室興奮が副伝導路を逆行性（心室から心房方向）に伝導することが可能となり，さらに心房から房室結節を順行性（心房から心室方向）に伝導すると，心室→副伝導路→心房→房室結節→心室という興奮旋回路が形成され頻拍発作となる（図1B左）．これを房室リエントリー性頻拍（atrioventricular reentrant tachycardia：AVRT）とよぶ（図2）．

また，副伝導路の中には心室から心房方向への逆行性伝導のみを呈する場合があり，この場合には房室リエントリー性頻拍を生じうるが12誘導心電図上の心室早期興奮の所見は認められな

い．このような症例は潜在性 WPW 症候群とよばれる．

A-2 房室リエントリー性頻拍の回路

　ほとんどの房室リエントリー性頻拍では，前述のように興奮が房室結節を順行性（心房から心室方向）に，副伝導路を逆行性（心室から心房方向）に旋回する．房室結節を順行性に伝導することから orthodromic AVRT とよばれ（図 1B 左），QRS 波形は洞調律と同様の narrow QRS 波形を呈する（図 2）．一方で，房室リエントリー性頻拍の約 5％では，興奮が房室結節を逆行性（心室から心房方向）に，副伝導路を順行性（心房から心室方向）に旋回し，antidromic AVRT とよばれる（図 1B 右）．心室は副伝導路経由で興奮するため，QRS 波形はデルタ波が最大となった wide QRS 波形を呈する．この他に，ごくまれに副伝導路が複数存在し，興奮が心房→副伝導路→心室→副伝導路→心房と旋回するタイプの房室リエントリー性頻拍もみられる．

（大友建一郎）

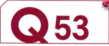

Q53 いわゆる long RP 頻拍の心電図の特徴は？三つの鑑別すべき不整脈とは何か？

A-1 Long RP 頻拍の心電図の特徴

　P 波が QRS 波から離れて出現し，なおかつ，RP 間隔＞PR 間隔の頻拍を Long RP 頻拍という．頻度が多いのは図 1 に示すように P 波が II，III および aVF 誘導で陰性の頻拍で，機序としては後述するように①非通常型房室結節リエントリー性頻拍，② Koch 三角近傍に再早期興奮部位を認める異所性心房頻拍あるいは心房内リエントリー性頻拍，③中隔に室房伝導の遅い副伝導路（slow Kent 束）を認める房室リエントリー性頻拍の三つの鑑別すべき不整脈がある．他に P 波形が洞調律時と類似する洞結節リエントリー性頻拍や II，III および aVF 誘導で P 波高が高いと上大静脈起源の心房頻拍の可能性が高い．実際は T 波と重なり正確な P 波形の評価が困難なことも多いが，波形の評価は心房頻拍の起源や房室結節とかかわる心房頻拍やリエントリー性頻拍の予測に重要である．

A-2 三つの鑑別すべき不整脈とは何か？

> ①非通常型房室結節リエントリー性頻拍（fast-slow 型 AVNRT）
> ②心房頻拍（異所性あるいは心房内リエントリー性）
> ③ Slow Kent 束を介する順方向性房室リエントリー性頻拍 / 永続性接合部回帰性頻拍（PJRT）

1）心房頻拍（②）か心房と心室のかかわるリエントリー性頻拍（①あるいは③）の鑑別

　あらゆる条件で室房伝導がなければ心房頻拍，室房伝導があっても心房内逆行性伝導パターンと頻拍時の心房内伝導パターンが異なれば，やはり心房頻拍と診断できる．また，心室刺激による頻拍の開始時に興奮順序が心室－心房－心房－心室であれば心房頻拍といえる．しかし，Koch 三角近傍起源の心房頻拍とこの付近の逆伝導を介して生じるリエントリー性頻拍との鑑別には，室房伝導の低下などもあると上記の所見では鑑別困難なこともある．その場合は Differential atrial overdrive pacing が有用である[1]．頻拍中に異なる心房部位から頻拍周期より 10 ～

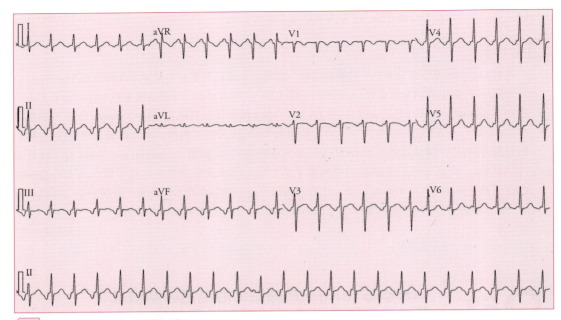

図1 Long RP 頻拍の 12 誘導心電図

30 msec 短い周期で高頻度ペーシングを行い，最後のペーシングによる心室波とそれに続くはじめの心房波との間隔を測定する．この間隔の差が 14 msec 未満であれば，VA linking ありと判断できるので①あるいは③と診断できる．

2) ①非通常型房室結節リエントリー性頻拍（①）と PJRT（③）の鑑別

傍ヒス束ペーシングを心室筋のみを捕捉する低出力と刺激伝導系をも捕捉する高出力で行い，高出力刺激時の VA 時間が短縮すれば逆行性伝導は房室結節であり，不変であれば副伝導路である[2]．また，頻拍時にヒス束不応期に右室より単発期外刺激を入れ，心房捕捉なしに頻拍が停止すれば PJRT と診断できる．図1 に示した症例では頻拍中に心室刺激を加えてもリセット現象や停止を認めず fast-slow 型房室結節リエントリー性頻拍と診断した．PJRT 以外の副伝導路が房室結節近傍にない slow Kent 束を介する順方向性房室リエントリー性頻拍の場合は逆伝導路の最早期興奮部の同定により診断は比較的容易である．むしろ弁輪部起源の心房頻拍との鑑別を要し，前述した VA linking の有無をみることは重要である．

文献

1) Maruyama M, et al. J Cardiovasc Electrophysiol 2007；18：1127-1133
2) Hirao K, et al. Circulation 1996；94：1027-1035

（新田順一）

8章　心房細動

Q54　心房細動の心電図診断のコツは？

A -1 波形，波高が一定でない細動波の存在を認識する

　心房細動の基本的な心電図所見では，①洞調律の心房波を認めず，②心房細動波f波（心房粗動のF波と区別するために心房細動波は小文字のfを用いる）を認め，③すべてのRR間隔が不整を示す．f波はff間隔が350～600/分であり，細かい（fine）ものから粗い（coarse）ものまで様々であり（図1，2），一般にf波は持続の長い心房細動で心房拡大があるとfineで電位高も平坦になり，わかりにくくなる．

　一方，f波の粗いものは，発作性心房細動や経過の短いもので認められることが多い．粗いものは，RR間隔が短く，RRの変動が少ない場合もあるので粗動との鑑別が必要である．長時間心電図を記録すると，これらの問題点が明らかになる場合もある．また，ATPを投与することで，f波が明瞭になる場合もある．右側胸部誘導（V1，V2）では，心房に近接しているためにf波は明瞭になり，II，III，aVFでも左房の電位が反映され，明らかになる場合がある（図3）．f波

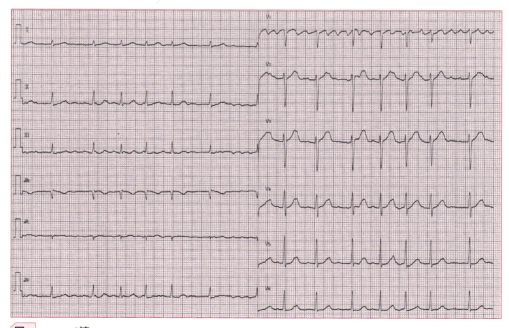

図1 coarse f波
coarse afであり，RR間隔は比較的長い部分と短い部分があり，長いところでは粗いf波がみられる．

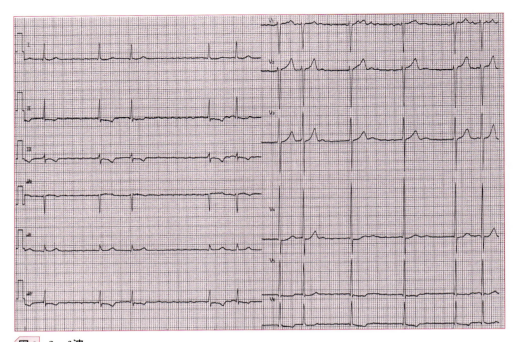

図2 fine f 波

fine af 例で, f 波は V1 で認識可能であるが他の誘導では不明瞭である.

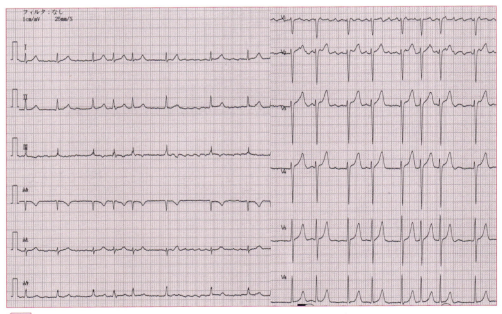

図3 誘導による f 波の違い

f 波は V1, V2 で明瞭に認められ, 肢誘導では, II, III, AVF で判別可能である.

は 500/ 分以上の頻度で認められて, 実際の心房は収縮とかけ離れた, ふるえている状態である. RR 間隔は房室結節の伝導に依存して決定され, 不顕性伝導の程度が時時刻刻と変化するので, すべての RR 間隔が不整となり絶対性不整脈とよばれる. WPW 症候群では, 心房細動を合

併すると突然死に至る場合があるので，心房細動の診断は重要である．この場合は，wide QRS 頻拍を呈し，頻拍レートが速く心室頻拍との鑑別が必要となり，偽性心室頻拍ともよばれる．心臓突然死の危険群は RR 間隔が 220 msec 以下のものを指す．心房細動時に，wide QRS 波形が出現すると，心室性期外収縮あるいは変行伝導との区別が必要となる．変行伝導の場合，種々の程度の変形を伴う QRS 波形で，先行 RR 間隔が長いほど，また連結期が短いほど変形が強くなる特徴を有する．

〈小林洋一〉

Q55 心房細動時の心室応答はどこで規定されるのか？

A-1 房室結節（ただし，WPW 症候群は除く）

心房細動時の心室応答はおもに房室結節の伝導に依存する．房室結節の伝導の程度は房室結節の不応期に依存する．心房細動時には，房室結節に種々の程度の不顕性伝導が生じるため種々の心室応答が出現する．房室結節の不顕性伝導は ff 間隔が関与し，細かい f 波（fine）よりも，粗い（coarse）ほうが，RR 間隔は短くなる（図 1）．房室結節に二重伝導路がある場合には，心室応答はおもに速伝導路の不応期に依存する．また，長時間心電図で RR 間隔が二峰性になるという報告もある．

一方，WPW 症候群などの副伝導路例では，房室結節の伝導が良好な場合には，副伝導路に逆行不顕性伝導が生じ，逆の場合には房室結節に不顕性伝導を生じて，心室応答に影響を与える．

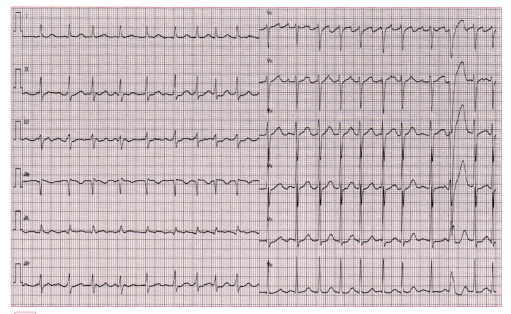

図 1 RR 間隔と ff 間隔
coarse af であり，RR 間隔は短い．比較的規則的になっている．

つまり，WPW症候群の心房細動例には，房室結節を抑制する薬物は禁忌となっているのはこのためである．また，運動などの交感神経の緊張度合いによっても房室伝導の不応期が変化し，心室応答が変化する．WPW症候群では，心房細動を合併すると突然死に至る場合があるので，心房細動の診断は重要である（**Q54**参照）．房室結節の伝導性を知るには，発作性心房細動の場合には，心臓電気生理学的検査を施行する．

（小林洋一）

Q56 心房細動で心室ペースメーカを植込む適応は？

A-1 持続性心房細動で徐脈を呈する場合

徐脈に伴う失神，めまい，あるいは心不全症状を呈する場合はクラスIの適応となる．また症状との関連が明確でない場合は，クラスIIとなる．この場合は，有症状であることが条件であり，徐脈との関連を確認することが必要である．また，心電図上では，40/分以下の徐脈あるいは3秒以上の心停止が目安となる（図1）．5秒以上心停止がみられる場合は，多くの場合適応となる．

A-2 徐脈頻脈症候群の場合

徐脈頻脈症候群の場合は，心房細動停止後心停止の長いもので有症状のものはクラスIの適応となるが，頻拍のコントロールに薬物が不可欠の場合には，心停止時間が長くなるのでクラスIIの適応となる．

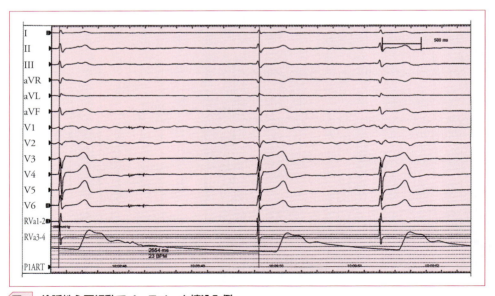

図1 徐脈性心房細動でペースメーカ植込み例
78歳男性，心拍数は40/分以下でRRは最長2,554 ms で，めまいを訴えていた．

A-3 レートコントロール不能例で，房室接合部アブレーション施行例の場合

重篤な有症状，頻拍性心機能低下例，薬物によるレートコントロール不能例，心房細動のカテーテルアブレーション不成功例には，カテーテルアブレーションにより房室ブロック作成後に心室ペースメーカを植込む．

（小林洋一）

Q57 心房細動による徐脈頻脈症候群はどんな心電図になるか？

A-1 心房細動が停止し，その後に洞停止が出現する

発作性心房細動停止後に長時間洞調律が回復しない場合に徐脈頻脈症候群とよぶ．この場合には，頻拍停止後，直ちに心停止のくるものや，停止後2拍目以降に長い心停止がくるものもある．心房細動後の長時間心停止が心電図で確認することができない場合は，後述するように，心臓電気生理検査で心房頻回刺激を行い，洞結節回復時間を観察することが重要である（図1）．また，心房細動後の心拍再開が下部調律の場合もあるので診断には注意が必要である（図2, 3）．心房細動の持続が長い場合に，停止時間は長くなる傾向がある．洞不全症候群の洞結節細胞は減少しており，高齢者は徐々に細胞減少を認める．心房細動自体も高齢で生じやすくなるので，当

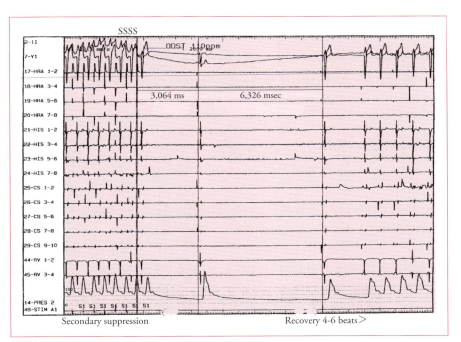

図1 心房頻回刺激後の停止後の洞停止
54歳女性．心臓電気生理検査で190/分の心房頻回刺激を30秒行い，刺激停止後，最初の1拍は比較的早く波形の異なる異所性補充収縮が出現し，長いpauseが出現後に洞結節起源のP波を認めている．
ODST：overdrive suppression test

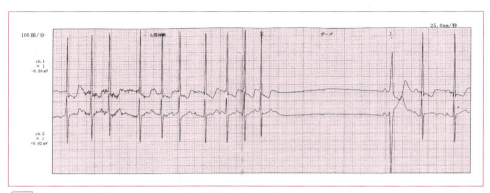

図2 ホルター心電図で認められた心房細動停止後の洞停止
図1と同症例であるが，心房細動後の1拍目は洞調律とQRS波形が異なり，P波形も異なり，PQ間隔も短いので下部からの補充収縮と考えられる．

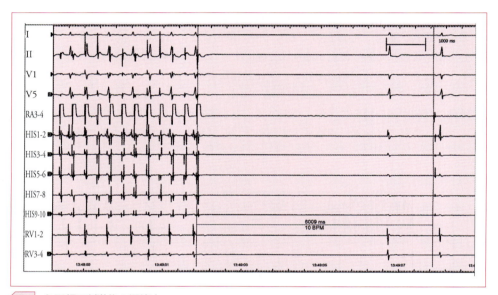

図3 心房頻回刺激後の洞停止
48歳女性，心臓電気生理検査で190/分の心房頻回刺激を30秒行い，刺激停止後，最初の洞調律起源の心房波は6,009 ms後であり，最初の1拍は下部補充収縮である．この時前失神を認めた．

然高齢者の有病率は高くなる．機序としては，洞結節細胞の減少と機能低下による洞停止によるものと，洞結節周囲の線維化により洞結節からの刺激が周囲でブロックされ，洞房ブロックを生じ心停止が起こる場合がある．それらを明らかにするには，心臓電気生理学的検査が有用である．心房頻回刺激で刺激後の洞調律回復時間を測定すると診断できる．しかし，刺激頻度に応じて，低刺激頻度で洞調律の回復時間が長いものから，高刺激頻度で長いものまで様々である(**図1，2**)．これは，刺激が洞結節に至るまでには，洞周囲組織の伝導性が関与するためと考えられる．

（小林洋一）

Q58 心房細動発作の発生を予防する治療法は？

A-1 心房細動の発症を予防する一次予防と，再発を予防する二次予防がある（表1）

1）一次予防について

・心房細動のアップストリームとは？

　心房細動の基質の形成には，遺伝素因，基礎疾患，加齢，生活習慣，環境ストレス等が関与し，心房細動の上流（アップストリーム）に位置しているとされる．おもな基礎疾患を表2に示す．

・アップストリームに対する介入

　これらの基礎疾患や生活習慣には介入可能なものが多く，これらを管理することで，心房細動発症が抑制されることが期待される．これらの基礎的な病態を包括的に管理することは，アップストリーム治療とよばれる．これらは，心房細動のみならず，動脈硬化，心筋梗塞，脳梗塞，うっ血性心不全などの危険因子でもあり，心房細動の発症予防を意識するしないにかかわらず，管理を要する病態である．これらの管理をしっかりと行うことで，心房細動の発症が減る可能性がある．

・RAS系阻害薬による心房細動の一次予防

　これらの管理の中でも，心不全は心房細動発症リスクが高い（オッズ比で4～6倍）ため，高血圧は，リスクは低い（オッズ比で1.5倍程度）ものの患者数が多い（わが国で800万人）ため，心房細動の発症への寄与が大きい．これらの因子による心房細動発症にはRAS系の活性化が関与していると考えられるため，これらの予防にはアンジオテンシン変換酵素（angiotensin converting enzyme：ACE）阻害薬，アンジオテンシンII受容体拮抗薬（angiotensin II receptor blocker：ARB）等のRAS系の阻害薬が好ましいと考えられる．高血圧や心不全を有する患者に対する大規模無作為試験におけるad hoc解析では，これらの薬剤で心房細動の新規発症が16～78％も減少していた．ただし，これらの危険因子を有さない患者に対する有効性はいまだ不明である．

表1 心房細動の一次予防と二次予防のまとめ

一次予防	◎	心房細動リスクの包括的マネージメントによるアップストリーム治療
	○	心不全・高血圧患者におけるRAS系阻害薬
二次予防	◎	心房細動リスクの包括的マネージメントによるアップストリーム治療
	○	抗不整脈薬投与
	○	カテーテルアブレーション
	×	ARB投与，スタチン投与，魚油（EPA等）投与

◎：行うべき治療，○：考慮すべき治療，×：効果が否定的な治療

表2 心房細動のアップストリーム一覧

基礎疾患	高血圧
	糖尿病
	心肥大
	うっ血性心不全
	心臓弁膜症
	メタボリックシンドローム
	肥満
	睡眠時無呼吸症
	COPD
	慢性腎臓病
	甲状腺機能異常
生活習慣	飲酒
	喫煙
	過度のストレス

2) 二次予防について

心房細動の再発予防（二次予防）には，アップストリーム治療と抗不整脈薬治療がある．

・アップストリーム治療

一次予防と同様に，心房細動発症の危険因子に介入することで心房細動の発作が減ることが期待される．特に，ARB投与は期待された方法であったが，複数の多施設共同無作為化前向き試験（GISSI-AF，J-RHYTHM II，ANTIPAF）のいずれでも，心房細動の再発の減少はなかった．「RAS系阻害薬による心房細動二次予防効果ない」のが結論である．ほかにも，スタチン，魚油（エイコサペンタエン酸等）も期待された薬剤であったが，前向き試験ではその有効性は示されていない．

一方でJ-RHYTHM II試験において，ARB群とカルシウム拮抗薬群の比較では心房細動発作の頻度に差はなかったが，両群ともに投与前より発作頻度が減少していた．降圧薬の種類にかかわらず，降圧自体が心房細動を抑制したといえる．一次予防と同様に，心房細動リスクの包括的管理が二次予防や病状の進行には適切であると考えられる．また，心房細動のリスクと，血栓塞栓症のリスクは似ていることもあり，心房細動患者では特に厳密な管理が要求される．

・抗不整脈薬

抗不整脈薬は予後を改善するデータはなく，むしろ予後を悪くするリスクとなりうる．さらに，有効性は50%程度であるとされている．しかし，効果があった場合は患者満足度が強く，リズムコントロールの第一選択とすべき治療である．抗不整脈薬が効くかを投与前に予測するのはむずかしく，ある程度，トライアンドエラーのところがある．しかし，心房細動の起こり方によって，以下のような使い分けをすることで，ある程度は有効性・安全性を上げることができる．

① おもに夜間や朝方に起こる（夜間発症型）：副交感神経が関与しているため，M（ムスカリン）2受容体拮抗作用を有するシベノール®（もしくはリスモダン®）を使用する．飲酒後に好発する場合も副交感神経の関与が疑われる場合があり，時に奏効を示す．

② おもに昼間に起こる（日中発症型）：また，おもに交感神経が関与しているといわれており，β遮断薬（メインテート®，テノーミン®等）の併用を考慮する．Naチャネル遮断薬の中ではプロノン®がβ遮断作用を有する．サンリズム®が有効との報告がある．

③ 運動時や興奮時に起こる：交感神経興奮が関与しているため，β遮断薬を選択する．

④ 心不全患者に合併した場合：Naチャネル遮断薬は心不全を増悪させるリスクがあり，アミオダロンの投与が選択される．逆にアミオダロンは心不全もしくは肥大型心筋症がある場合しか保険適応が取れていない．

⑤ 洞調律中に期外収縮を多く認める場合：タンボコール®が奏効する症例があり，筆者はよく用いている．

抗不整脈薬治療は，予後を改善する治療ではなく，生活の質（QOL）を改善するための治療である．致死的心室性不整脈の合併，徐脈の合併，心不全の合併等により，予後を悪くしうる治療であることを常に念頭において治療にあたらなくてはならない．使用に際しては，腎機能や肝機能，年齢や体格を考慮して，「安全第一」の方針で抗不整脈薬治療にあたりたい．発作予防の治療法として広義にはカテーテルアブレーションもあるが，これはQ68に譲りたい．

（井上耕一）

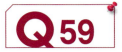心房細動を停止させる治療法は？

A-1 おもな停止方法には，薬理学的除細動，電気的除細動がある

抗不整脈薬投与もしくは直流電流除細動により停止をめざすことができる．しかし，一般論としては，リズムコントロールもレートコントロールも予後に違いはない．停止方法を考えるより先に，停止させる適応があるか否かを考える．

A-2 まず，停止させるべきか否かをよく考える

心房細動を停止させることは，症状，塞栓症の予防，心不全の予防，症状の点でメリットのある治療ではあるが，洞調律化後，細動であった左心耳が収縮したときに血栓が遊離するともいわれており，停止させること自体が塞栓症のリスクである．まずは停止をさせるべきかを慎重に判断することが重要となる．血行動態が安定しており，持続性時間が 48 時間以上で，有効な抗凝固療法が 3 週間以上行われていない場合は，あわてて除細動を行わないほうがよい．その場合の選択肢は，①経食道心エコーで血栓を否定してから除細動，②3 週間以上の有効かつ十分な抗凝固療法を行った後に除細動，③レートコントロール，となる．緊急性や患者背景等を考えてどの方針を取るかを判断する．

A-3 薬理学的除細動はまず考慮すべき方法

薬理学的除細動は，通常 Na チャネル遮断薬を投与することで行われる．器質的心疾患を有する症例では合併症のリスクもあるため，薬物投与が適当か否かを特に慎重に判断する．施行する場合でも，過量の投与とならないように注意する．

1） 発作性心房細動の場合

薬剤による効果が相対的に高いため，薬理学的除細動が試みられることが多い．内服で停止を試みる場合は，経口単回投与(Pill in the pocket)が行われる．救急受診された場合は，おもに静脈内投与が行われる．第一選択薬としては，ピルシカイニド，シベンゾリン，プロパフェノン，ジソピラミド，フレカイニドがあげられている(Ref，ガイドライン)．使ったことがあり安全性と有効性が確認された薬剤を用いることが基本である．

2） 持続性心房細動の場合

レートコントロールが基本であり，薬理学的除細動の効果は低いが，中には Na チャネル遮断薬が有効な症例もある．特にトリガータイプの場合は有効である印象を筆者はもっている．一般的には K チャネル遮断作用を有するベプリジルが推奨される．この薬剤は停止効果が高いものの，QT 延長から致死的不整脈を起こしやすいという指摘もあり，容量には注意を要する．筆者はベプリジルを 100 mg/ 日までの投与としている．アプリンジンを併用すると成績がよくなるとの報告もあるが，そこまで強く薬剤コントロールをするくらいならばアブレーションという選択肢がよいと考える．

3） 薬理的除細動の注意点

抗不整脈薬治療は安全第一であり，心房粗動化(心拍数が著しく上昇する危険)，洞不全(心房細動停止後の洞停止等)，心不全(陰性変力作用があり，頻拍による心筋の疲弊やワソラン®やβ遮断薬と併用も要考慮)，QT 延長や Brugada 型心電図の顕在化・増悪(致死的心室性不整脈の原

因)に細心の注意を払いながら行うこと.

A-4 電気的除細動は効果の高い方法

直流電流で行う,最も迅速で,かつ最も有効性が高い方法である.

1) 適応

①心房細動により血行動態が破綻している場合(著しい頻拍や偽性心室頻拍,心機能が不良な場合),②器質的心疾患(肥大心,不全心,虚血心や徐脈)がありリスクの観点で薬理的除細動が好ましくない場合,③薬理的除細動が無効であった場合,④患者が希望した場合である.除細動率が高く,血栓があった場合は洞調律化後の全身性血栓塞栓症のリスクも高い.このため,「除細動を行うべきかの判断」と「左心耳血栓の除外」が重要となる.持続が48時間以上で,抗凝固が未施行で血栓の存在が除外されていない症例での直流除細動は,ガイドラインでも禁忌である.

2) 手順

バルビツレートやプロポフォール等による麻酔後に,呼吸管理をしっかりと行いながら,QRS同期下で直流除細動を行う.停止しない場合は,より高い通電エネルギーで再施行する.電気的除細動は不整脈を停止させるのみであり,再発予防の効果はない.すぐに再発する症例には,残念ながら無効である.高ジュールで除細動した場合は通電部位に,やけどができるため,ステロイドクリーム等を塗布する.

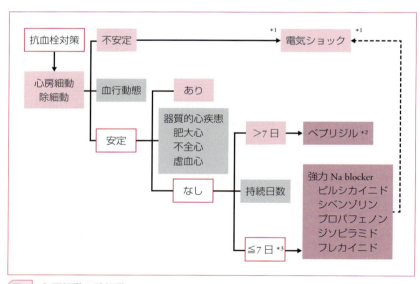

図1 心房細動の除細動

点線は考慮を要する部分.Na blocker:Naチャネル遮断薬.
* 1:以下の場合に海外ではアミオダロン投与も選択肢に含まれるが,わが国の保険適応に抵触する可能性がある.
  ①器質的心疾患例で薬理学的除細動を試みる場合.
  ②電気的除細動成功率を上げ,また除細動後の再発予防を目指す場合.
* 2:単剤で無効時にはベプリジルとアプリンジンや他のⅠc群薬の併用が奏効することがある.
  またアプリンジン単独でも有効なことがある.
* 3:有効性と血栓塞栓症合併を減らす観点からは48時間以上にならないことが望ましい.

(井上耕一)

Q60 Pill in the pocket とは？ その注意点は？

A-1 Pill in the pocket とは発作停止を目的とした単回経口抗不整脈薬投与である

抗不整脈を持ち歩き，心房細動発作が起こったときに患者の判断で薬剤を頓用して，不整脈の早期停止を促す方法である．発作の早期停止と救急外来の受診回避が得られる．

「心房細動発作がまれであり，予防薬を常用するのがはばかられる場合」や，「症状が強く一刻も早く停止させることが望ましい場合」などに行われる．

A-2 Pill in the pocket には Na チャネル遮断薬を用いる

よく用いられる薬剤としては，サンリズム®，タンボコール®，プロノン®，シベノール®などの Na チャネル遮断薬があり，標準的な単回経口投与量は 100 mg である．年齢，体格，腎機能で適時減量を行う．わが国では特にサンリズムがよく用いられているが，腸管からの吸収が速やかで血中濃度到達時間が短いため効果が期待できる点，半減期が短いため蓄積しにくい点がこの用い方に適していると考えられている．サンリズムの場合は服用後 90 分で約 50% の心房細動停止効果があるといわれている．

A-3 Pill in the pocket では合併症に特に注意を要する

多めの抗不整脈薬を非監視下で服用するため，合併症が「まず起こらない」と考えられる範囲での適応でなくてはならない．

一般的な副作用としては，表1のようなものがある．

A-4 Pill in the pocket の導入の手順

① **患者選択**：基礎心疾患のない患者に限る．特に洞不全患者や心不全患者は合併症のリスクが高いため推奨されない．また，不整脈の自己診断が可能で，かつ効果がなくても不用意に追加服用しないことを理解できる患者に限る．
② **薬剤選択と容量設定**：効果が確認されている薬剤を用いる．腎機能が悪い場合，サンリズム®は用いにくい．体格や年齢，抗不整脈薬の常用があるかも考慮に入れて 100 mg 以下で容量を設定する．
③ **安全性と効果の確認**：薬剤の効果や副作用が発現するとすれば，投与後 2 時間以内がほとんどである．初回単回投与後は 2 時間程度様子をみる．そして効果が得られているか，上記のような副作用の兆しがないかを確認したうえで，この治療法を行うことを推奨する．

表1 心房細動患者における抗不整脈薬の主な副作用

①	心房細動の粗動化	粗動化すると脈拍数が著しく増加することがある．症状の増悪や失神の原因となる．
②	徐脈	停止した後の洞停止が時に認められ，失神の原因となりうる．特に高齢者で注意を要する．
③	Brugada 型心電図の増悪・顕在化	Na チャネル阻害薬では起こりうる．致死的不整脈の誘因となりうるため，特に男性で注意する．
④	心不全の増悪	陰性変力作用による．心不全患者には特段の注意を要する．
⑤	QT 延長からの致死的心室性不整脈	過量とならないように特に注意を要する．

A-5 ガイドラインでの位置づけ

　JCS2013のガイドラインでは，「選ばれた症例（医師の監視下で同薬による頓服の効果と安全性が確認されているもの）で，速やかに自然停止しない発作性心房細動を停止させる目的でピルシカイニド，フレカイニド，プロパフェノン，またはシベンゾリンを単回で経口投与する（発症後まもない時期に，適切な用量を服薬）」がクラスIIaとなっている．一方で，ジゴキシンやソタロールはクラスIII（禁忌）である．

（井上耕一）

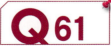
心房細動が持続するようになったら治療はどうするか？

A-1 心房細動が持続するようになる理由

　心房細動は反復性心房興奮として生じるようになってから，次第に飲酒などの条件下で生じる一過性心房細動を経て，いつでも再発して短期間で自然に停止する発作性心房細動へ移行する．そして発作性心房細動を繰り返すうちに自然には停止しない持続性心房細動へ移行していく．このような過程は心房細動による心房のリモデリングとして実験的にも証明されている[1]．定義にもあるように持続性心房細動は，自然に停止することはないが，電気ショックや薬物治療により洞調律へ戻ることができる[2]．およそ75歳未満で，洞調律へ戻ることが可能ならば，その後にカテーテルアブレーションを行うことにより，薬物療法なしで過ごすことが可能になる．したがって，血栓塞栓症の心配もなくなる．

A-2 年齢とカテーテルアブレーションの採否により治療を選択する

　このような観点から，75歳未満で1週間以上持続する心房細動患者を診たら，洞調律へ戻ることが可能かを検討すべきであろう．薬物治療としては抗凝固療法を併用しながら，ベプリジルを投与して数週から数か月で洞調律になるか検討する．発症して1週間未満の心房細動についてはNaチャネル遮断薬が早期に洞調律へ戻す確率が高い．電気ショックで洞調律へ復帰させてもよいが，それまでの心房リモデリングを改善させないままに洞調律へ復帰させても，すぐに心房細動を再発してしまうことが多い．薬物的除細動で洞調律へ回復させて洞調律を維持するほうが，心房リモデリングが改善される可能性がある．特に，ベプリジルには電気的リモデリングを改善する作用があるのではないかと考えられている．除細動までに時間はかかるが，洞調律になれば心房細動の再発が少ないのはこのような作用によるものかもしれない．洞調律へ回復したらカテーテルアブレーションを考慮する．75歳以上であれば，カテーテルアブレーションの成功率も低下し，合併症も増加することが多いので，持続性心房細動のままでレートコントロールを行い，血栓塞栓症予防のために抗凝固療法を継続することが勧められる．高齢になるほど，血栓塞栓症の発症は増加するので，抗凝固療法を継続することになる．75歳未満でも，心房細動が持続して電気ショックでも薬物療法でも洞調律に戻らない永続性心房細動に関しては，現時点でカテーテルアブレーションをしても洞調律を維持できるのが25%くらいなので，レートコントロールを心がけながら抗凝固療法を行うことが勧められる．レートコントロールについては

Q63 を参照していただきたい.

文献
1) Wijiffels MCEF, et al. Circulation 1995；92：1954-1968
2) Gallagher MM, et al. Pacing Clin Electrophysiol 1997；20：1603-1605

（杉　薫）

Q62 心房細動治療：リズムコントロールとは？使用薬剤は？

A-1 リズムコントロールとは除細動と洞調律を維持する治療法である

　心房細動を治療する際に，心房細動を洞調律へ戻し，心房細動の再発を予防して洞調律を維持する治療法をリズムコントロールという．1週間以内に洞調律へ戻る発作性心房細動であれば，心房細動の再発を予防することがリズムコントロール治療の主眼となるが，早期に洞調律へ戻すこともありうる．洞調律へ戻す除細動の方法として，電気ショックと薬物治療がある．早期に洞調律へ戻したい場合は電気ショックが用いられるが，その後の洞調律維持を行うためには抗不整脈薬治療を要する．抗不整脈薬治療で除細動された場合に，ほとんどの例では，その除細動に用いた抗不整脈薬を継続して心房細動の再発予防に用いている．洞調律へ戻ることのない永続性心房細動に対してリズムコントロールを行うことはない．

A-2 除細動に用いるのは Na チャネル遮断薬か K チャネル遮断薬である

　心房細動の薬物的除細動に関して，心房細動の病態により抗不整脈薬の選択が変わってくる．抗不整脈薬のうち Na チャネル遮断薬による除細動は数時間から数日内に行われる．一方，K チャネル遮断薬による除細動は数週間から数か月かかることが一般的である．

1) Na チャネル遮断薬

　1週間以内に洞調律へ自然に戻る発作性心房細動に対して，早期に心房細動を除細動したいときは Na チャネル遮断薬を用いる．Na チャネルは生理的条件下で静止，活性化，不活性化の状態を繰り返している．Na チャネルが静止状態にあるときにも結合し続ける薬物は，完全にチャネルを抑制して興奮を押さえ込んでしまうために興奮毒となって薬物として使用できない．活性化状態でチャネルと結合してブロックする薬物は，活動電位の立ち上がり相で薬物受容体結合を起こすので，活動電位持続時間の影響を受けず，活動電位持続時間に差のある心房筋でも心室筋でも効果を発揮する．ジソピラミド，キニジン，シベンゾリン，プロカインアミド，フレカイニド，ピルジカイニド，プロパフェノンがこれに相当する．一方，不活性化状態でチャネルと結合してブロックする薬物は，活動電位のプラトー相で薬物受容体結合を起こすので，活動電位持続時間の短い心房筋より持続時間の長い心室筋やプルキンエ細胞に対して抑制効果を強く表す．リドカイン，メキシレチン，アプリンジンがこの薬物に属しており，これらは心房細動の除細動に向かない．Na チャネル遮断薬の静脈内投与による除細動も行われるが，血圧の観察，心電図モニターの観察，ゆっくりとした静注など人手がいるので，最近ではカテーテル治療中以外に外来や病棟で行われることは少なくなった．

2）K チャネル遮断薬

　かなり以前から心房細動が認められていて持続時間が明らかでない例や，数か月以上前から持続している心房細動に対する薬物的除細動にはKチャネル遮断薬が用いられる．前述のように，Kチャネル遮断薬による心房細動の除細動は数週間から数か月かかる．この間に心房の電気的リモデリングを改善して心房内の電気的興奮旋回路を大きくして，不応期を延長させることにより除細動させるのではないかと考えられる．ただし，アミオダロンによる除細動効果は25％前後であり，ベプリジルによる除細動効果の70％前後には及ばない．

A-3 洞調律を維持するために使用する抗不整脈薬

　心房細動の再発を予防し，洞調律を維持させるために，除細動に用いた抗不整脈薬が用いられることは前述した．このほかに，カテーテルアブレーションも心房細動の再発予防のために行われる．

1）抗不整脈薬の選択

　心房細動の生じやすい病態により，抗不整脈薬が選択されることは多々ある．夜間や早朝に生じやすい心房細動に対しては，副交感神経活性を抑制する抗コリン作用をもつジソピラミドやシベンゾリンが用いられる．運動時や興奮時に生じやすい心房細動にはβ遮断作用をもつプロパフェノンが選択される．Kチャネル遮断薬に関して，肥大心，虚血心，不全心に生じる心房細動の予防にはアミオダロンが勧められる．器質的異常のない心房細動例に使用されるベプリジルについても2年間で81％の洞調律維持効果はあるが[1]，著者らの検討では短期間の心房細動再発はあるものの，およそは洞調律を維持することが多い．しかし，10数年経過するうちには永続性心房細動へ移行してしまうというデータがある．なお，ジギタリスは心房筋の不応期を短縮することが知られており，心房細動誘発薬であることを周知する必要がある．

2）カテーテルアブレーション

　高周波カテーテルアブレーションによる広範囲肺静脈隔離術は，心房細動抑制に良好な成績を上げている[2]．洞調律になることのある心房細動で，高齢者でなければ洞調律維持の目的でカテーテルアブレーションを考慮すべきである．

文献

1) Nakazato Y, et al. Circ J 2005；69：44-48
2) Hunter RJ, et al. Heart 2012；98：48-53

（杉　薫）

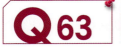　心房細動治療：レートコントロールとは？薬剤の選択は？

A-1 心室拍数を適正数に調節する治療法である

　心房細動が継続しているときに，心拍数を調節して心不全を生じないようにし，心房細動中に自覚症状が強ければ心拍数を調節して，症状を軽減させる治療法をレートコントロールという．頻脈性心房細動に対して心拍数を減少させるのが一般的で，房室結節の伝導を抑制する．基本的

には永続性心房細動のおもな治療法となるが，発作性あるいは持続性心房細動を洞調律にする前に頻脈性心房細動の心拍数を調節することも行われる．心拍数が130以上/分の心房細動が持続すると拡張不全から心機能が低下し，収縮不全を伴ったうっ血性心不全を生じることがある[1,2]．心房細動中の心拍数を低下させることにより，心拍の不規則性は残っても多くの例では心機能が回復してくる．房室結節伝導を抑制することが，心房細動中の心拍数を減少させる手段となる．ただし，副伝導路症例（顕性WPW症候群）に心房細動が生じる場合には，房室結節伝導ではなく，副伝導路伝導を抑制することが必要となる．この目的のためにNaチャネル遮断薬が用いられる．さらに顕性WPW症候群では副伝導路伝導により心房細動中の心房頻回興奮が房室結節伝導に比べて著しく多く心室へ伝導する．このため心室拍動数が250/分を超えることがあり，血圧の低下から失神を起こすこともある．副伝導路伝導を速やかに抑制することがむずかしい場合には直流通電により心房細動を停止させることが優先される．

A-2 房室結節伝導抑制に用いられる薬物

房室結節はCaチャネル依存性の組織であり，自律神経の影響を受けやすい組織である．したがって，房室結節伝導を抑制するにはCaチャネルを抑制する薬剤が向いている．中でもCaチャネルの伝導性を抑制する非ジヒドロピリジン系Caチャネル拮抗薬（ベラパミル，ジルチアゼム）が有効である．さらに交感神経活性を抑制するβ遮断薬が有効である．さらに心機能の低下している例にはジギタリス，アミオダロンが使用される．

短時間のうちに心拍数を低下させたいときに薬物の静脈内投与が行われる．ベラパミルとジルチアゼムともに静注薬がある．β遮断薬で静注できるのはプロプラノロールとランジオロールである．ジギタリスとしてはジゴキシンが静注できる．アミオダロンの静注薬もあるが，心房細動への保険適応はない．

経口投与で時間をかけて心拍数を低下させる薬剤としては，β遮断薬（メトプロロール，ビソプロロール，アテノロール，カルテオロール，プロプラノロールなど），αβ遮断薬（アロチノロール），Caチャネル拮抗薬のベラパミルとジルチアゼムが用いられる．カルベジロールは心不全に対して適応はあるが，心拍数調節の適応はない．心不全時の心拍数低下にジゴキシン，アミオダロンが使用できる．ジゴキシンは安静時の心拍数を低下させるが，運動時の心拍数減少効果は認められない．このため，少量のβ遮断薬を併用することがある．

文献
1) Rawles JM. Br Heart J 1990；63：157-161
2) Fuster V, et al. Circulation 2006；114：700-752

（杉 薫）

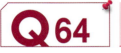

Q64 WPW症候群に合併した心房細動にベラパミル投与が禁忌である理由は？

A-1 WPW症候群は心房細動を併発する

顕性WPW症候群では若年者でも心房細動を併発することが知られている．副伝導路付着部位の心房が頻回の電気刺激を受けることによって，健常人より心房細動を生じやすくなっているというのがその理由かもしれない．WPW症候群で心房細動を発症する例では，肺静脈および心房

の有効不応期が有意に短縮しており，心房内伝導遅延および肺静脈―心房間伝導遅延のあることが知られている．WPW 症候群の約 1/3 に発作性心房細動が生じうるという報告や，7 歳前後の小児でも 0.4 ～ 1.6％ に心房細動が記録されたという報告[1]がある．特に若年者では副伝導路の伝導性が良好なので，心房細動中の頻回の心房興奮が副伝導路を介して心室へ伝導しやすい．若年者では房室結節伝導も良好であり，心房細動中の房室伝導は，副伝導路を介した頻回の心房興奮伝導と房室結節を介した心房興奮伝導が心室内で融合収縮を生じている状態と考えられる．

A-2 WPW 症候群に合併した心房細動への対処

顕性 WPW 症候群に心房細動が併発したときには心室興奮頻度が多くなって，幅広 QRS 波になるために一見すると心室頻拍にみえる．その特徴は詳細にみると，RR 間隔が不規則であり，QRS 形態も 1 心拍ずつ微妙に異なる．これは上述したように頻回の心房興奮が心室へ伝導する際に，副伝導路を介した興奮伝導と，房室結節を介した興奮伝導の融合収縮が心室内で生じているのも一因である．心室興奮回数がそれほど多くないときには，Na チャネル遮断薬で副伝導路伝導を抑制すると心房細動中の心拍数が抑えられる．さらに，心房細動そのものも Na チャネル遮断薬で洞調律へ除細動される可能性もある．心房細動中の心室拍数が著しく多くて，血行動態が破綻しかけているときは直ちに電気ショックで除細動すべきである．

A-3 WPW 症候群に合併した心房細動中に房室結節伝導を抑制したら？

顕性 WPW 症候群に心房細動が併発したときに，心室内での融合収縮が生じているとしたらどのような興奮伝播になっているであろうか？　全例がそうではないが，融合収縮を生じている症例であったら，一部の電気興奮は心室へ到達した後，それぞれの対側の伝導路へも逆行性に不顕性伝導していて，心房から心室への伝導の一部がそれぞれの伝導路で抑制されている可能性がある．もし副伝導路伝導がなくなったら，通常の房室結節伝導になるだけなので問題はない．しかし，房室結節伝導がなくなったら，副伝導路への不顕性伝導はなくなって副伝導路伝導は勢いを増してもっと頻回に心房興奮を心室へ伝播することになる．したがって，心室拍数は著しく早くなり心室細動を生じる可能性がある．この房室結節伝導を抑制するのが非ジヒドロピリジン系 Ca チャネル拮抗薬のベラパミルあるいはジルチアゼムであり，β 遮断薬，ジギタリスである．ジギタリスの場合には副伝導路伝導を促進するという説がある．すなわち WPW 症候群に合併した心房細動にベラパミルを投与した例での心室細動の発生[2]，ジルチアゼムあるいは β 遮断薬を投与した例での心室細動の発生[3]，ジギタリスを投与した例の心室細動の発生が報告されている．これが顕性 WPW 症候群に合併した心房細動にベラパミル投与が禁忌である理由である．なかには WPW 症候群に生じた房室回帰性頻拍中に Ca チャネル拮抗薬を投与したら，次第に心房細動へ移行して，副伝導路伝導が顕著になって心室細動へ移行したという報告もある．

文献

1) Cain N, et al. Am J Cardiol 2013；112：961-965
2) McGovern B, et al. Ann Intern Med 1986；104：791-794
3) Kim RJ, et al. Pacing Clin Electrophysiol 2008；31：776-779

（杉　薫）

Q65 抗凝固療法の適応は？

A-1 弁膜症性心房細動に適応される

心房細動を伴う弁膜症性心房細動は抗凝固療法の適応であり，新規経口抗凝固薬（noveloralanticoagulants：NOAC）でなく，ワルファリン（PT-INR目標2.0〜3.0）を使用することをまず確認したい．このとき日本循環器学会のガイドライン[1]において「弁膜症」とは，①人工弁（機械弁，生体弁とも），②僧帽弁狭窄症であり，それ以外の弁膜症は含まれないことに注意する．

A-2 非弁膜症性心房細動における注意点

1）CHADS2スコアかCHA2DS2-VAScスコアか

非弁膜症性心房細動における抗凝固療法の適応を決めるうえで，日本のガイドラインで用いられているのがCHADS2スコアである．一方ヨーロッパとアメリカではCHA2DS2-VAScスコアが用いられている．どちらが指標としてすぐれているのだろうか？ 抗凝固薬はベネフィットとリスクが拮抗した薬なので，「塞栓症リスクの減少度＞出血リスク」のときに推奨されると考えられる．ここでまことに雑駁な計算ではあるが，上記の式を満たすには年間塞栓症発症率が何％以上ならばよいのか試算してみよう．ワルファリンの場合，塞栓症の相対危険減少が約0.7程度と考えられるので，Singerら[2]のネットクリニカルベネフィット算出に従い，出血を頭蓋内出血に限定しその臨床的インパクトを塞栓症の1.5倍と考え，ワルファリンの頭蓋内出血率を各NOACの第III相試験で示された値を大雑把に0.8％/年とすると，$0.7x > 1.5 \times 0.8$，$x = 1.7$，つまり年間1.7％以上の塞栓症発症率で，ワルファリンの適応を考えるべきということになる（NOACでは頭蓋内出血率をワルファリンの半分と仮定すると必要な塞栓症発症率は0.65％/年とより低くなる）．CHADS2スコア1点の脳梗塞発症率は2.8％とされているので，同スコア1点以上で抗凝固療法を考えるのは妥当と思われる．さて実臨床での各スコア0点での塞栓症発症率を，デンマークの代表的大規模コホート研究[3]で確認すると，CHADS2スコア0点では，1.67％（95％信頼区間1.47-1.89）CHA2DS2-VAScスコア0点では0.78％（1.58-1.04）である．これらの数字は

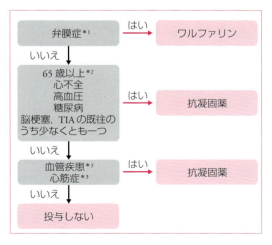

図1 心房細動における抗血栓療法のリスク評価
＊1 人工弁，僧帽弁狭窄症
＊2 日本循環器学会ガイドラインでは65歳〜74歳は「考慮可」
＊3 日本循環器学会ガイドラインでは「考慮可」

CHADS2スコア0点でも，塞栓症発症率は比較的高く抗凝固薬の適応を考慮すべき可能性であるのに対し，CHA2DS2-VAScスコア0点ならワルファリンでは出血リスクが明らかにベネフィットを上回り，NOACでも同等であり，抗凝固薬の投与は考えなくてよいことを意味する．

このように，CHADS2スコアでは0点でも塞栓症リスクが比較的高いのに対し，CHA2DS2-VAScスコア0点（64歳以下で塞栓リスクなし）は実臨床で抗凝固療法が必要ない「真の低リスク者」を見極めるのに有用である．またCHA2DS2-VAScスコアはCHADS2スコアより塞栓症予測能（C統計量）は明らかに高いとの報告も数多い．一方スコア項目が8つもあり煩雑である点と，「女性」について一定の見解が得られていないことが問題となる．

2）実際の考え方

CHADS2スコア0点の際に，CHA2DS2-VAScスコア1点となるのは「女性」「血管疾患」「65歳〜74歳」である．最近のデンマークの大規模コホート研究で，64歳以下の女性の血栓塞栓症発症率は男性より低いことが示されている．一方「血管疾患」は先のデンマークのデータでは年間塞栓症率は0.75%（0.24-2.33）であったが，他のデータでは4.84%（3.53-6.62）と高いことが示されている．また「65歳〜74歳」の年間血栓塞栓症発症率は先のデンマークのデータで2.88%（95%信頼区間：2.29-3.62%）と他のリスク因子と比べて同等もしくはより高い値であり，他のいくつかの研究でもリスクが高いことが知られている．さらに心筋症は，わが国の複数のコホート研究で高リスクであることが示されている．これらのことから，筆者はCHADS2スコアの項目のうち65歳以上を1点とみなし，1点以上を抗凝固療法の対象と考えることにしている．また上記のスコアで0点でも血管疾患，心筋症があれば抗凝固薬を考える．

文献

1) 循環器病の診断と治療に関するガイドライン（2012年度合同研究班報告）．（班長：井上　博）：心房細動治療（薬物）ガイドライン（2013年改訂版）．http://www.j-circ.or.jp/guideline/pdf/JCS2013_inoue_h.pdf（2014年11月閲覧）
2) Singer DE, et al. Ann Intern Med 2009；151：297-305
3) Olsen JB, et al. BMJ 2011；342：d124

（小田倉弘典）

Mini Lecture　日本循環器学会ガイドラインの「考慮可」の意味

日本循環器学会のガイドラインではCHADS2スコア0点の場合，「心筋症」「65歳〜74歳」「血管疾患」を「考慮可」としている．ただ「考慮可」といった場合，何をどう考慮すればよいのか疑問がわく．そもそも心原性脳塞栓は左房内血栓が原因であるが，血栓はVirchowの3徴に従えば左房内血流低下，凝固能亢進，心房内心内膜障害の三つが原因であり，CHADS2スコアはそうした血栓形成の要因を代用したサロゲートマーカーにすぎない．その意味で筆者は，たとえば年齢も70歳を超えていたり，喫煙や腎機能低下など血栓形成の危険因子とされている因子があれば，より積極的に抗凝固薬を「考慮」するようにしている．「考慮」とは，このように個々の患者の血栓リスクをより細かく診るということと解釈している．

（小田倉弘典）

Q66 ワルファリンと新規経口抗凝固薬(NOAC)の使い分けは？

A-1 薬剤選択の基本的考え方

　実際に臨床の現場で薬を選ぶとなると，様々な選択要因があるため何を基準にしてよいか迷うことが少なくない．特に抗凝固薬の場合，リスク－ベネフィットが拮抗しており，使い方もむずかしい点があり薬剤選択は複雑である．筆者は，従来から図1に示すように「エビデンスに基づく臨床決断アップデートモデル」[1]を参考にした抗凝固療法の意思決定のフレームワークを考えることにしている．つまり第一に薬剤特性および添付文書上の適応外を確認し，次にEBMの3要素である「クリニカルエビデンス」「患者の好みや環境」「医師の専門性」[1]では「患者の好みと行動」「臨床的状況/環境」を別にしているが，本項では便宜上一つにまとめる）を確認するという手順である．

A-2 ワルファリンかNOACか

1) 禁忌，適応外の確認

　まずNOACでは，前項でも見たように弁膜症（人工弁，僧帽弁狭窄症）の場合適応外であり，ワルファリンを選択する．薬剤特性として最も大きな要素は腎機能である．ワルファリンは100%肝代謝であるが，NOACは大小の差はあれ，腎機能の影響を必ず受ける．添付文書上ダビガトランはクレアチニンクリアランス30 mL/分未満，リバーロキサバン，アピキサバンは15 mL/分未満で使用禁忌となっていることに十分注意する．ワルファリンは併用禁忌または注意薬の非常に多い薬剤であるが，NOACにも併用注意薬のあることは押さえるべきである．

2) クリニカルエビデンス

　多くのガイドラインでは，脳梗塞リスクが同等であった場合，ワルファリンよりもNOACが推奨されている．これはガイドラインがエビデンスに重きをおいているためである．現在4剤のNOACで第III相臨床試験が終了しているが，いずれも有効性のアウトカムである脳卒中/全身性塞栓症および安全性のアウトカムである大出血は，NOACのワルファリンに対する非劣性（一部優越性）が示されている．さらに頭蓋内出血はいずれのNOACにおいてもワルファリンより明

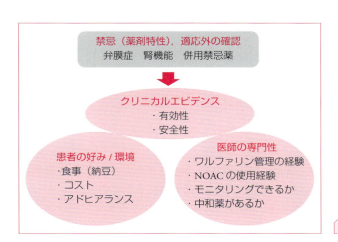

図1　抗凝固療法の意思決定のフレームワーク

らかに減少を認めた[2]．エビデンスをみる限りNOACの優位性は揺るぎないように思われるが，現在まで四つのNOACごとに一つの無作為化比較試験（randomized controlled trial：RCT）が発表されているに過ぎず，RCT特有の選択バイアスには注意を要する．特にRCTは85歳以上の患者はほとんど含まれていない．またRCTの参加者は服薬アドヒアランスを厳しく管理された集団である．米国メディケア受益者における観察研究などの結果からは，特にダビガトランは現実世界において，臨床試験に反するような結果は今のところ認められていないが，すべての例でNOACがすぐれているわけではないことに注意する必要がある．

3) 患者の好み／環境

こうしたエビデンスとリアルワールドのギャップを埋めるものとして，患者の好みや環境を考えることが大切である．ワルファリンの欠点の一つに食事制限がある．特に納豆を切望する人にとってNOACは福音である．一方，NOACの最大の欠点は高額ということである．3割負担の方の場合，高用量では毎月約4,800円の窓口支払いとなる．ワルファリンが非常に安価であることを考えると，患者さんによっては大きな問題となる．さらにNOACは半減期が約12時間と速やかなのに対し，ワルファリンは効果発現と減弱までに数日かかる．NOACでは飲み忘れが致命的となるリスクが高いことにも留意する必要がある．

4) 医師の専門性

ワルファリンあるいはNOACの使用経験がどれだけあるのかは医師が薬剤を決めるうえで重要な要素である．特にワルファリン服用者でPT-INRの管理指標であるTTR（time in therapeutic range）が70％以上ある場合は，ワルファリンが推奨されている[3]．

A-3 現時点の考え方

上記より「弁膜症」「腎機能」「コスト」「服薬アドヒアランス」の4点に問題がない場合にNOACを考えるというスタンスが勧められる．筆者は，さらに上記の理由からワルファリン服用者で管理状況が良好な場合と85歳以上は原則としてワルファリンとしている．

文献

1) Haynes RB, et al. BMJ 2002；324：1350
2) Ruff CT, et al. Lancet 2014；383：955-962
3) De Caterina R, et al. Thromb Haemost 2013；110：1087-1107

（小田倉弘典）

Q67 NOACの使い分けは？

A-1 NOACの使い分けの原則

抗凝固薬の選択において，近年Shared decision making（SDM：共有された意思決定）の重要性が指摘されている．SDMはつまるところ医師側と患者側の情報（選択基準または価値観）のすり合わせ作業である．NOACの選択において医師がもつ情報の大部分はクリニカルエビデンスと病態生理であり，患者のもつ情報は薬に対する期待と不安，飲みやすさなどが考えられる．ここで

押さえておきたいのは現時点で4つのNOACの直接比較はなく，使い分けの根拠となる間接比較はプロファイルのそれぞれに異なるワルファリン群を介したものであること，特にサブグループ同士の比較は統計的に意味がないことである．使い分けに関してこのようにNOAC同士の優劣は原理的につけがたい以上，患者の好み/環境を覆すだけのエビデンスは，現時点で存在しないことを知っておく必要がある．

A-2 医師側の情報（選択基準）

上記のように4剤の直接比較はないものの，薬剤代謝などの特性にはかなりの違いがあり，間接比較のデータでも薬剤特性に支持されたものであればある程度信頼できると思われる．4剤の各RCT[1~4]をみた場合，まず有効性のうち特に注目したい虚血性脳卒中についてみると，ワルファリンに比べて発症率が有意に低いのはダビガトラン150 mg 1日2回のみである（ハザード比0.76，95%信頼区間0.60~0.98）．腎機能が良好であれば，比較的出血リスクの低い若年層では第一に考えてよいかもしれない．次に大出血についてみるとダビガトラン110 mg 1日2回，アピキサバン，エドキサバン30 mg 1日2回，同60 mg 1日2回の4種が有意に低下させたが，ダビガトラン150 mg 1日2回とリバーロキサバンは同等であった．頭蓋内出血はいずれの薬剤も有意な低下があるため，この差は消化管出血の違いであることが指摘されている．アジア人などを対象とした場合，あてはまらないことも指摘されるが，症例数は限定的であるため，高齢者で特に消化管出血リスクの高い場合は図1のような選択を考える．

A-3 患者側の情報（選択基準）

NOAC4剤のうち，患者の価値観が最も反映される要因として服薬回数がある．ダビガトラン，アピキサバンは1日2回であるのに対し，リバーロキサバン，エドキサバンは1日1回である．筆者の経験上，既存の内服薬が1日1回のみの場合や，夜間の仕事，晩酌をする人などに1日2回で夕食後の飲み忘れが多い．一方既存薬が1日2回服用の場合は，新たなNOACの追加でも抵抗感はない．NOACの選択では服薬回数を知らせ，アドヒアランスが保てるかどうかをよく確認することが大切である

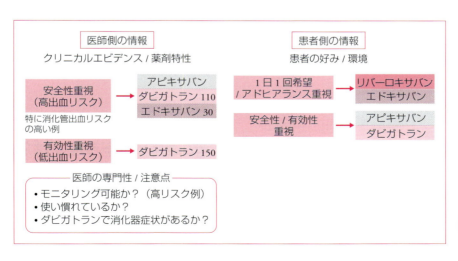

図1 NOACの使い分け

A-4 使い分けの実際

具体的な SDM の作業として，上記のようなエビデンスと薬剤特性から各薬剤の特徴と目の前の患者に適していると思われる薬剤を数種類提示することが最初の作業である．このときは上記の情報のほかに医師自身が使い慣れているか，モニタリングが可能か，消化器症状はないかなども加味する．ここで大切なことは，安全性を重視するあまり，腎機能等の制限がなくても低用量製剤を使うことは慎むべきという点である．特にリバーロキサバン 10 mg 1 日 1 回とアピキサバン 2.5 mg 1 日 2 回の場合，それぞれの RCT での症例数は非常に少ない．低用量を使う場合はきちんと減量基準を順守し，なるべく低用量のエビデンスのあるダビガトラン 110 mg 1 日 2 回を使うようにする．

そのうえで，患者の希望，特に 1 日 1 回の服薬がよいのかを明らかにし，また出血への懸念や塞栓予防の希望なども聞いたうえで，最終的に薬剤を選択するとよいと思われる．

なお，診療所診療では院内処方の場合，高価な NOAC の在庫をたくさん抱え込めないことも多いと思われる．上記のように直接比較のエビデンスがない現段階では，プライマリケア医はまず使い慣れた一つの NOAC に習熟することでよいと思われる．

文献

1) Connolly SJ, et al. N Engl J Med 2009；361：1139-1151
2) Patel MR, et al. N Engl J Med 2011；365：883-891
3) Granger CB, et al. N Engl J Med 2011；365：981-982
4) Giugliano RP, et al. N Engl J Med 2013；369：2093-2104

（小田倉弘典）

Mini Lecture NOAC のより細かな使い分け

70 歳以上で安全性を重視する場合，**Q67 図 1** にあるようにダビガトラン 110 mg 1 日 2 回またはアピキサバンを用いることが多い．腎機能別の大出血をみたサブグループ解析では，ダビガトラン 110 mg はクレアチニンクリアランス（CCr）が 50 mL/分以上の時，ワルファリンより出血率が少ない．一方アピキサバンは腎機能にかかわらず一貫して少ない．ただしこれらはサブグループ解析であり，一定の傾向をみているにすぎないため，筆者はこの結果をもって両薬剤を比較しないようにしている．それより腎排泄率を考慮し，CCr50 以上の場合はどちらでも使用を考え，50 未満の場合で特に 75 歳を超えるようなときは腎排泄の少ないアピキサバンを処方している．ただしアピキサバンの注意点として 80 歳以上，体重 60 kg 以下，クレアチニン 1.5 mg/dL 以上のうち二つ以上で減量基準を満たすため，多くの高齢女性があてはまることがある．その場合筆者はアピキサバン低用量よりは，ダビガトラン 110 mg またはワルファリンの慎重な使用を考える．

（小田倉弘典）

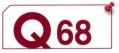
心房細動患者のアブレーションの適応ガイドラインは？

A-1 わが国と欧米における AF アブレーション適応のガイドラインの概要

1) 日本循環器学会の"カテーテルアブレーションの適応と手技に関するガイドライン"
　年間 50 例以上の実施施設においては，以下のように記載されている．

クラスI：高度の左房拡大・左心機能低下または重傷肺疾患のない薬物抵抗性の症候性発作性AF．

クラスIIa：1) 薬物抵抗性の症候性発作性・持続性AF，2) パイロット・運転手などのAF，3) 薬物が有効であるが患者が希望する場合．

クラスIIb：1) 高度の左房拡大・左室機能低下を認める発作性・持続性AF，2) 無症候あるいはQOLの著しい低下を伴わない発作性・持続性AF．

クラスIII：左房内血栓が疑われる，抗凝固療法が禁忌など特殊な場合．

2) 2012年 HRS/EHRA/ECAS Expert Consensus Statement

30〜50例の経験がある術者においては，以下のように記載されている．

クラスI：1種類以上のI/III群抗不整脈薬が無効の症候性発作性AF．

クラスIIa：1) クラスIと同様の症候性持続性AF，2) 薬物治療が行なわれたことのない症候性発作性AF．

クラスIIb：1) 1種類以上のI/III群抗不整脈薬が無効の長期持続性AF，2) 薬物治療が行なわれたことのない症候性持続性AFおよび長期持続性AF．

（家坂義人）

Mini Lecture　適応ガイドラインを考察する

1) "薬物抵抗性"がCA適応の必要条件とされるべきではない．

PAFに対するカテーテルアブレーション（CA）と，抗不整脈薬（antiarrhythmic agent drug：AAD）との有効性を比較したメタ解析では[1]，CAの有効率は77%・71%と，AADの29%・52%に比べCAが有意に高く，有害事象の出現率もCA5%，AAD30%と安全性の面でもCAが優っている．AAD投与による，AF停止後の長い洞停止やTorsade de Pointes（TdP）とよばれる多形性心室頻拍の発生も稀ではない（図1）．AFFIRM試験において，AADによるリズムコントロール群ではTdP型VT（0.8%）およびAF停止後ポーズ出現頻度（0.6%）が，AAD非投与群と比較して有意に高いことが示された．AFFIRM試験サブ解析におけるAAD投与群と非投与群との死亡率の比較では，AAD投与群において約1.5倍と有意に高く，AF患者にAAD投与は慎重に行うべきことが示された[2]．にもかかわらず，薬物治療が有効，安全かつ第一選択の治療法との認識から脱却できていない．

2) "症候性"がCA適応の必要条件とされるべきではない．

無症候性の発作性・持続性AF患者はまれではないどころかむしろ一般的である．無症候AF患者であっても心不全発症・血栓塞栓症合併リスクが低いとのデータがあってのことではない．無症候性であるため適切な医療を受けることもなく，むしろ上記のイベント発生率は高いと想像される．したがって，無症候性AF患者を放置してよいはずはなく，CAによりAF根治を行うべきと考える．

3) "持続性"，"左房拡大"，"左心機能低下"などの極めて大雑把なくくりで適応基準を決めるべきではない．

6年以上の長い持続歴，LAD50 mm以上の左房拡大，130 msec以下の短い平均AF周期長例において，洞調律化とその維持が困難であるとのデータが数多く報告されており，諸パラメータの具体的な数値を示したCA適応基準を示すべきである．

AFCAのQOL改善効果，生命予後改善効果や脳梗塞・心血管イベント予防効果などの情報がCA治療の位置付けには不可欠であり，進行中の死亡・心血管イベントをエンドポイントとしたCABANA Trialの結果が待たれる．

（次ページにつづく）

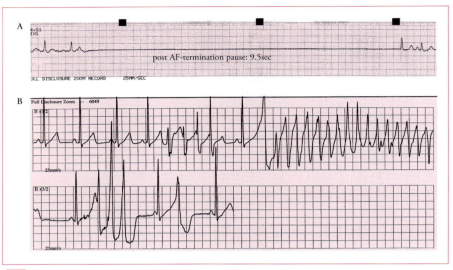

図1 PAFに対する抗不整脈薬の有害事象例
A：PAF症例における，IC群薬投与による遷延する洞停止
B：IA群薬投与によるトルサードドポアンツ型心室頻拍出現例

文献 ● 1) Calkins H, et al.Circ Arrhythm Electrophysiol 2009；2：349-361
2) Corley SD, et al. Circulation 2004；109：1509-1513

（家坂義人）

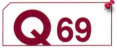 発作性心房細動のアブレーション法とは？

A -1 PV隔離アブレーション法（PVI）における最良の手技とは？

　1998年に自らが発見した発作性心房細動（paroxysmal atrial fibrillation：PAF）の肺静脈（pulmonary vein：PV）起源反復性異常興奮トリガー説に基づき，Haïssaguerreらは，2000年にPV隔離CA法（PV isolation：PVI）を開発した．

　土浦協同病院においては，PV入口部の焼灼が同部の狭窄・閉塞の原因となること，PV-LA接合部（前庭部）における興奮伝導の不均一性が細動の発生や持続に関与するとの仮説の元に，後壁側PV-LA接合部（前庭部）を広く包含する周回状のアブレーションラインにより，同側の上下2本のPVを一括して隔離する，同側上下肺静脈拡大隔離（extensive encircling PVI：EEPVI）を2002年に創始した1)．Double-lasso techniqueにより同側上下PV内電位・3D electro-anatomic mapping（3DEAM）モニター下に，透視時間（1症例10分以内）・術時間の短縮に努め，"One-ring EEPVI"を実施している（図1，2）．

　全PV隔離完成後には，イソプロテレノール点滴静注下にATP 30～40 mg急速静注試験を実施し，伝導再開の有無を観察する．一過性も含め伝導再開が認められれば，再伝導の完全消失まで繰り返す．

　再発例においてATPによるPV-LA間潜在性伝導誘発手技に関しては，初回PVI実施後再発例

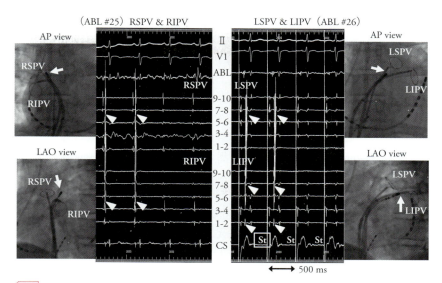

図1 当院における一側上下PV拡大隔離法（EEPVI）
EEPVIでは上下2本のPVを大きなリング状のアブレーションラインにより，高率に上下PVが同時隔離される．図中，白3角矢印は左房からの興奮伝導による肺静脈興奮を示し，隔離が達成された3拍目から消失している．RSPV：右上肺静脈，RIPV：右下肺静脈，LSPV：左上肺静脈，LIPV：左下肺静脈

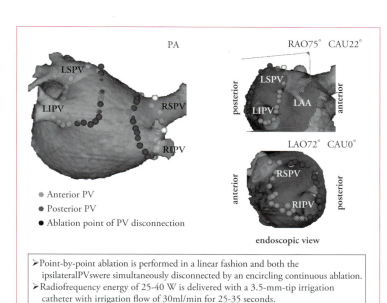

- Anterior PV
- Posterior PV
- Ablation point of PV disconnection

> Point-by-point ablation is performed in a linear fashion and both the ipsilateral PVs were simultaneously disconnected by an encircling continuous ablation.
> Radiofrequency energy of 25-40 W is delivered with a 3.5-mm-tip irrigation catheter with irrigation flow of 30ml/min for 25-35 seconds.

図2 3DEAM（CARTOシステム）を用いた当院の拡大肺静脈隔離（EEPVI）　口絵カラー2
3DEAMapシステム（CARTO）を用いEEPVIを行う．術前に行った両心房・肺静脈3DCT画像をCARTO装置に立体画像として融合し，アブレーション電極も3DEAM画面上にモニターしながら，EEPVI時に焼灼ポイントを記録し位置・連続性・解剖学的情報を得ながら，アブレーションが可能である．患者・術者双方に大幅な被曝線量の軽減が図れる．

におけるPVトリガーの役割の検討においても有用である[2]．すなわち，再セッションにおいて，ベースラインではPV-LA間再伝導がみられない場合でも，ATP負荷テストを実施することにより一過性に再伝導が起こり，臨床で観察された再発心房性不整脈が誘発される症例が約10%に認められ，必須の手技であると考えている[18]．

A-2 上大静脈隔離アブレーション(SVCI)をルーティンに行うべきか？

　PAF例におけるSVC起源トリガーの役割はPVに続いて大きく，6〜12%と報告されており，現在，PAF症例に対しては，EEPVIに加えて上大静脈隔離(SVCI)を必須CA戦略として全例に実施している．SVC造影後，SVC-RA接合部直上にLassoカテを挿入し，HRAペーシング下に，原則として最早期スパイク状SVC電位記録部位をターゲットとして，point-by-pointに25〜30Wの出力で中隔側から通電する．SVC lateral側での通電前に必ず10 Vでの高出力ペーシングを実施し，phrenic nerve captureによるtwitchingの有無をチェックする．Twitching陽性部位はできれば通電を回避するが，アブレーション至適部位あるいは必須部位と判断されれば，通電エネルギーを20W以下の低出力で患者の腹式深呼吸時の横隔膜の動きを透視モニター下に通電する．SVC隔離は円周状連続的焼灼ではなく，SVC電位を指標としたpoint-by-pointアブレーションを実施する．

　さらに適応があれば，非PV起源トリガーCAを追加する．SVC隔離成功は，PV隔離時と同様にATP負荷テストを必ず実施する．

A-3 非PV・非SVC起源トリガーの検索とアブレーションの適応は？

　PAF初回セッションでは，PVI中もしくはATP負荷試験時など，非PV起源APC・AFの自然発生，AF除細動後のimmediate recurrenceが再現性をもって認められれば，当該非PV・SVC起源トリガーAPCをターゲットにしたアブレーションを実施する．ただし，出現頻度の低い非PV/非SVCトリガーのアブレーションの有効性には大きな限界があり，再発例のセッションにおいて，PV・SVCの再伝導がみられないといった場合，APC誘発を徹底的に実施する必要がある．

A-4 当院のPAFに対するEEPVIの長期治療成績

　2003〜2006年の3年間にEEPVIおよび必要により非PVトリガーアブレーションを実施した薬物治療抵抗性PAF161症例（平均年齢：60.6歳，男119例）において，平均1.6セッションのアブレーションを実施し，中央値6.4年の経過観察において，144例(89%)においてAF再発はみられなかった[3]．本報告のような1施設における6年間の長期にわたる臨床経過の報告はみられていないが，最終セッション後の洞調律維持率が90%前後であるとの報告が多い．

文献

1) Takahashi A, et al.Circulation 2002；105：2998-3003
2) Miyazaki S, et al.Circ Arrhythm Electriohysiol 2012；5：1117-1123
3) Uchiyama T, et al.Circ J 2013；77：2722-2727

（家坂義人）

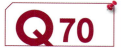 持続性心房細動のアブレーション法とは？

A-1 PsAF（Persistent AF）に対するアブレーションは，PV 隔離に加えて何が必要となるか？

2005 年，Haïssaguerre ら[1,2)]によって"Stepwise ablation for long-lasting catheter ablation"が開発され現在も広く行われている．本法は，AF 周期の延長と安定化のモニター下に，AF 停止をエンドポイントとして，AF burden の除去・AF 基質修飾，PVI・CFAE（complex fractionated atrial electrogram）ガイド心房 defragmentation・僧帽弁輪および左房 roof 解剖学的線状 CA を順次行う方法である．CFAE は fractionation / activation gradient / centrifugal activation /short cycle length（< 120 msec）などの電位と定義され，micro-reentrant source であるローターとして CAF をドライブすると仮定した．CFAE 電位部位すなわち，ローターをすべて CA することが CAF の停止と根治をもたらすと主張した．平均 17 か月間の長期持続性 AF 症例の 87% において AF が停止し，AF 停止例の 95% において無投薬下の平均 11 か月の経過観察中 AF の再発もなく，有効性の高い CA 戦略であることを報告し，以後，PsAF に対するアブレーション法の主流となった．

A-2 AF 持続の基質のマーカーとして CFAE 領域をアブレーションは，本当に妥当といえるか？

持続性心房細動における CFAE の成因について，AF 興奮旋回路上の緩徐伝導・pivot point を示すとの見解は一つの仮説に過ぎず，その後，多くの仮説が提唱されている．興奮旋回のローターと周辺への細動様興奮，自律神経叢（ganglionated plexi：GP）の過常興奮，重畳する心筋線維束（overlapping muscle bumdle layer）間の anisotropic conduction など諸説があるが，いずれも AF の発生や持続の機序との直接の関連は明らかではない．CFAE 電位については，高頻度出現部位に一定の傾向がある，時間的空間的恒常性が乏しく，短時間のうちに変化する，興奮伝播様式に強く依存する，発生条件として必ずしも器質的異常を必要としないなどの知見が報告されている．一方，CFAE 部位の monophasic action potential（MAP）マッピングのデータからは，80% 以上の CFAE

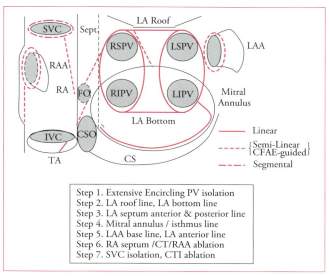

図1 当院における持続性心房細動に対する Stepwise Ablation（土浦法）

が遠隔電位の混在により成り立っていることが報告され，当初，想定されたローターの特異的マーカーとしての意義に重大な疑問が示されている．

A-3 PsAF の driving mechanism は multiple-rotors か macro-reentry か？

PsAF 発生機序に関して，以前からマクロリエントリー仮説とローター仮説とがある．前者は Cox maze 手術の根拠となった仮説であるが，85% を超える洞調律化に成功している．後者は Jalife らが，動物モデルにおけるオプティカルマッピングにより得た仮説であり，最近，両陣営間の論争の焦点となっている．Allessie ら[3]は CAF 患者の開心術時に多点心外膜マッピングを実施した結果，ローターの存在を否定し，動物モデルにおいて，心房心筋線維縦解離，心内膜興奮の epicardial breakthrough を介した，"dual-layer dissociated fibrillation theory" 仮説を提唱している．臨床においては，cut and saw method を行う maze 手術の高い AF 根治率がマクロリエントリー仮説の妥当性が示されているが，ローター仮説を支持するデータは現在まで示されていない．

A-4 AF の macro-reentry 仮説に立脚した PsAF アブレーション法は行われているのか？　そしてその成績は？

当院においては，AF 下に拡大 PVI を実施し，以下の CFAE 好発部位(anisotropic conduction between overlapping muscle-bundles 仮説に基づき defragmentation も目的としている)に互いに連結する線状 CA を順次行う "Tsuchiura Method" を実施している(図1)．本法は，互いに連結した焼灼ラインによる心房の区分化(compartmentalization)，重畳した複数の筋繊維束間の複雑な anisotropic reentry 除去，線状焼灼による左心房の区分化を実現して，最終的に ordered macro-reentry 回路にアプローチして，持続性 AF の本質的な driving mechanism を消失させるアブレーション戦略である．連続 135 例の PsAF (CAF56 例を含む)において本法を実施し(平均1.7回)，1年間の経過観察で 75% において洞調律が維持された．洞調律維持の予測因子は LAD < 47 mm，術中 AF 停止であった[4]．

文献

1) Haïssaguerre M, et al. J Cardiovasc Electrophysiol 2005；16：1125-1137
2) Haïssaguerre M, et al. J Cardiovasc Electrophysiol 2005；16：1138-1147
3) Allessie MA, et al. Circ Arrhythm Electrophysiol 2010；3：606-615
4) Miyazaki S, et al. Heart Rhythm 2013；10：338-346

（家坂義人）

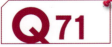

Q71 心房細動アブレーション後に心房頻拍が再発したらどうするか？

A-1 PsAF アブレーションのエンドポイントとして，洞調律化と心房頻拍(AT)化，どちらの頻度が高いのか？

多くの PsAF アブレーションにおいて，PsAF の停止がアブレーションのエンドポイントとなる．エンドポイントには，直接，洞調律化する direct termination と，AF が AT 化する場合とがあ

る．後者ではATに対するアブレーション戦略が引き続き行われることになる．Haïssaguerreらが報告した"Stepwise ablation for long-lasting catheter ablation"（方法については**Q70**参照）においては，直接，洞調律化するのは12％に過ぎず，75％の症例ではAFがATに変化する．そのATの多くはマクロリエントリー機序によるAT（MAT）である（57％）．一方，O'Neilらの報告においても，130例中108例（83％）にintermediate ATの出現がみられている．Drewitzらは55％の症例でAT化がみられたと報告している．上記はいずれもstepwise ablationを実施している施設からの報告である．Tsuchiura Method（**Q70**参照）の初期135例のPsAF（CAF56例を含む）においては51％において，PsAFはstable ATへ移行した．同一アブレーション法を現在も実施しているが，現在のAT化率は60％を超えている．PsAFに対する種々のアプローチが行われているが，いずれの報告においても，アブレーションにより直接洞調律化する症例は少なく，AT化した後に洞調律する症例が圧倒的に多いことがわかる．

A-2 PsAFアブレーションに対するstepwiseアブレーションは，AFの停止をエンドポイントとしているが，ATへ移行した場合は，それをエンドポイントとすべきなのか？

PsAFアブレーション後のATについては，最近まで，広範な領域アブレーション・線状アブレーションによる副産物としてもたらされた，iatrogenicな合併症であるとの認識で受け取られていた．しかしながら，最近の多くの論文が[1]，セッション中にAF停止しATとなりながらも，AT停止が達成された症例の再発の多くはATであり，一方，AF停止が達成されなかった症例の再発の多くがAFであったと報告されている．AFからの洞調律へのdirect termination例の予後についても検討され，極めて興味深いデータが報告されている．すなわち，AT化例よりもAFの再発率が有意に高いことが，複数の論文において報告されている．

本データから以下の，AFの洞調律へのdirect termination例においては，PsAFのdriving mechanismの可能性を有するAT，すなわちAF維持のsubstrateのアブレーションが十分に実施されていないことから由来するものと考えられるようになっている．このことから，PsAFアブレーション中に出現したATに対しては，その根治をエンドポイントとする必要があることが示唆される．

A-3 潜在するマクロリエントリーがPsAFのdriverであるとのエビデンスはあるのか？

動物実験モデルによる"Dual-layer dissociated fibrillation theory"，開心術時多点心外膜マッピングデータ，Cox maze手術による高い洞調律化率などのエビデンスがすでにある（**Q70**参照）．

関連する臨床データとして，PsAFアブレーション例において，アブレーション前およびAT化後にCS内電位記録・心電図V1誘導f波の周波数解析を行い，アブレーション前AFとアブレーション中に出現したMATのDF値が近似していたとの報告がある[2]．本研究の中でコントロールとして実施したアブレーション前DF値は，アブレーション数か月後に新たに出現したMATにおいてはDF値は明らかに異なっていた[2,3]．

PsAFアブレーション中に出現したATについては，driver回路から派生するfibrillatory conductionが除去された結果であり，AFのdriverの役割を担っていた可能性があり（図1），アブレーションによる根治が極めて重要であるとの認識が必要である[3]．

PsAFアブレーション後のAT再発は少なくなく，その都度，強い覚悟をもって治療にあたるべきである．

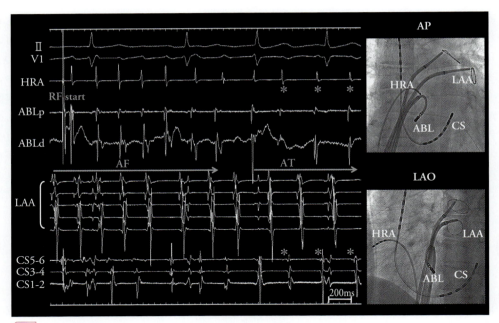

図1 左房中隔線状アブレーション時のAFのATへの変化

持続性心房細動に対して左房中隔線状アブレーション中に，AFは左房ATへ変化した．右房（HRA），左心耳（LAA），冠静脈洞内（CS）の各部位での電位周期，および全記録部位間における興奮順序に大きな変化を伴わずに，AFはLAATに変化している．

"Tackle subsequent ATs, whenever they are encountered."[3]

文献

1) Rostock T, et al.Circ Arrhythm Electrophysiol 2013；6：1059-1065
2) Yoshida K, et al. Circ Heart Rhythm 2009；6：11-17
3) Chugh A ,et al.Circ Arrhytm Electrophysiol 2013；6：1047-1049

（家坂義人）

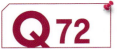 肺静脈アブレーションの際，バルーンカテーテル治療はどのような症例が適応か？

　近年，肺静脈隔離術のための種々のバルーンカテーテルが開発され，欧米ではすでに高い評価を得ている．本項では，高周波を用いたホットバルーンカテーテルと冷凍凝固を用いたクライオバルーンカテーテルについてまとめる．

A-1 バルーンカテーテルの特徴（図1）

　ホットバルーンカテーテルのバルーンは弾性のあるポリウレタン製で，25～33 mmまで拡張可能である[1]．電解質溶液でバルーンを拡張し，内部の高周波通電用コイル電極から高周波通電を行うことにより充填液が加熱される．バルーン表面温度は60～65℃に均一に保たれ，心筋組織は充填液を媒体として間接的に加熱される．その結果，蛋白凝固を生じ，焼灼層が形成され

る．通常のアブレーションカテーテルでの通電では，電極先端温度以上に組織内温度が上昇し，血栓形成や心タンポナーデの原因となるが，ホットバルーンでは，組織内は 60 〜 65℃以下に保たれ，血栓形成や隣接臓器への障害が非常に少ない．

　クライオバルーンカテーテルのバルーンのサイズは 23 mm と 28 mm がある[2]．さらにバルーン内腔を介して 15 mm と 20 mm の専用のリング状多電極カテーテルがバルーン先端まで挿入可能であり，いずれも肺静脈径に応じて選択が可能である．このリング状カテーテルは，バルーン留置時のガイディングに用いると同時に肺静脈電位記録にも使用可能である．バルーン内へはコンソール（冷凍アブレーション装置）から冷凍凝固エネルギーとなる亜酸化窒素ガスの注入と回収が行われる．先端バルーンは 2 重構造となっており，リーク検知システムと圧力センサーにより，バルーンが破損した場合は，ガスの供給が停止し，回収される安全策がとられている．心筋組織が冷凍（freeze）と復温（thaw）を繰り返すことで冷凍凝固による心筋壊死効果が発揮される．高周波と異なり，熱を利用しないため，スチームポップがなく，血栓形成リスクが低い．

A-2 バルーンカテーテルによる肺静脈隔離術

　両バルーンカテーテルに共通する手技の重要な点は，バルーンが肺静脈入口部を完全に閉塞することである．バルーンと肺静脈との接触面が焼灼または冷凍されることで肺静脈隔離が可能となるため，完全閉塞により高い成功率が得られる．ホットバルーンは充填液の注入量によりバルーンサイズの調節が可能である．一方，クライオバルーンは，一般的に肺静脈径が 10 〜 21 mm では 23 mm のバルーン，16 〜 30 mm では 28 mm のバルーンを選択することが推奨されている．両者ともカテーテル内腔から造影剤を注入することによりバルーン先端の造影ができ，肺静脈の閉塞が確認可能である．閉塞が不十分な場合は，バルーン位置を変更する必要がある．ガイドワイヤを留置する血管枝を変更することが有効であるが，クライオバルーンカテーテルはシースおよびカテーテル自体もカーブがつくためバルーンの圧着に有用である．

　ホットバルーンでの通電時間は，心腔内エコーを用い，肺静脈入口部の内膜壁厚を計測し決定

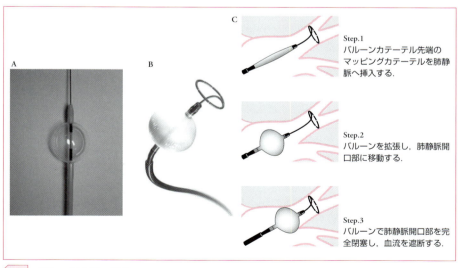

図1　バルーンカテーテル
A：高周波ホットバルーン
B：冷凍クライオバルーン
C：肺静脈入口部へ留置したクライオバルーンのシェーマ
Aは東レからの配布資料より，B，Cは Medtronic 社からの配布資料より改変

される．標準的な通電時間は2～3分間であり，肺静脈の形状によりバルーンの圧着方向を変えるなどして，1～2回の追加通電を行う．クライオバルーンでの標準的な冷凍凝固時間は，2～3分であり，-40～-45℃が有効温度とされているため，温度の低下状況や肺静脈の形状により1～2回の追加冷凍凝固を行う．

バルーンカテーテルは，接触する心筋組織を広範囲かつ均一な深度で，一度に焼灼・冷凍凝固することが可能であるため，手技時間や透視時間の短縮が期待できる．バルーンカテーテルに特有の合併症はないが，横隔膜神経麻痺の発生率はアブレーションカテーテルに比べ有意に高いと報告されている．特に右上肺静脈内に深くバルーンが挿入された際には注意を要し，横隔膜ペーシングが予防に有用である．一方，心タンポナーデ，脳梗塞，食道障害の発生は極めて低いとされている．

A-3 バルーンカテーテルアブレーションの適応

現時点における，バルーンカテーテルの適応は，肺静脈隔離のみで根治し得る薬剤抵抗性の再発性症候性の心房細動症例である．すなわち，心房リモデリングの進行していない発作性心房細動の初回セッションがよい適応と考えられる．両バルーンともに肺静脈入口部の解剖学的な形態により圧着が不十分な部位では電位が残存し，再発例においても同様の部位でギャップが認められる．そのため，共通幹や極端に細い肺静脈には適さない．バルーンアブレーション後の電位残存部位へは，通常のアブレーションカテーテルを用いたピンポイントの追加通電が有用である．

バルーンカテーテルは，各症例の肺静脈の解剖学的特徴に応じたバルーン圧着のための操作が必要であるが，安全かつ短時間で肺静脈隔離術が可能であり，今後，普及することが予想される．

文献

1) Satake S, et al. J Cardiovasc Electrophysiol 2003;14:609-615
2) Furnkranz A, et al. J Cardiovasc Electrophysiol 2013;24:492-497

（遠山英子，熊谷浩一郎）

Mini Lecture バルーンカテーテルアブレーションの実際

バルーンカテーテルは心房リモデリングが進行していない肺静脈隔離のみで根治し得ることが期待できる初期の発作性心房細動症例が適応となる．バルーンカテーテルは肺静脈入口部を完全閉塞することにより，アブレーションカテーテルと比較し，肺静脈前庭部を含む広範囲を面として均一の深度で通電または冷凍凝固可能である．しかし，肺静脈の形態やサイズにより，バルーンでの完全閉塞に難渋する場合があり，圧着不十分な部位では電位が残存する．そのため，バルーンサイズを上回る共通幹や極端に細い肺静脈を有する場合，また肺静脈入口部において分枝の多い肺静脈では完全閉塞を得られるバルーン留置が困難となるため適さない．バルーン留置中は電位の観察ができないため，電位記録のためには，バルーンを抜去しリング状カテーテルを挿入する必要がある．追加通電または冷凍凝固を行う際には，再度バルーンを再挿入し，電位残存部位の位置を把握したうえでバルーンの留置位置を変えるなどの工夫が必要となる．バルーンカテーテル挿入用のシースは太いため，バルーンの出し入れには空気混入などが生じないよう注意が必要である．ホットバルーンでは通電中は完全閉塞を維持するためにカテーテルを保持する必要性があるのに対し，クライオバルーンでは冷凍開始30秒でバルーンが組織に固着するため，保持の必要性はないが，バルーン内温度が20℃に達しバルーンが自動収縮するまでは，組織損傷をきたす可能性があるため，バルーン操作を行わないように注意が必要である．通常のアブレーションカテーテルに比べ，横隔膜神経麻痺の発生率は高いとされているため右側肺静脈隔離の際には，横隔膜ペーシングを行う必要がある．（遠山英子，熊谷浩一郎）

Q73 心房細動アブレーションの合併症とその対策は？

心房細動アブレーションに伴う致死的合併症を調査した論文[1]によると，その発症頻度は約0.1%であり，内訳は，心タンポナーデ，脳梗塞，心房食道瘻の三つで全体の半分以上を占めている．本項では，これらの合併症とその対策方法について述べる．

A-1 心タンポナーデ

1）診断

心囊液が貯留したことを最も早期に診断できるものは，透視の心陰影左斜位像である（図1）．仰臥位で心囊液は，まず左房から左室後壁にかけて貯留しはじめるので，最初に同部位の動きが低下もしくは消失する．血圧も低下せず，心エコーでも同定不能な程度の少量の心囊液でも，透視像では変化が表れている．本合併症は可能な限り早期に診断し治療することで重篤化を回避できるので，術中には頻繁に同心陰影の動きの変化を確認すべきである．

2）原因

心タンポナーデの原因としては，以下のものが考えられる．
①心房中隔穿刺時の誤穿刺
②カテーテルやシースの心筋への強いコンタクト
③過度の心筋焼灼

3）予防

心房中隔穿刺時の誤穿刺とは，中隔穿刺の際に誤って心房後壁や大動脈壁を穿刺したり，心房中隔が硬いもしくは過伸展するために，穿刺針を過度に押しすぎて左房壁を穿刺したりすることである．それらを予防するために，心腔内エコーと高周波心房中隔穿刺針を使用することを勧める．高周波穿刺針は，針先端を卵円窩に軽く接触させ，高周波通電するだけで穿刺可能である．

A-2 脳梗塞

世界規模の調査によると，心房細動アブレーションに伴う脳梗塞，一過性脳虚血発作の合併頻度は約1%である[2]．また，MRIのディフュージョンイメージで診断される無症候性脳梗塞は，約10%の患者に生じている．

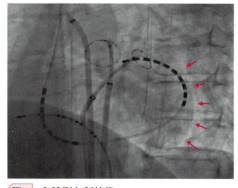

図1 心陰影左斜位像
心囊液が貯留しはじめると，矢印の部位の動きが低下もしくは消失する．

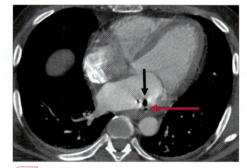

図2 心房食道瘻を発症した患者の胸部CT
左房内に空気が認められる．
（Lempel JK, et al.Am J Neuroradiol 2012；33：E40-E41）

1）予防

脳梗塞の合併を予防するためには，以下の三つが重要である．
①ワルファリンの内服を継続しながらアブレーションを実施する．
②術中のヘパリンは，末梢動静脈にシースを挿入後，直ちに投与する．
③術中の ACT は 300 秒以上に維持する．

ワルファリンを中止して心房細動アブレーションを実施した場合，脳梗塞の合併頻度は約 1% であるが，ワルファリン継続下でアブレーションを実施した場合には約 0.1% にまで低下する．また，新規経口抗凝固薬に関しては，ワルファリンの継続投与のほうが，ダビガトランの術直前中止法よりも周術期血栓塞栓症の合併頻度を低く抑えることができる[3]．

A-3 心房食道瘻

前述の世界規模の報告[2]によると，心房食道瘻の合併頻度は 0.04% と極めて低いが，死亡率は 70% 以上と極めて高い．

1）診断

おもな症状は，食道潰瘍，敗血症によるもので，激しい胸痛，嚥下痛，発熱，意識障害などである．アブレーションによって生じた食道潰瘍が徐々に進行し，心房食道瘻を形成するものと考えられ，症状発現時期は，術 2〜3 週間後が多い．胸部 CT，MRI で，心臓もしくは縦隔内に空気が存在すれば（図 2），それが食道と同部位間の瘻孔の間接的証明になる[4]．上部消化管内視鏡は，プローベや検査中に食道内に注入した空気が心臓に入り，病状をさらに悪化させる可能性があり禁忌である．

2）治療

外科的修復しかない．食道穿孔のみで心房食道瘻にまで進行していない場合は，食道ステント留置という選択肢もある．

3）予防

現在のところ，心房食道瘻の確立された予防方法はない．しかし，経験的に以下の方法が実施されている．
①食道造影を参考に食道の走行をさけて左房後壁を焼灼する．
②食道上を焼灼する際には，高周波電出力を下げる．
③食道上を焼灼する際には，食道温度を測定し，ある一定の温度で高周波通電を中止する．

食道上を焼灼せざるをえないときは，高周波通電出力は 25W 以下（イリゲーションカテーテル使用時）にする．また，左房後壁焼灼中の食道制限温度は 40〜42℃が相応しい．当院では 42℃を制限として 5,000 例以上の症例に心房細動アブレーションを実施しているが，心房食道瘻の経験は 1 例もない．しかし，この制限温度では，軽症も含め，食道炎が 20% 程度に発症するので，術後はプロトンポンプ阻害薬を 1〜4 週間内服させたほうがよい．数週間以内にほとんど完治する．

文献

1) Cappato R, et al. J Am Coll Cardiol 2009；53：1798-1803
2) Cappato R, et al. Circ Arrhythm Electrophysiol 2010；3：32-38
3) Sardar P, et al. Am J Cardiol 2014；113：1173-1177
4) Lempel JK, et al. Am J Neuroradiol 2012；33：E40-E41

（桑原大志）

9章 早期興奮症候群

Q74 早期興奮症候群とは何か？ それぞれの心電図的特徴は？

早期興奮症候群（pre-excitation syndrome）とは，房室結節を介した心房から心室への興奮よりも，副伝導路を介してより早期に心室の一部が興奮するために，心電図上① PR 時間の短縮，②デルタ波の出現，③ QRS 幅の延長の一つ以上を呈する症候群である．

A-1 早期興奮症候群の分類

心電図的分類と解剖学的分類（表1，図1）がある．

Mahaim 線維は，かつて結節－心室副伝導路として理解されていた．しかし，近年の心筋焼灼術による所見などから心房－束枝副伝導路だけでなく減衰伝導を示す Kent 束（slow Kent fiber）でも心電図的には同様な所見を呈することが判明した．

Kent 束，Mahaim 線維の場合は，心房期外収縮によりデルタ波が大きくなる．しかし，心房期外刺激－デルタ波の立ち上がりまでの時間は Kent 束では一定なのに対して Mahaim 線維では心房期外刺激の連結期の短縮に伴い延長する．

表1 早期興奮症候群の分類

1. 心電図所見からの分類

① 古典的 WPW 症候群
PR ＜ 0.12 秒，デルタ波の存在，
QRS 幅 ≧ 0.12 秒
② 異型 WPW 症候群
a. PR ≦ 0.12 秒，小さなデルタ波の存在，QRS 幅 0.10 〜 0.12 秒
b. PR ＞ 0.12 秒，デルタ波の存在，QRS 幅 ＞ 0.12 秒
③ Lown-Ganong-Levine（LGL）症候群
PR ＞ 0.12 秒，正常 QRS 幅

2. 解剖学的分類 （提唱者の名前から由来）

① Kent 束
房室副伝導路（accessory AV connection）
② Mahaim 線維
結節－心室副伝導路（nodoventricular connection）
束枝－心室副伝導路（fasciculoventriculr connection）
心房－束枝副伝導路（atriofascicular bypass tract）
③ James 線維

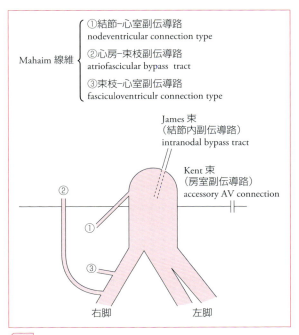

図1 早期興奮症候群の解剖学的分類

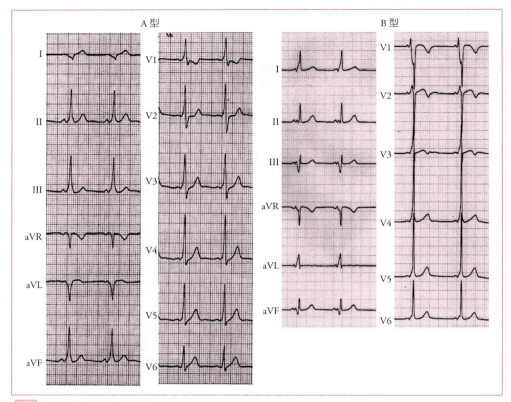

図2 WPW症候群の心電図

　Mahaim線維の束枝-心室副伝導路は，小さなデルタ波を示すが，Kent束やほかのMahaim線維とは異なり心房期外収縮があってもデルタ波の大きさは変わらない．また，頻脈性不整脈の原因となることも少ない．

A-2 WPW症候群の心電図上の分類

1) V1誘導の極性による分類（図2）

　V1誘導でR/S≧1はType A，R/S＜1ではType Bと診断している[1]．V1誘導でQSパターンの時にはType Cと呼称する場合もある[2]．Type Aは左室副伝導路，Type Bは右室副伝導路，Type Cは中隔副伝導路と考えられている．

2) デルタ波の出現パターンによる分類

　Kent束の心房から心室への順伝導の性質に伴い分類される．

a. 顕性WPW症候群

　恒常的に心房から心室方向へ伝導を認める．つまり，デルタ波を恒常的に認める．

b. 間欠性WPW症候群

　副伝導路の順行性伝導が時折ブロックされる．つまり，デルタ波が消失して，正常伝導のQRS波が出現する．

c. 潜在性WPW症候群

　常に順行性の伝導がブロックされているので，洞調律時にデルタ波は消失している．副伝導路

の逆伝導（心室から心房への伝導）は認められるので，房室回帰性頻拍が発生することでWPW症候群の診断が可能となる．

文献

1) Rosenbaum FF, et al. Am Heart J 1945；29：281-326
2) Ueda H, et al. Jpn Circ J 1954；21：361-375

（清水昭彦）

Q75 WPW症候群における12誘導心電図からの房室副伝導路の位置の推定は？

A-1 デルタ波極性から推定する

　WPW症候群のQRS波は，副伝導路を介する早期の心室興奮と正常伝導を介しての心室興奮の融合波であるため，①副伝導路の位置，②心房興奮部位と副伝導路および房室結節間の相対的距離，③心房筋の伝導特性，④房室結節の伝導時間，などによりその形態が異なる．

　WPW症候群の副伝導路の位置推定を心電図にて行う場合には，デルタ波の極性をみる．WPW症候群では，副伝導路は房室輪に存在しているので，洞調律時は房室弁輪付近の副伝導路心筋付着部位から心室全体に興奮が伝播される．各誘導部位でのデルタ波の極性は，副伝導路の位置と房室輪の位置を心電図上で考えると推定可能である（図1）．三尖弁は僧帽弁より少し低い位置になる．臨床的には，Arrudaら[1]の副伝導路の分類（図1）と副伝導路推定方法がよく用いられる（図2）．この分類では，デルタ波の初期電位方向をデルタの開始から20 msと従来の40 msよりも早期の電位方向を基準にしている．このアルゴリズムによる部位診断は，感度90％，特異度99％と診断率が非常に高い．現在WPW症候群では，アブレーションによる治療が第一選択として通常行われるので，この分類は特に有用と考えられている．

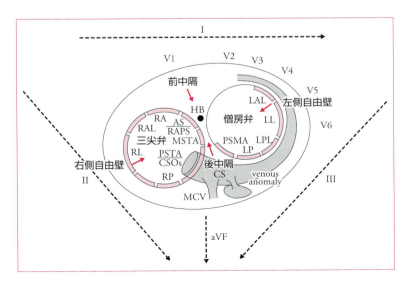

図1 副伝導路の位置と部位の分類と心電図の関係
（Arruda MS, et al. J Cardiovasc Electrophysiol 1998；9：2-12）

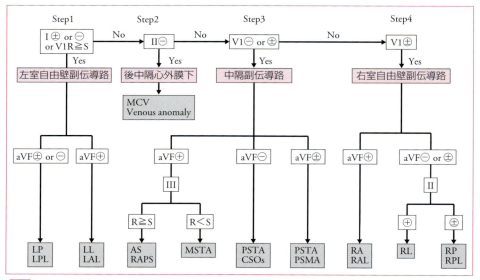

図2 WPW症候群の副伝導路部位診断―デルタ波初期電位方向からのステップ診断―
（Arruda MS, et al. J Cardiovasc Electrophysiol 1998；9：2-12）

文献

1) Arruda MS, et al. J Cardiovasc Electrophysiol 1998；9：2-12

（清水昭彦）

Q76 WPW症候群は頻脈発作がないときでも，自覚症状があるのか？

A-1 通常はない

　WPW症候群の患者で非頻脈発作時に自覚症状を訴えることは通常ない．ただ，間欠性WPW症候群を示す症例のなかには，デルタ波を有した心室興奮と正常QRS波時の心室興奮パターンが厳密にいえば異なるため，デルタ波出現時に胸部違和感を訴える場合がある．

（清水昭彦）

Q77 WPW症候群の患者に起こりやすい二つの動悸発作と，その薬物治療は？

A-1 発作性上室頻拍と発作性心房細動

　WPW症候群では副伝導路により①房室回帰性頻拍（atrioventricular reentrant tachycardia；AVRT）と②偽性心室頻拍（peudoventriculat tachycardia）が起こりやすくなる（図1）．

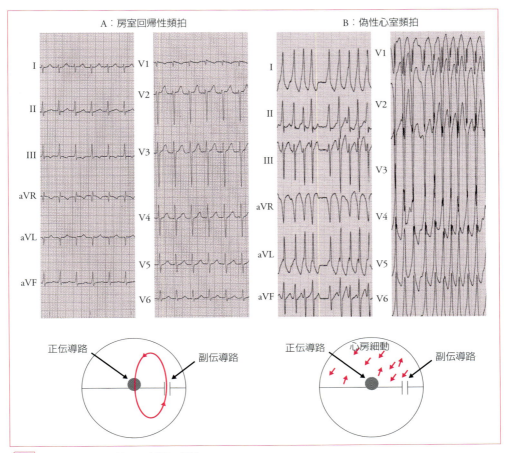

図1 WPW症候群に伴う2種類の頻拍

表1　WPW症候群患者の頻拍時の薬物治療
① 副伝導路を抑制する薬剤
クラス Ia：シベンゾリン，ジソピラミド，ピルメノール，キニジン クラス III：ピルジカイニド，フレカイニド，プロパフェノン
② 房室結節を抑制する薬剤
ジギタリス，ベラパミル，ジルチアゼム，β遮断薬

1）房室回帰性頻拍

　房室回帰性頻拍は，副伝導路を心室から心房へ逆行性に，正伝導路を心房から心室へ順行性に廻旋する orthodromic type AVRT（図 1A）が起こる．まれに正伝導を逆行性に副伝導路を順行性に廻旋する antidromic type AVRT もある．この場合，副伝導路を順行性に廻旋するのでデルタ波が著明となり，幅広いQRS波形を示すので心室頻拍との鑑別が必要となる．このタイプも次の2）に含める場合もある．

2）偽性心室頻拍

　偽性心室頻拍は，WPW症候群の患者に心房細動・粗動などの上室性頻拍が出現した場合，心室興奮がおもに副伝導介して行われると著明なデルタ波を示す（図 1B）．心室興奮は副伝導路と

正伝導の伝導性に依存するが，多くの場合正常伝導より副伝導路の伝導のほうが良好なため，非常に早く，幅広い QRS 波形を呈し心室頻拍に類似した頻拍となるので偽性心室頻拍とよばれる．頻拍時の最短 RR 間隔が 200 msec 以下，あるいは副伝導路の有効不応期が 250 ms 以下の場合には，突然死のリスクが高くなる．

薬物治療としては，房室結節あるいは副伝導路の伝導を抑制する薬剤を使用する（表 1）．房室回帰性頻拍では，副伝導路の伝導と房室結節を抑制する薬剤ともに使用可能であるが，偽性心室頻拍の場合は房室結節の伝導を抑制する薬剤ジギタリス，ベラパミルを使用すると，副伝導路を介しての伝導が起こりやすくなり禁忌とされる．通常，緊急的に対応するので静注薬として使用する．

（清水昭彦）

Q78 潜在性 WPW 症候群は非発作時の心電図で診断可能か？

A-1 診断できない

潜在性 WPW 症候群は順行性の副伝導路を認めないので，非発作時の心電図でこれを診断することはできない．逆行性伝導は存在するので，①心室性期外収縮時に逆行性 P 波を認める場合，②心房性期外収縮より 1 回のみ副伝導路を逆行性に心房エコーを認める場合，には潜在性 WPW 症候群の疑いをもつことは可能であるが，逆行性 P 波のみで房室結節リエントリー性頻拍や心房性期外収縮と鑑別することは実際には困難である．房室回帰性頻拍時の逆行性 P 波から副伝導路の部位診断を試みた報告は参考になるかもしれない[1]．

文献
1) Tai CT, et al. J Am Coll Cardiol 1997；29：394-402

（清水昭彦）

Q79 心房－束枝副伝導路を回路に含む頻拍の心電図の特徴は？

現時点で Mahaim 線維束として用語の使用が認められているものは，順伝導性のみを有し減衰伝導特性をもつ，頻度の最も多い心房－束枝副伝導路（atriofascicular accessory pathway）である（図 1）．心房－束枝副伝導路は副伝導路全体の 2～3％といわれている[1]．

本線維束を介した頻拍中の心電図の特徴を説明する．

A-1 頻拍中の体表 12 誘導心電図所見

Mahaim 線維束は通常は右側に局在するため頻拍中は左脚ブロックパターンを呈する．QRS 幅は比較的狭く，おおむね＜ 150 msec とされている．また軸は 0～－75 度で左方軸を示す．移行帯は V4-5 である[2]．

以上の特徴で洞調律と異なる目立つ所見は頻拍のときのみ出現する．洞調律時はさほど QRS

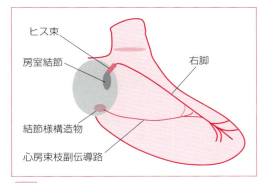

図1　心房束枝副伝導路
Mahaim 線維束は，おおむね逆行性伝導はなく順伝導性のみを有し，かつ減衰伝導特性をもつ組織である．
頻度の最も多いタイプは心房−束枝副伝導路（atriofascicular accessory pathway）である．
ほとんどの症例は本副伝導路が右側に局在する．
心房側付着端は，三尖弁輪の前壁〜前側壁であり，遠位部付着端は右脚である．

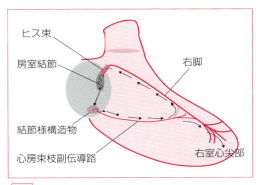

図2　頻拍時興奮経路
Mahaim 線維束は順伝導のみを示すため，マクロリエントリー回路を antidromic に旋回し頻拍時は Mahaim 線維束を心房側から心室側へと伝わり，右脚を介してヒス束→房室結節の順に興奮する逆方向性の房室リエントリー性頻拍である．

幅の広くない左脚ブロックである．変行伝導でよく見かける脚ブロックパターンが右脚ブロックであることは知られている事実であることから，この頻拍時のみみられる左脚ブロックパターンをきっかけとして Mahaim 線維束の存在を疑う必要がある．

A-2 頻拍中の電気生理学的検査所見

洞調律中の電気生理学的所見に関しては次の **Q80** を参照いただきたい．
頻拍中の電気生理学的検査所見としては，いくつかの特徴的な所見がみられる．
①早期心室興奮部位が右脚末梢の右室心尖部であり，同部位でポストペーシングインターバル（PPI）が一致する（図2）．
②右脚電位がヒス束電位よりも先行する（図2）．
③右室心尖部ペーシング時に比べ頻拍中は VH 時間（＜ 50 msec）および VA 時間が短縮する．
④右室心尖部ペーシング時 HA 時間と頻拍中 HA 時間は変わらない．
⑤房室結節不応期の心房単発刺激によりリセット現象をきたす．

文献
1) Ellenbogen KA, et al. Pacing Clin Electrophysiol 1986；9：868-884
2) Henry C, et al.Ablation of atriofascicular "Mahaim fiber" accessory pathways and variants.In：Soei K, et al.(eds), Catheter ablation of cardiac arrhythmias.2nd ed,Elsevier Saunders, Philadelphia, 2011；408-424

（青柳秀史，沖重　薫）

Mini Lecture　Mahaim 線維束の心房端同定

　Mahaim 線維束は，通常は逆伝導をもたないことからも心室ペーシングによる心房側付着部位を同定することは不可能である．さらには心室側は，広く細かく枝分かれしているためさらに同定は困難である．以上から心房−束枝副伝導路の心房端を同定する二つの方法が提唱されている．
① 三尖弁輪部周辺で同じ周期でコンスタントペーシングを行い，刺激−デルタ波時間が最も短い部位が心房付着端である[1]．
② 三尖弁輪に心房付着端となる Mahaim 電位が記録部位を探す．

（青柳秀史，沖重　薫）

文献 ● 1) Okishige K, et al. J Cardiovasc Electrophysiol 1991；2：465-475

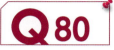　心房−束枝副伝導路の存在は非頻拍時にも可能か？

A-1 心電図では困難なことが多い

　洞調律時，典型的にはほとんどもしくは全く心房束枝副伝導路を介した早期興奮の所見はない．
　Mahaim 線維束による早期興奮が存在する場合，Mahaim 線維束の存在する三尖弁輪の前壁〜前側壁が先に興奮し，房室結節を介して興奮した心室中隔の影響が隠されてしまうため I, aVL, V5-6 誘導の septal Q 波が消失するという報告がある[1]．
　ただし，これは非特異的であることから，非頻拍時における心房−束枝副伝導路の存在は，電気生理学的所見が中心となる．

A-2 非頻拍時にこの伝導路の存在を疑う所見

　非頻拍時に Mahaim 線維束を疑う所見は，いくつかの所見から疑いをもつことは可能である．
　前述したように，洞調律時は正常であることが多く，WPW 症候群にみられるようなデルタ波は認められない．なぜなら，Mahaim 線維束を有している患者は，通常の心拍数であれば房室結節を経由して心房から心室に興奮が伝わることが多いため，デルタ波のような波形がみられない．また，Mahaim 線維束は右脚やその近傍で終えているため，たとえ Mahaim 線維束を介して心房から心室に興奮が伝わった場合でもデルタ波がわかりにくい傾向にある．
　迷走神経や心拍数上昇で房室結節の伝導が抑制されると，Mahaim 線維束を介した伝導が起こり，一時的に QRS 波形に変化が生じる．または房室結節と Mahaim 線維束両方の興奮が心室に届くため QRS 波形は融合した波形に変化する．
　また，Mahaim 線維束を有した患者の洞調律中の幅の狭い QRS 波の場合，III 誘導が rS パターンを呈する患者が 61％ にのぼり，対照的に 200 例の動機を訴え，心疾患のないことが証明された患者では，同様の所見が 6％ のみであったされている[1]．
　Mahaim 線維束を有した患者の 40％ は他の副伝導路を有していることがわかっており，頻拍は出現しやすい．その頻拍時 QRS 波形が左脚ブロックであった場合（機序は後述），右側に存在する副伝導路を疑い，その一つとして Mahaim 線維束を疑う根拠となる．
　まとめると，洞調律中は正常の心電図．迷走神経緊張や心拍数が増加すると，時に（房室結節から Mahaim 線維束への興奮へ切り替わるため）QRS 波形が変化する．洞調律中の III 誘導にお

けるrSパターンは疑う一つの要因であり，さらに，頻拍時は左脚ブロックを呈した波形は，Mahaim線維束を疑う所見となりうる．

A-3 洞調律中の電気生理学的所見

頻拍中の電気生理学的検査所見同様，洞調律中にもいくつかの特徴的な所見がみられる．

Mahaim線維束はほとんどが右側の心内膜側にあり，心房側付着端は，前述したとおり三尖弁輪の前壁～前側壁である．遠位部付着端は右脚である．通常Mahaim線維束は順行伝導のみを有し，減衰伝導特性をもつ．この性質から生じる電気生理学的特徴を証明していくことでMahaim線維束の存在を疑うこととなる．

① Kent束同様副伝導路電位が存在するが，心房－副伝導路電位間隔が約60 msec前後と比較的長い．
② 中枢側～副伝導路電位までが伝導遅延と減衰伝導特性を示し，副伝導路電位から心室までが伝導速度一定である．
③ Mahaim線維束は，アデノシンによりブロックをきたす．
④ 心房刺激（連続/期外刺激）によりPR時間，AH時間延長．HV時間短縮をきたす．
⑤ Mahaim線維束は容易に機械的刺激で伝導が途絶えてしまう．

文献
1) Sternick EB, et al. J Am Coll Cardiol 2004；44：1626-1635

（青柳秀史，沖重　薫）

Q81 早期興奮症候群（おもにWPW症候群）のカテーテルアブレーション適応は？

A-1 頻拍発作の有無とハイリスクか否かによる

日本循環器学会による「循環器病の診断と治療に関するガイドライン（2010-2011年度合同研究班報告）」[1]では，以下のように適応が示されている．

クラスI（評価法，治療が有用，有効であることについて証明されている）は，1. 生命に危険を及ぼす危険性がある，または失神などの重篤な症状を伴う頻脈性心房細動や他の心房性頻脈性不整脈がある場合．2. 副伝導路を介した頻拍発作があり，短時間で自然停止しない，症状を伴う，頻度が多いなどの場合．3. 副伝導路を介した頻拍発作はないが，ハイリスク群で，公共交通機関の運転手など，業務内容が患者以外の人命にかかわる可能性がある場合である．

クラスIIa（データ，見解から有用，有効である可能性が高い）は，1. 副伝導路を介した頻拍発作はなく，ハイリスク群でもないが，心房細動発症の可能性などを考慮して患者がカテーテルアブレーションを希望する場合．2. 頻拍発作を認めても症状が軽微で，短時間で自然停止し，頻度もまれな場合としている．

薬物療法との違いは，WPW症候群においては極めて治療成功率が高く，何よりも根治療法であることである．薬物治療の場合，患者が若年者であれば長期的な服用の必要性や副作用の懸念が出てくるのに対して，アブレーションに関連した重篤な合併症の発生頻度は有意に低い．以上

から本疾患の第一選択治療と考えられている．無症状であっても高リスク群（心房細動時の最短R-R間隔が220 msec未満，副伝導路有効不応期が250 msec未満）ではアブレーション治療が勧められる．また，非典型的副伝導路としてのMahaim線維を介した不整脈に対するカテーテルアブレーション治療においても治療成功率が高く，WPW症候群同様，根治療法である．適応に関してもWPW症候群に準ずるものと考えて差し支えない．

実際海外の早期興奮症候群に対するアブレーション適応でも，1. 症状を有する頻拍患者．2. 頻拍による症状の発展が患者もしくは他人を危険にさらすような職業に就いている者，たとえばトラックの運転手，パイロット，運動競技選手．3. 無症状の患者でも電気生理検査でハイリスクと診断された若年患者としている．ただし，無症状かつWPW症候群の心電図変化のみである場合は，2003年ACC/AHA/ESCガイドラインにおいてさらなる治療は不要となっている[2]．

今後の可能性として，房室結節近傍に通電が必要な症例において，傷害部位が高周波通電よりも局所に限局できるCryoablationによる治療が行われるようになる可能性がある[3]．その際はアブレーション成功率のさらなる向上に伴いアブレーションの適応に変化が生じるかもしれない．

文献

1) 日本循環器学会．循環器病の診断と治療に関するガイドライン（2010－2011年度合同研究班報告）．（班長：奥村　謙）：カテーテルアブレーションの適応と手技に関するガイドライン．2012；17-18
2) Blomström-Lundqvist C, et al. Circulation 2003；15：1871-1909
3) Rodriguez LM, et al. J Cardiovasc Electrophysiol 2002；11：1082-1089

（青柳秀史，沖重　薫）

Mini Lecture　narrow QRS頻拍への対処方法

患者が動悸で来院し，QRS幅の狭い頻拍であることが判明した場合，それが早期興奮症候群かその他の不整脈かの判別は別にして，まず患者を目の前にしてみるのは血行動態の安定の有無である．血行動態が不安定であれば，今までの同じようなイベントの頻度にもよるが，不整脈に対する投薬コントロールよりはカテーテルアブレーションを考慮するきっかけとなる．その場はDCで逃れ，血行動態安定後に可能性のある不整脈（発作性上室性頻拍，心房粗動，心房細動）をあげ，投薬はあくまで不整脈が起こらないように"なだめる"ための一時的なものであることを患者に丁寧に説明することが大切である．その際，ガイドラインが説得の後ろ盾をしてくれる．この救急の場を逃すと患者さんは再び"不思議な"侵襲的治療に対する抵抗が出てくるため，最低限循環器外来の予約をとることが必要である．実際の正常波形と頻拍波形を見せつつカテーテル治療の適応，放置することの危険性，カテーテル治療の安全性と危険性，一般にあげられている治療成功率を外来で説明する．

（青柳秀史，沖重　薫）

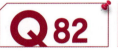

早期興奮症候群のカテーテルアブレーションはどうやるのか？

早期興奮症候群のカテーテルアブレーションは，副伝導路の位置により大きく異なるため，left free wall, septum, right free wall（Mahaim線維を含む）として部位別に解説する．

A-1 left free wall 副伝導路

1）アプローチ方法

おもに経大動脈的アプローチと経心房中隔アプローチがある．

経大動脈アプローチは，動脈硬化をきたした大動脈や大動脈瘤を合併している症例では，注意を要する．一方，経心房中隔アプローチでは心房中隔穿刺を要するため，大動脈弁置換術や大動脈弁狭窄症，大動脈疾患や経大動脈アプローチでも効果不十分な症例に適応と考えられる．

2）使用デバイス

経大動脈アプローチの場合，大動脈の蛇行を考慮し，8F，25 cm のシースを使用している．

経心房中隔アプローチでは，心房中隔穿刺を行うために LAMP™ に RF needle™ を挿入し，穿刺針からの通電効果で安全に施行可能となった．心房中隔穿刺後は，アブレーションカテーテルの支持をよくするため AGILIS™ もしくは DESTINO™ に入れ替える．通電は，いずれのアプローチもイリゲーションカテーテル（Cool Path Duo™，THERMOCOOL SMARTTOUCH™）で焼灼している．

3）マッピング

離断成功部位を示唆する電位は，以下のような特徴を要する．顕性 WPW 症候群で経大動脈アプローチでは，心房波（A 波）と心室波（V 波）を期外刺激などで分離し，A 波が 0.4〜1.0 mv 以上ある場合や，A/V 比 0.1 以上の場合焼灼のよい指標である．局所の AV 時間はなるべく短い 25〜50ms の部位を探す．分離した高振幅の副伝導路電位が A 波 V 波間に認められた場合や単極電位がいわゆる PQS パターンであれば，通電成功の指標となりえる．僧帽弁上にカテーテルを置いた場合は，A/V 比 1：1 がよい指標である．

不顕性 WPW 症候群は，経大動脈アプローチでは，頻拍中や心室ペーシングで副伝導路を逆伝導する際，VA 時間が 25〜50 ms の短い部位を探す．顕性 WPW 症候群同様，副伝導路電位が認められれば，通電成功の可能性がある．

4）高周波通電

焼灼は 4 mm tip カテーテルにて出力 50W，温度 60℃で行っている．イリゲーションカテーテルでは最大出力 35 W，最高温度 50℃としている．10 秒程度の通電で副伝導路離断が得られない場合は，通電を直ちに中止し，適した電位を探す．離断の得られる部位では通電を 60〜120 秒行う．

A-2 septal 副伝導路

1）アプローチ方法

中隔副伝導路は，通常右心系からのアプローチのみで 76% 焼灼可能とされている[1]．左側から焼灼が必要な場合，経心房中隔アプローチで行う．

2）使用デバイス

右心系は SL0 シース，経心房中隔アプローチは，left free wall 副伝導路アブレーション同様，AGILIS™ に入れ替えて行っている．通常 4 mm tip カテーテルで焼灼している．

3）マッピング

成功通電部位は，副伝導路電位を認める部位，局所の AV 伝導時間もしくは VA 伝導時間が 40 ms 以下となる部位を通電することが望ましい．

4）高周波通電

出力と温度は，left free wall 副伝導路焼灼と同様である．右冠動脈が通電部位の近くを走行している場合，最低 2 mm は通電部位から離す．また房室ブロックの危険から，通電中はヒス束電位

の注意深いモニタリングが必須である．以上から必ずしも予定どおりの通電とならないことがあり，再発率は 12% といわれている[2]．

A-3 right free wall 副伝導路

1) アプローチ方法

一般的には，下大静脈アプローチである．

2) 使用デバイス

ロングシース（当院では SL0 シースまたはアジリスシース）を使用し，アブレーションカテーテルの安定性を維持している．通常イリゲーションカテーテルを使用している．

3) マッピング

右側副伝導路は多くの場合順伝導を認めるため，洞調律下で Halo カテーテルなどの多極電極カテーテルを三尖弁輪に留置し，心室最早期興奮部位を同定する．また，副伝導路の逆伝導が存在する場合は，心室ペーシング下の心房最早期興奮部位を同定する．

Mahaim 線維束を介する頻拍では，性質上逆伝導がないため，心室ペーシングで心房端を同定することは困難である．また，心室端は広く細かく枝分かれしていることが多く，心室端同定が困難な例も多い．そこで mapping は三尖弁輪におけるヒス束電位よりわずかに先行する Mahaim 電位の同定を行うか三尖弁輪からのペーシングで刺激－デルタ波間が最も短縮する部位を同定し焼灼することである[3]．

三尖弁上にカテーテルを置いた場合は，A/V 比 1：1 がよい指標である．心室ペーシングで副伝導路を逆伝導させている際，局所の VA 時間は 40 ms 以下の部位を探す．副伝導路電位が認められれば，通電成功の可能性がある．

4) 高周波通電

出力や焼灼時間は，left free wall 副伝導路と同様である．

文献

1) Gaita F, et al. Am J Cardiol 1995；25：648-654
2) Chen SA, et al. Am Heart J 1993；125：381-387
3) Okishige K, et al. J Cardiovasc Electrophysiol 1991；2：465-475

（青柳秀史，沖重　薫）

Mini Lecture　副伝導路の局存によるカテーテル操作の実際とストラテジー

left free wall 副伝導路焼灼の際，経大動脈アプローチではカテーテルが大動脈弓で反転するためカテーテル操作に慣れが必要である．カテーテルを左室挿入した後は，時計回転で左室前壁側へ向き，反時計回転で左室後壁側や中隔側へ向く．左室挿入後から，カテーテルを曲げたうえで回転をかけて透視を見ながら目的とする弁輪部に進めていく．トルクは少し後になってカテーテル先端に伝わることがある．時に前壁側や後壁側では僧帽弁弁上へ入ることがある．弁下で焼灼困難な症例では行ってみる価値がある．right free wall 副伝導路焼灼の際，下大静脈アプローチにおいてアブレーションカテーテルの固定が不十分なときや焼灼困難例では，弁下を狙う目的として上大静脈アプローチも選択肢としてあげられる．右内頸静脈に 8F 11cm シースを使用し，アブレーションカテーテルを副伝導路の部位までもっていく．初回のセッションで不成功であった場合，3-D mapping の併用が有用なことがある．副伝導路を逆伝導する頻拍中もしくは，心室ペーシングで副伝導路を逆伝導させている際の activation mapping において最早期心房興奮部位の同定が可能な症例が多く存在する．

（青柳秀史，沖重　薫）

10章 心室頻拍

Q83 心室頻拍（VT）を心電図でどう診断するか？

A-1 最初のひとこと

心室頻拍（ventricular tachycardia：VT）と思っても，それって，本当？
変行伝導やアーチファクトを疑いながら心電図を読もう．

A-2 VTの分類は？

VTは心電図上のQRS形態から単形性と多形性に，持続時間により持続性と非持続性に分類され，これらの組合せにより，単形性持続性，単形性非持続性，多形性持続性，多形性非持続性の四つのタイプに分けられる[1,2]．重症度は多形性より単形性が，非持続性より持続性が高い．したがって，単形性非持続性VTが最も軽症であり，多形性持続性が最も重症ということにな

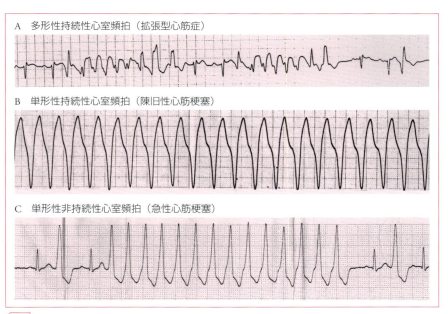

図1 心室頻拍（VT）の分類

VTは心電図上のQRS形態から単形性と多形性に，持続時間により持続性と非持続性に分類され，これらの組合せにより，単形性持続性，単形性非持続性，多形性持続性，多形性非持続性の四つのタイプに分けられる．多形性心室頻拍は頻拍中のQRS波形が刻一刻と変化するパターンを呈する（A）．単形性Tでは一連のVTエピソード中には同じ形のQRSが繰り返し観察される（B～C）．重症度は多形性より単形性が，非持続性より持続性が高い．したがって，単形性非持続性VTが最も軽症であり，多形性持続性が最も重症ということになる．ただし，多形性持続性VTはほぼ心室細動と同義であり，呼称としてはあまり用いられない．

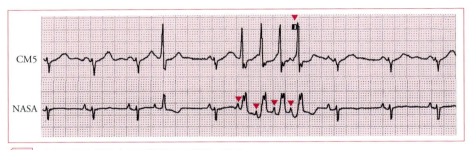

図2 変行伝導を伴う上室不整脈との鑑別　その1

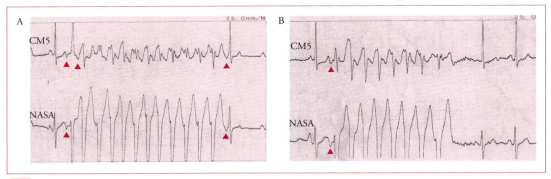

図3 変行伝導を伴う上室不整脈との鑑別　その2

る．ただし，多形性持続性VTはほぼ心室細動と同義であり，呼称としてはあまり用いられない（図1）．

A-3 多形性心室頻拍と単形性心室頻拍の違いは？

多形性心室頻拍は頻拍中のQRS波形が刻一刻と変化するパターンで，血行動態が悪化し，心室細動へ移行するリスクが高いタイプである（図1A）．単形性心室頻拍は同じ形のQRSが連続するもので，血行動態が保たれる場合も少なくない（図1B，C）．

A-4 判読に自信をつける四つの心得 [1,2]

1) コツその1：P波を見つけるためにみるべき誘導

ホルター心電図ではNASA誘導，12誘導心電図ではV1のP波をまず探そう！　QRSの前と後ろにP波はないか？　P波（かもしれない）波形を二つ見つけたらデバイダーの出番！

2) コツその2：心房期外収縮で出た変行伝導を参考にする！

図2の頻拍をみると，CM5（V5に近い）誘導ではまさしく心室頻拍のようである．しかし，NASA（V1-2に類似）誘導ではすべてのQRSの前にP波が見える．これで安心，心房頻拍の変行伝導だと診断できる．図3はもっと重症な多形性の心室頻拍に見える．しかし，ここは慌てず，頻拍の前にあるP波（▼）に注目する．P波は双方の誘導で確認でき，かつ他のエピソードでも同様に頻拍開始時に先行P波が認められる．再現性が確認され，アーチファクトではないことがわかる．この心電図ではすべてのQRSの前にP波の確認はできないが，1～2発目のQRSの前にP波が確認できればかなりの確率で変行伝導と考えてよい．もう一つのチェックポイ

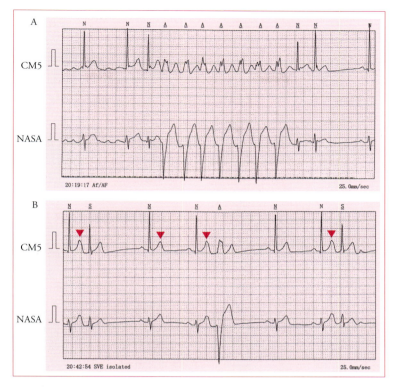

図4 変行伝導を伴う上室不整脈との鑑別　その3

T波にP波が重なっている場合は洞調律時のT波形態をひな形にして，期外収縮や頻拍1拍目に先行するT波形と比較する．Bでは期外収縮に先行するT波が尖っている（▼印）．洞調律時のT波と比べるとその違いがよくわかる．

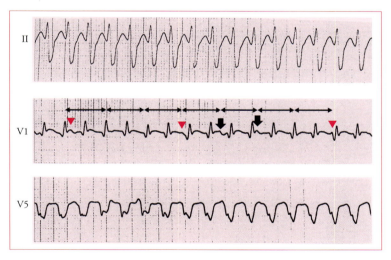

図5 単形性持続性心室頻拍における房室解離の発見

トは頻拍がnarrow QRSで終わっている所見である（図3A）．このような終わり方は変行伝導に特徴的である．

　図4Aは心房細動中に記録されたWide QRS tachycardiaである．この場合，P波との関連は全く不明であり，変行伝導との鑑別は不可能である．しかし，この患者は洞調律中に頻回の心房期外収縮を呈しており（図4B），その際に心房細動中のWide QRS tachycardiaと同じ形の変行伝導になっている．心房細動中のWide QRS tachycardiaの機序は変行伝導と診断される．

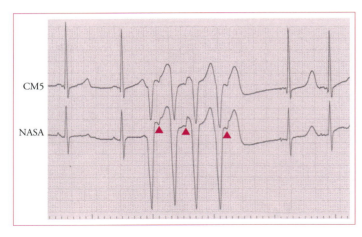

図6　心室頻拍中の伝導性P波

3）コツその3：房室解離を見つける

　心室頻拍では房室解離を見つけると診断が確実になる．V1はP波が比較的よく見える．「P波かな？」と思ったら，それを頼りにPP間隔をデバイダーでプロットする．図5で示したように二つの矢印（↓）のところにP（のような？）波形が連続で見える．これがチャンス．デバイダーをこのPP間隔で固定させ，右と左にプロットしていくと今まではっきりと見えなかったP波（▼）が浮き彫りになってくる．房室解離の発見，すなわちVT診断の確定である．

4）コツその4：逆伝導性P波

　QRSの後ろに出現するP波にも注目する．図6に示すように逆伝導性P波はよくST部分のノッチとして観察される．QRSの形態にかかわらず，ST部分は本来，なだらかな形をしている．この部分がP波を捕えやすいところである．図6の左から三つめのQRSの後には逆伝導がブロックされ，P波はない．QRSの前にP波があれば変行伝導，後にあれば心室頻拍と判断してよい．

文　献

1) 大江　透．Wide QRS頻拍．不整脈－ベッドサイド診断から非薬物治療まで．医学書院，2007, 428-436
2) 鎌倉史郎．Wide QRS tachycardiaの鑑別診断．清水昭彦，他（編），新・心臓病診療プラクティス7 心電図で診る・治す．文光堂，2006；330-334

（栗田隆志）

Mini Lecture　QRSから起源を推察する

　単形性 VT であれば頻拍中の 12 誘導心電図の QRS 形態からその起源を推定することができる．右脚ブロック型であれば左室，左脚ブロック型であれば右室の起源を疑う．四肢誘導で下方軸であれば流出路起源を，上方軸であれば下壁起源を考える（図 1）．
注）特発性心室頻拍（左室プルキンエ起源のベラパミル感受性心室頻拍）については特発性 VT の項を参照すること．

(栗田隆志)

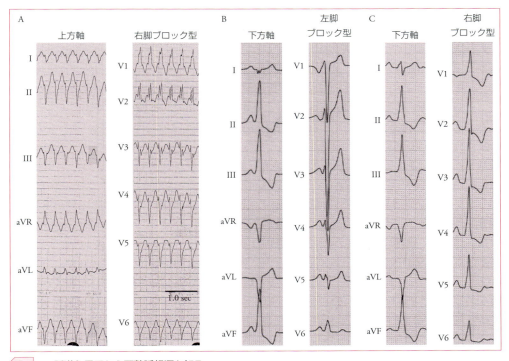

図 1　12 誘導心電図から不整脈起源を知る
A：ベラパミル感受性左室心室頻拍
　左室プルキンエ起源特発性 VT ともよばれ，比較的若年の男性に多い．左脚後枝をリエントリー回路の一部とするため，右脚ブロック型＋上方軸変位（左脚前枝の場合は下方軸）を呈し，QRS 幅が比較的狭い（120 〜 140 ms）．発作性上室頻拍の変行伝導と間違われることが多く，鑑別が重要である．
B，C：流出路起源の場合は QRS ベクトルが頭尾方向を向くため，四肢誘導 II，III，aVF の下壁誘導で上向き（下方軸）の QRS 波形を呈する．次いで胸部誘導の所見から起源が右室側か左室側かを診断する．右室流出路起源では左室の興奮が遅れるため，ほとんどの症例で左脚ブロックパターン（V1 で rS）を呈し，移行帯は V3 以降にある（B）．ただし，左脚ブロックパターン（V1 で rS）を呈する場合でも，胸部誘導での移行帯が V1 から V3 に存在する頻拍はバルサルバ洞（左室流出路）起源の可能性がある．
　大動脈冠尖よりも若干左方（側壁方向）の僧帽弁輪前壁から発生する左室流出路起源 VT も下方軸を呈するが，QRS ベクトルが左室基部から全ての胸部誘導に対して向かってくるため V1 〜 V6 まで上向きの高い R 波（右脚ブロック型）を呈する．

Mini Lecture　催不整脈作用を忘れるな

　抗不整脈薬による催不整脈作用を念頭におくことも重要である．抗不整脈薬の Ia 群，Ic 群，III 群薬などは薬効が強く発現しすぎると，QT 時間や QRS 幅を過度に延長させ，多形性心室頻拍や心室細動の原因となる．このような場合，抗不整脈薬をむやみに追加すると火に油を注ぐ結果となる．洞調律中の心電図変化（QT 延長や QRS 拡大）に留意し，医原性の不整脈を疑う姿勢が時に患者さんを救う．

(栗田隆志)

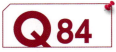 心室頻拍（VT）が生じるメカニズムは？

A-1 リエントリー，異常自動能，撃発活動の三つがある

　他の頻拍と同様にVTの発生メカニズムにはリエントリー，異常自動能，撃発活動の三つがある．基礎心疾患の有無にかかわらず，持続性VTのメカニズムはリエントリーと考えてよい[1]．心筋虚血，炎症，変性による線維化や脂肪浸潤などの病理的変化が心室筋に生じると，ジグザグした伝導パターンが招来され，伝導速度は通常の1/10-20程度に低下する[2,3]．この部分がリエントリー回路の温床となり，ぐるぐると興奮が回転する異常伝導が形成される．伝導遅延部位の存在は電気生理検査にて記録される局所の分裂電位や加算平均心電図での遅延電位にて確認できる．回旋回路が一定している単形性VTでは頻拍中のペーシングに対する反応によってリエントリーであることが証明される．しかし，多形性VTでは回路が不安定で，時に複数個のリエントリーに分裂するため，機序の証明は困難であることが多い．後に述べるベラパミル感受性左室特発性VTもリエントリーとされるが，伝導遅延部位の電気生理学的特徴は特殊で，Ca電流による伝導遅延が回路の一部に存在すると考えられている[3]．一方，非持続性VTの原因は多様であり，電気生理学的にメカニズムを明確に示すことは容易ではない．特発性右室流出路起源のVTは撃発活動により発生する代表的なVTとされている[3,4]．しかし，撃発活動は電気刺激によって誘発される可能性はあるものの，その反応は気まぐれで，リエントリーのように安定した挙動を示さないため，その機序を証明することができる症例は限られている．

文献

1) 鎌倉史郎．Wide QRS tachycardiaの鑑別診断．清水昭彦，他（編），新・心臓病診療プラクティス7 心電図で診る・治す．文光堂，2006, 330-334
2) de Bakker JM, et al. J Am Coll Cardiol 1990；15：1594-1607
3) 大江　透．心室性不整脈．不整脈－ベッドサイド診断から非薬物治療まで．医学書院，2007, 317-417
4) Kamakura S, et al. Circulation 1998；98：1525-1533

（栗田隆志）

Mini Lecture リエントリー性VT発生には，なぜ伝導遅延が重要なのか？

　通常の心筋細胞の伝導速度は1 m/sec程度とされている．たとえば周期400 msで回路を回旋するリエントリーがあるとした場合，通常の伝導速度（1 m/sec）では1周するのに周径40 cmの回路（直径約7 cm）が必要になり，心臓の大きさを超えてしまう．しかし，1/10に低下した伝導遅延部位（0.1 m/sec）が存在すれば数cmの回路でも回旋できることになり，心室内に回路が十分形成され得る．

（栗田隆志）

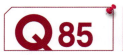 特発性心室頻拍（特発性VT）でよくみられるものは？

　「特発性VT」とはVTの原因について明らかな基礎心疾患を認めないものと定義される．一般的に身体所見，非発作時の12誘導心電図，胸部X線写真，心臓エコー図検査などで異常がなけ

れば特発性と呼称してよい．ただし，ガドリニウム造影 MRI などのように新しい画像診断法の進歩が新たな病態を解明する可能性はある．

A-1 ベラパミル感受性左室起源 VT（ベラパミル感受性心室頻拍）[1]

　左室プルキンエ起源特発性 VT ともよばれ，比較的若年の男性に多い．左脚後枝をリエントリー回路の一部とするため，右脚ブロック型＋上方軸変位（左脚前枝起源の場合は下方軸）を呈し，QRS 幅が比較的狭い（120～140 ms）．発作性上室頻拍の変行伝導と間違われることが多く，鑑別が重要である（p.123 の図 1A 参照）．リエントリー性であるが，基礎心疾患に伴う VT とは異なり，局所の分裂電位や加算平均心電図での遅延電位は記録されない．突然死することはなく，重症度は発作性上室頻拍と同じと考えてよい．

A-2 右室または左室流出路起源の特発性心室頻拍 [1,2]

　流出路起源の場合は QRS ベクトルが頭尾方向を向くため，四肢誘導 II，III，aVF の下壁誘導で上向き（下方軸）の QRS 波形を呈する．次いで胸部誘導の所見から起源が右室側か左室側かを診断する．右室流出路起源では左室の興奮が遅れるため，ほとんどの症例で左脚ブロックパターン（V1 で rS）を呈し，移行帯は V3 以降にある（p.123 の図 1B 参照）．ただし，左脚ブロックパターン（V1 で rS）を呈する場合でも，胸部誘導での移行帯が V1 から V3 に存在する頻拍はバルサルバ洞（左室流出路）起源の可能性がある．

　大動脈冠尖よりも若干左方（側壁方向）の僧帽弁輪前壁から発生する左室流出路起源 VT も下方軸を呈するが，QRS ベクトルが左室基部からすべての胸部誘導に対して向かってくるため V1-V6 まで上向きの高い R 波（右脚ブロック型）を呈する（p.123 の図 1C 参照）．

　これらの流出路起源 VT の電気生理学的特徴は非持続性で，同形の PVC が多発するという共通した特徴を有している．機序としては撃発活動が示唆され，局所から波状に興奮が伝播する．一方，右室起源の VT の中には持続性を示し，リエントリーを機序とするものも報告されており，この場合は不整脈源性右室心筋症との鑑別が重要になる．

文献
1）大江　透．心室性不整脈．不整脈－ベッドサイド診断から非薬物治療まで．医学書院，2007，317-417
2）Kamakura S, et al. Circulation 1998；98：1525-1533
3）Noda T, et al. J Am Coll Cardiol 2005；46：1288-1294

（栗田隆志）

Mini Lecture　特発性VTはすべて安全な不整脈か？

　流出路起源の心室頻拍の多くは良性疾患であるとされている．しかし，右室流出路起源VTの一部には，多形性心室頻拍や心室細動に増悪する症例がある．繰り返す失神を認める患者やVTのレートが速く（240/分以上），開始時にQRSの波形が変性するものは要注意である（図1）[1]．一方ベラパミル感受性左室VTの重症度は既述のごとく，低く，突然死はない．PSVTと同程度と捉えてよい．

（栗田隆志）

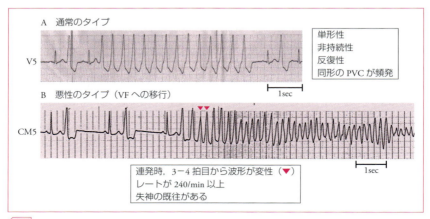

図1　良性と悪性の右室流出路起源特発性心室頻拍

文献● 1） Noda T,et al.J Am Coll Cardiol 2005；46：1288-1294

Mini Lecture　カテーテルアブレーション（アブレーション）の適応は？

　右室流出路起源のVTは比較的アプローチが容易であり，高率にアブレーションが成功する．VTと同形のPVCを標的に，局所興奮の早期性，ペースマッピング（局所からの人工的ペーシング時のQRS波形をPVCまたはVTのそれと比較する）にて起源を同定する．一方，左室流出路起源の場合はバルサルバ洞，大動脈冠尖や冠静脈からの通電を必要とする場合があり，手技の困難性が予想され，成功率も低下する．

（栗田隆志）

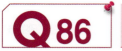 心室頻拍（VT）を合併しやすい心疾患は？

A-1 特発性VTでは通常心疾患を合併しない．基礎心疾患に伴う単形性心室頻拍は障害心筋に関連したリエントリー性VTが多い．

1）VTの分類の基礎心疾患

　VTは，基礎心疾患の有無により，特発性VTと二次性VTに分類される．VTのおもな基礎心疾患を表1に示す．植込み型除細動器の適応となった心疾患の内訳を図1に示す．

2）特発性VT

　特発性VTは器質的心疾患をもたないVTと定義される．右室流出路や左室流出路，房室弁輪などの部位が好発部位である．近年，乳頭筋起源の特発性VTも報告されている．プルキンエ関

表1 心室頻拍をきたす心疾患

特発性心室頻拍
二次性心室頻拍
心筋梗塞
拡張型心筋症
肥大型心筋症
不整脈源性右室心筋症
心サルコイドーシス
心筋炎
左室緻密化障害
大動脈弁置換術後（大動脈弁閉鎖不全）
Fallot四徴症術後
両大血管右室起始症術後

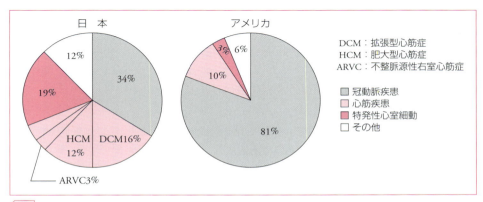

図1 日本とアメリカにおける植込み型除細動器症例の基礎心疾患

連VTは，VT中もしくはVTと同波形の心室期外収縮（PVC）中に心内心電図で局所の興奮波形に先行するプルキンエ電位をもつことが特徴である．撃発活動ないし異所性自動能を機序とするFocal VTと，リエントリーを機序とするベラパミル感受性VTがある．いずれも心機能が保たれていることから，VT中も血行動態が維持されていることが多く，PVC単独や非持続性VTとして出現することも多い．一般的には予後は良好であるが，カテコラミン誘発多形性VT（catecholamine-induced polymorphic ventricular tachycardia：CPVT）や特発性心室細動のトリガーとなることもあり，特に失神の既往や多型性VTを示すものは積極的な治療が必要である．

3）二次性VT

基礎心疾患に合併する単形性VTは，心筋障害に関連して出現する．たとえば，陳旧性心筋梗塞においては，梗塞部位周囲に存在する瘢痕組織と残存する作業心筋が混在する．また，作業心筋より比較的虚血に強いとされるプルキンエ細胞が残存する．このような部位は，VTのトリガーとなる期外収縮が発生しやすく，また伝導遅延をきたし，VTのリエントリーの素地（基質）となる．瘢痕を形成する基礎心疾患であれば単形性VTを発症する可能性がある．心臓MRIによる遅延造影は，瘢痕組織を同定することが可能で，造影陽性例ではVTの基質としての瘢痕がある可能性が高い．また瘢痕部位は伝導遅延が生じるため，体表面心電図による加算平均心電図

がVTの基質の有無の判断に有用である．ただ急性冠症候群に対する急性期治療として冠動脈形成術が積極的に行われているわが国では，心筋梗塞後であっても広汎な瘢痕をもつ例は少ない．

わが国では，欧米と比較して非虚血性心筋症が多いとされている．拡張型心筋症の頻度が高いが，このような中には心サルコイドーシスが隠れている可能性がある．特に，刺激伝導系に異常がある低心機能例では心サルコイドーシスを疑う必要がある．他臓器に病変をもたない孤発性の心サルコイドーシスも存在し，PETによる診断が有用である．VTの12誘導波形が左脚ブロックの場合，右室起源のVTが疑われる．右室起源のVTの基礎心疾患としては，不整脈源性右室心筋症（arrhythmogenic right ventricular cardiomyopathy：ARVC），もしくはサルコイドーシスがある．特殊な例としてFallot四徴症術後例があり，切開を行った右室流出路付近を回路とするリエントリー性VTが発生することがある．

（里見和浩）

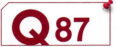 **心室頻拍（VT）が上室頻拍に比べて緊急性が高い理由は？**

A -1 血行動態が破綻する可能性があるため

1）VTの発症様式

心室頻拍時には血行動態が破綻し，失神や意識消失の原因となりうる（無脈性VT）．放置すれば死に至る可能性があり緊急治療の適応である．

また多くの例で器質的心疾患を持ち，心機能低下をきたしていることも，頻拍中の血圧低下の原因である．特発性VTや，左室機能の維持されている不整脈源性右室心筋症（ARVC）では，VT中も血圧が維持されることが多い．

左心機能低下例（LVEF＜40%）や，VT発症時に失神をきたした例においては，心臓突然死のリスクが高いとされている．AVID試験ではVT/VFの既往のあるLVEF＜35%以下の器質的心疾患患者において，ICD治療群，アミオダロンによる薬物治療が無作為に割り付けられ，その予後が比較された．ICD群，薬物治療群において，心臓突然死をきたしたのは約4年間の経過観察でそれぞれ5%，および11%である．またICD治療群患者に発生したICD適切作動1,612件を解析した報告では，VFは12%，VTは88%とVTイベントはVFの7倍の頻度であった．

すなわち多くの致死的不整脈イベントはVFよりもむしろVTからはじまっている可能性がある．当初，血行動態の安定していたVTであっても，救急対応中に破綻することもありうる．

2）緊急治療を要する上室頻拍

上室頻拍が必ずしも安全ということはなく，上室頻拍の30%程度の患者で失神をきたすと報告されている．原因不明の失神に対して植込み型ループ式心電計挿入中に失神発作があった患者の20%は，上室頻拍であったとされている．

WPW症候群に伴う心房細動は，房室伝導の過剰応答のため，心室レートが極端に増加し，失神をきたす可能性がある．頻拍中のRR間隔が240 ms以下の場合，心臓突然死のリスクがある．

（里見和浩）

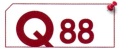

心室頻拍発作を停止させる治療法は？

A-1 血行動態が破綻している場合には，速やかに電気ショックを行う．安定している場合には，抗不整脈薬の投与を検討する

1）血行動態が不安定な VT

VT 中に失神や意識消失を伴う場合，ショック状態を呈する場合には速やかに電気ショックを行う必要がある．変行伝導を伴う上室頻拍の場合，VT との鑑別が困難な場合があるが，血行動態が破綻している場合には，いずれにせよ電気ショックが第一選択である．

二相性の体外式除細動器の場合には 100 J 程度で停止が可能である．VT の場合は，QRS に同期していることを確認し，ショックを放出するほうが望ましい．T 波のタイミングで低出力のショックが送出された場合，心室細動に移行する可能性がある．体表面心電図モニターを装着する余裕がなければ，パドルから心電図を記録して，同期させることが可能である．

緊急時には二相性で 150 J，単相性 200 J 以上の出力を用いる場合には，非同期で電気ショックを行ってよい．

2）血行動態が安定している VT

血行動態の安定している wide QRS 頻拍の場合，VT と変行伝導を伴う上室頻拍との鑑別を考慮する．頻拍メカニズムの評価は以後の慢性期治療決定に重要な情報を提供する．心電図上，解離した P 波や，房室伝導を介した興奮との融合波形（Dressler beat）が認められれば，心室頻拍である可能性が高い（図 1）．

判断が困難な場合は，アデノシン三リン酸（adenosine triphosphate：ATP）を用いて上室頻拍との鑑別が可能である．一過性に房室伝導を途絶させた際に頻拍が持続する場合には VT と診断できる．ただし ATP 使用時には血圧低下をきたす可能性があり注意を要する．

3）VT の急性期薬物治療

VT と判断されたら，静注抗不整脈薬による停止を試みる．2010ACLS ガイドラインには，VT 時の抗不整脈薬として，アミオダロン静注が推奨されている．アミオダロンの急速静注は血圧低下をまねく可能性がある．製剤としてすぐに使用できるドラッグアクセスのよさからわが国ではリドカインが用いられることも多い．またわが国独自の抗不整脈薬として純粋な K チャネルブロッカーとしてニフェカラントがある．心機能や血行動態に影響を与えることがなく，半減期も短いことから，低心機能例においてキシロカイン®やアミオダロンが無効な場合 0.1 mg/kg の静注を考慮してもよい．ニフェカラントの催不整脈作用として薬剤性のトルサードポアンツ（Torsade de Pointes：TdP）のリスクがあり QT 時間が 550 ms を超えるような場合には，投与を中止すべきである．

特発性 VT のうち，右脚ブロック＋右軸変位を示す VT はベラパミル感受性 VT の可能性がある．左脚後枝もしくは前枝遠位のプルキンエネットワークのリエントリー回路を機序とする．比較的 QRS 幅が短いため，上室頻拍との鑑別が必要となる．ワソラン®が有効であり 5 mg 程度で停止することが多い

トルサードポアンツ型多型性 VT を繰り返し起こしている場合，QT 延長症候群や QT 延長作用のある薬剤が関与している可能性がある．キシロカイン®や QT 延長作用をもつアミオダロンやニフェカラントはむしろ禁忌である．β遮断薬の投与やマグネゾール®の静注が有効である．

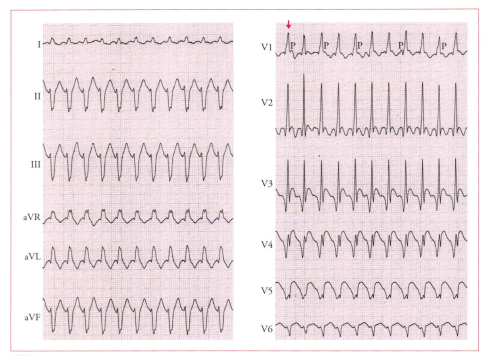

図1 心室頻拍時の12誘導心電図
V1誘導でQRSと解離したP波を認める(P)．また房室結節を介した興奮との融合波形が観察される(↓)

(里見和浩)

 心室頻拍はアブレーションで治療できるか？

A-1 特発性VTは成功率が高く，二次性VTは治療困難例が存在する

心室頻拍（VT）に対するカテーテルアブレーションを考える場合，頻拍が器質的心疾患を合併しない特発性VTなのか，器質的心疾患を合併するVTなのかによりアブレーションの適応，方法，結果および予後が全く異なる．

特発性VTに関しては後述するが起源部位局所に対するアブレーションで90%以上の成功率で治癒可能である．そのためアブレーションは有症状がクラスI，無症状でもクラスIIa適応である．

一方，器質的心疾患に合併するVTに対するアブレーションは難易度も高く再発率も高い．ガイドライン上は薬物治療抵抗性あるいは植込み型除細動器（implantable cardioverter defibrillator：ICD）頻回作動例のみがクラスI適応である．VTをきたす基礎心疾患としては陳旧性心筋梗塞，拡張型心筋症，肥大型心筋症，不整脈源性右室心筋症，心サルコイドーシス等があげられる．いずれも心疾患による傷害部位内の遅延伝導部位をチャネルとするマクロリエントリーを機序とすることが多い．VTに対するアブレーションは2000年代に入り3次元マッピングシステムが導入され飛躍的に発展した．アブレーションの最もよい標的は頻拍回路の遅延伝導部位である．図

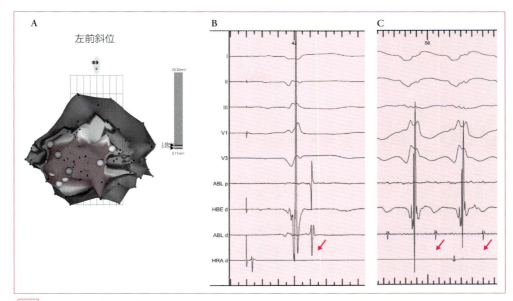

図1 陳旧性心筋梗塞に合併するVT
ABL：アブレーション，HBE：ヒス束，HRA：高位右房，p：近位，d：遠位

　図1に陳旧性心筋梗塞に合併したVTに対しアブレーションを施行した自験例を示す．遅延伝導部位は心疾患による傷害部位を示す異常低電位領域（図1A，薄い桃色領域）内に存在し，同部位では洞調律あるいはペーシング時に遅延電位（図1B，矢印）が，かつVT中に拡張期電位（図1C，矢印）が記録される．同部位が頻拍回路上に存在しているか否かは頻拍中の刺激により電気生理学的に証明可能である[1]．アブレーションのエンドポイントは当初は臨床的に認められたVTと血行動態が安定しているVTが誘発不能となることとされていたが，近年ではすべてのVTが誘発不能となりかつすべての遅延電位が消失することとされる傾向にある[2]．

　基礎心疾患別に特徴を述べる．陳旧性心筋梗塞に合併したVTの頻拍回路は，おもに梗塞巣内部心内膜側に位置するが，下壁後壁梗塞の30％では心外膜側に位置するとされている．不整脈源性右室心筋症は左脚ブロック型のVTが特徴である．右室流入部，流出路，心尖部の三つの好発部位を有しており，異常低電位領域は心内膜側に比し心外膜側により広く存在する．近年心内膜側，心外膜側をともにアブレーションすることが有用であると報告された．

　拡張型心筋症は左室基部に低電位領域を有することが多く，心外膜側により広い異常組織を有することが多いのが特徴である．心外膜側の病変の存在はMRIの遅延造影，心内膜マッピングでの単極誘導の電位波高等で推測できるとされる．本疾患のVTは心外膜側アプローチが有用であることが多く経験されるが，一部は心室中隔内に回路を有しており，アブレーションが困難である．

　器質的心疾患に合併するVTは疾患により予後が異なっており[3]，不整脈源性右室心筋症が最も良好，心筋症が最も再発率が高く，陳旧性心筋梗塞はその中間である．VTは致死的な不整脈であるためアブレーション，植込み型除細動器，抗不整脈薬を組み合わせて各症例，疾患ごとに最善の治療を行うべきである．

文　献

1) Stevenson WG, et al. Circulation 1993；88：1647-1670

2) Silberbauer J, et al. Circ Arrhythm Electrophysiol 2014；7：424-435
3) Goya M, et al. Journal of Arrhythmia 2015；31：22-28

（合屋雅彦）

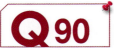 早い心室頻拍（fast VT）の治療は？

A-1 早い VT には fast VT ゾーンを設定しできるだけ ATP で止める

　早い心室頻拍（fast VT：FVT）には明らかな定義はないが，通常は 200〜250 毎分の頻拍をいう．FVT という用語はおもに植込み型除細動器（ICD）の治療の設定の際に用いられる．

　ICD は致死性心室性不整脈症例の生命予後の改善に有用であるが，ショック作動自体が強い痛みや作動に対する精神的な不安をきたす．またショック作動は適切作動，不適切作動にかかわらず交感神経系を活性化する，心筋の炎症を惹起する等の機序を介して生命予後を悪化させることが報告された[1]．そのため ICD 留置症例では薬物治療やカテーテルアブレーションにより心室性不整脈を抑制する必要があるが，さらに ICD のプログラミングによりショック作動を極小化することが重要である．

　具体的には VT ゾーンと VF ゾーンの間に FVT ゾーンを設定し，抗頻拍ペーシング（antitachycardia pacing：ATP）により FVT を含めた心室頻拍をショック作動ではなくペーシングにより停止させ，ショック作動を回避しようとするものである．図1に実例を示す．本例では周期 360 ms 以下を VT ゾーン，320 ms 以下を VF ゾーンとしているが，320〜240 ms の間を FVT と設定している．

　当初 FVT に対し ATP を用いるとショック作動までの時間が長くなること，ATP によりさらに頻拍が速迫化することが危惧された．FVT に対する ATP の有効性を検証したのが PainFREE 試験[2]である．同試験では二次予防で ICD が留置された陳旧性心筋梗塞症例において FVT を 188〜250 毎分に設定した．その結果全 VT エピソードの 40％ が FVT であり ATP による停止率は 89％，速迫化は 1.8％ のみであり ATP の有用性が明らかとなった．図2に示す例（図1と同一）で

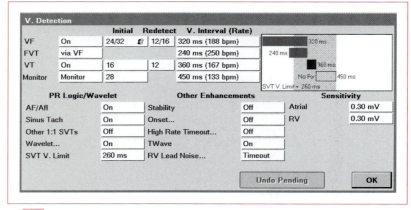

図1　ICD 設定：心室頻拍の周期による治療

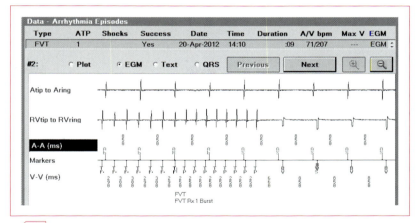

図2 心室頻拍に対するATP治療成功例

は周期290～300 msのFVT（図中TF）に対しATP（図中TP）が行われVTが停止している．

その後報告されたPREPARE試験[3]では一次予防目的でICD留置がなされた群においてFVTを182～250毎分に設定したところコントロール群に比しショック作動の減少がみられた．

近年のICDではATP中から充電を行うATP during charging機能を搭載することにより頻拍の検出から短時間でのショック治療が可能となっている．ATPはショック作動に匹敵する頻拍の停止率が報告されていることからICDの留置後にはFVTゾーンを設定しVT，VFに対する第一番目の治療としてATPを積極的に使用するのがよいであろう．

文献

1) Poole JE, et al. N Engl J Med 2008；359：1009-1017
2) Wathen MS, et al. Circulation 2001；104：796-801
3) Wilkoff BL, et al. J Am Coll Cardiol 2008；52：541-550

（合屋雅彦）

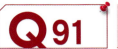 流出路起源の心室頻拍の診断と治療は？

A-1 心電図QRS波形で起源部位が診断可能でアブレーションが有効である

特発性心室頻拍の多くは流出路領域（右室流出路，肺動脈弁直上，右室流出路低位のヒス束近傍，左室流出路，大動脈冠尖，および左室心外膜側領域）にその起源を有する．特発性心室頻拍のQRS波形はその起源に特徴的な心電図波形を呈する．良性な不整脈ではあるがTakemotoら[1]は総心拍数の20%を超えた頻発症例では心機能が低下することを報告しており頻発例や自覚症状の強い症例では治療適応となる．

薬物治療にはベータ遮断薬やベータ遮断作用を有するプロパフェノンが第一選択となる．無効な場合にはナトリウムチャネル遮断薬やカルシウムチャネル遮断薬を用いる．

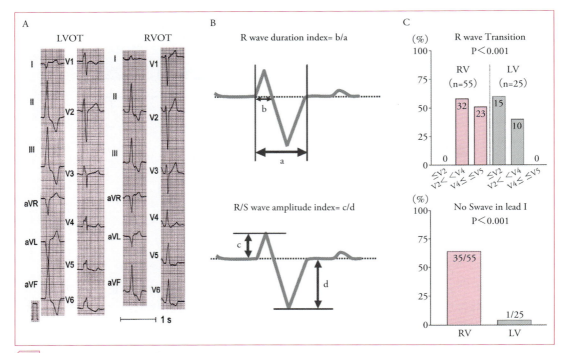

図1 右室起源，左室起源の鑑別方法
(Ito S, et al. J Cardiovasc Electrophysiol 2003；14：1280-1286／Tada H. Circ J 2012；76：791-800 より改変)

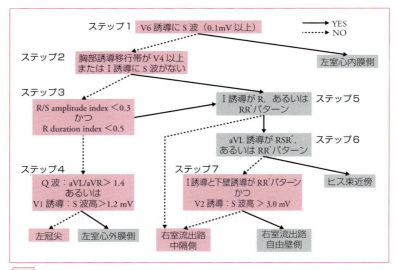

図2 起源部位の推定方法
(Ito S, et al. J Cardiovasc Electrophysiol 2003；14：1280-1286 より改変)

　流出路起源心室頻拍はカテーテルアブレーションの適応と手技に関するガイドライン2012年版では薬物治療が無効であればクラスI，薬物治療が有効であってもクラスIIa適応とされる．有効なカテーテルアブレーションのためには術前の心電図を用いた起源部位予測が重要となる．部位予測には左側起源なのか右側起源なのかがアプローチ法の選択においてまず重要となる．図1A左に大動脈洞起源，右に右室流出路起源の心電図を示す．Itoら[2,3]は図1Bに示すV1，V2誘

導のR,S誘導の時間の比(b/a duration index), 起電力の比(c/d amplitude index), とV6誘導のS波, 胸部誘導の移行帯, が右側起源, 左側起源の予測に有用であると報告している. 詳細な部位予測に関しては図2を参照されたい.

流出路起源の不整脈は前出のガイドラインで心室期外収縮であってもQOL, 心機能の低下をきたす場合にはクラスI, 薬物治療の有無にかかわらず患者が希望する場合にはClass IIaのアブレーションの適応とされている. しかしながら同部位のアブレーションには肺動脈弁, 大動脈弁, 刺激伝導系, 冠動脈のみならず僧帽弁, 三尖弁, 大心静脈, 前室間静脈等の複雑な解剖学的位置関係を把握する必要があるうえ, 冠静脈洞, 大心静脈内での通電を要する症例も多いため焼灼システム, エネルギー設定等にも注意を要する.

文献

1) Takemoto M, et al. J Am Coll Cardiol 2005；45：1259-1265
2) Ito S, et al. J Cardiovasc Electrophysiol 2003；14：1280-1286
3) Tada H. Circ J 2012；76：791-800
4) Daniels DV, et al. Circulation 2006；113：1659-1666

（合屋雅彦）

Mini Lecture　心外膜側起源心室期外収縮の鑑別方法

左室心外膜側起源の心室頻拍・心室期外収縮は大動脈洞, 大心静脈からのアプローチが無効である場合, 心外膜アプローチを選択しても左心耳, 脂肪組織, 冠動脈等のために十分な焼灼効果が得られないことも多い. 同部位の起源部位の予測にWilberら[4]はQRS波の立ち上がりから胸部誘導の最も早いR波のピークまでの時間とQRS時間の比であるMDI(maximum deflection index)が有用であると報告している(図3).

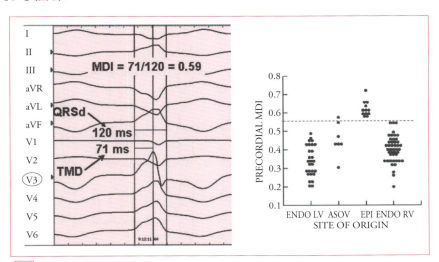

図3 心外膜側起源の推定方法
（Daniels DV, et al. Circulation 2006；113：1659-1666）

（合屋雅彦）

Q92 プルキンエ起源心室頻拍とは？　その治療は？

A-1 左室プルキンエ線維を回路に含む心室頻拍であり，アブレーションが有効である

　心室頻拍(VT)はその大半が器質的心疾患に合併して発症するが，明らかな心疾患を伴わないVTが存在する．そのようなVTを特発性VTという．特発性VTはおもに右室あるいは左室流出路起源とプルキンエ線維起源に分類される．

　プルキンエ線維は刺激伝導系右脚，左脚の末端に位置している．プルキンエ起源VTはリエントリーを機序とするベラパミル感受性VTである①後枝起源(VT中の心電図QRS波形は右脚ブロック左軸偏位型，図1-①)，②前枝起源(右脚ブロック右軸偏位，図1-②)，③左側上中隔起源(QRS波形は洞調律時に近似，図1-③)と，自動能を機序とする④局所プルキンエ起源(QRS波形はベラパミル感受性のいずれかと近似)の4種に分類される．

　洞調律時には左脚後枝(図2，LPF)と傷害されたプルキンエ線維(図2A，P1)をともに下行する．頻拍中は①のタイプでは左脚の傷害されたプルキンエ線維をゆっくり下行し(P1)後枝領域を上行(P2)する(図2B)．回路から心筋への出口は後枝末端付近とされる．②では左脚の傷害されたプルキンエ線維を下行(P1)し前枝領域を上行(P2)する．回路からの出口は前枝の末端付近である．③はおもに①あるいは②に対するアブレーション後に生じることが多いとされ，その機序は①あるいは②の回路の逆旋回，つまり左脚後枝あるいは前枝を下行(P2)し傷害されたプルキンエを上行(P1)する．回路からの出口は中隔上方に位置する．①〜③の頻拍の旋回回路はNogamiら[1,2]の説が有力であるが上行路と左脚後枝あるいは前枝との関係，上行路と下行路との中隔上部での接続部位等いまだ回路の全貌は明らかとなっていない．

　本頻拍の治療には抗不整脈薬とカテーテルアブレーションという二つの選択肢があげられる．薬物治療では①，②，③に対してはベラパミルが頻拍の停止および予防に有効である．一方④は

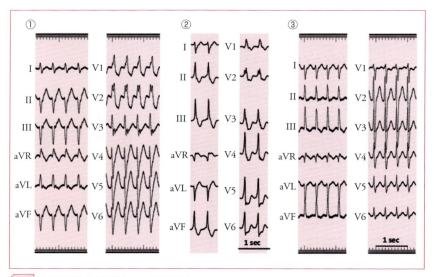

図1　ベラパミル感受性VTの心電図
(Nogami A. Pacing Clin Electrophysiol 2011；34：624-650 より改変)

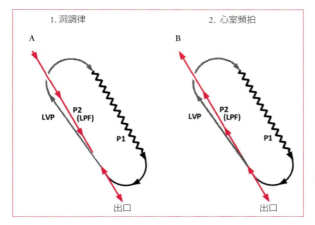

図2 ベラパミル感受性VTの推定回路
LPF＝左脚後枝；LVP＝左室中隔心筋
（Nogami A.Pacing Clin Electrophysiol 2011；34：624-650 より改変）

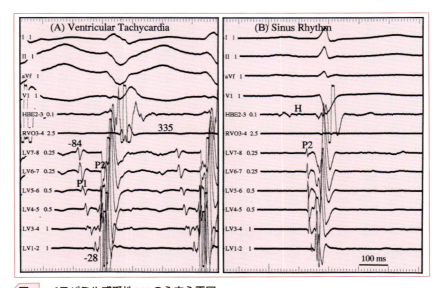

図3 ベラパミル感受性VTの心内心電図
HBE：ヒス束，RVO：右室流出路，LV：左室
（Nogami A,et al.J Am Coll Cardiol 2000；36：811-823 より改変）

ベラパミルが無効であるのが特徴である．カテーテルアブレーションは①，②はP1電位を指標として左脚後枝あるいは前枝の末端側で施行[2]する（図3）．③も脚が標的となるが①，②に比してより中枢側がアブレーションの標的となる．④はプルキンエ末梢の自動能あるいはfocal reentryを機序とするため最早期興奮部位が標的となる．

文献

1) Nogami A,et al.J Am Coll Cardiol 2000；36：811-823
2) Nogami A.Pacing Clin Electrophysiol 2011；34：624-650

（合屋雅彦）

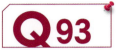 脚枝間リエントリー性頻拍とは？ その治療は？

A-1 右脚と左脚とを回路とするリエントリー性頻拍でありアブレーションが有効である

　脚枝間リエントリー性頻拍(bundle branch reentrant tachycardia：BBRT)は1974年にはじめて報告された[1]．ヒス束より遠位の脚分岐部，右脚，左脚，プルキンエ線維と一部心室筋を回路に含むマクロリエントリー型VTである．図1のごとく右脚を下行し左脚を上行あるいはその逆方向に旋回する狭義の脚枝間リエントリーVTと左脚前枝と左脚後枝を回路の上行脚，下行脚とし旋回する束枝間リエントリーを含める場合がある．

　正常例においても心室期外刺激時にしばしば脚枝間を1回だけ旋回する心室応答を認めるが，ヒス・プルキンエ系の伝導が速く旋回回路内部の不応期に遭遇するため持続することはない．本VTが持続するためには回路内(脚枝内，脚枝―心室間あるいは心室内)のいずれかの部位に伝導遅延が存在する必要がある．これらの頻拍は，かつては拡張型心筋症や大動脈弁手術後に多いとされていたが，近年では，虚血性心疾患に多く認められることが明らかになってきた[2]．本頻拍は心筋由来のVTとは異なり，脚枝へのピンポイントのアブレーションにより比較的容易にVTが抑制可能である[3]ため，頻拍の機序の診断が重要となる．

　電気生理検査時のBBRTの誘発には通常用いられる右室心尖部，右室流出路からの2発あるいは3発期外刺激以外に短い基本周期に次いで長い連結期，その後に短い連結期の期外刺激を行ういわゆるshort-long-shortにより誘発されるのが特徴である．BBRTの診断は①頻拍中のQRS波形が伝導系の1枝を下行した際に認められる波形に一致する，②頻拍中に房室かい離を示す，③VTのQRS波形が左脚ブロック型の場合には右脚電位が，右脚ブロック型の場合には左脚電位が心室波に先行する，④頻拍中のHV時間は洞調律時のHV時間よりも短い，⑤頻拍時のVV間隔の変動は先行するHH間隔の変動に規定される，等により行う．

　図2に拡張型心筋症に合併したBBRTの自験例を示す．洞調律時(図2A)には1度房室ブロック，完全左脚ブロックを認めた．頻拍のQRS波形(図2B，周期340 ms)は洞調律時とほぼ同一の左脚ブロック型を呈していた．心室期外刺激による頻拍誘発直後の心内心電図では(図3)頻拍周期の変動が認められるが，その変動する心室周期(V1V2，V2V3，V3V4)は先行するHH周期(H1H2，H2H3，H3H4)に規定されていた．

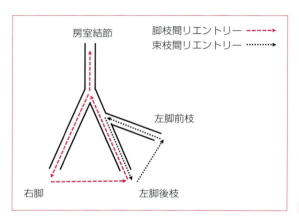

図1　リエントリー回路図

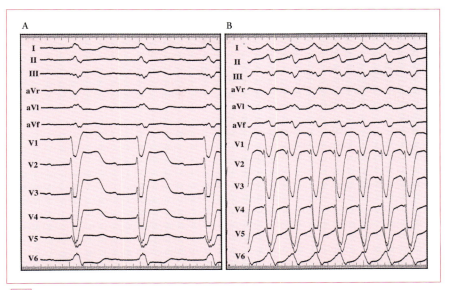

図2 脚枝間リエントリーVTの心電図

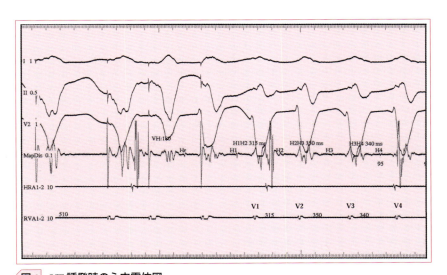

図3 VT誘発時の心内電位図
MapDis：ヒス束，HRA：高位右房，RVA：右室心尖部

　BBRTは基礎心疾患を有する低心機能例に合併することが多いこと，洞調律時に房室伝導障害を有することが多いためその治療に抗不整脈薬を用いると心機能，房室伝導能が悪化することが懸念される．BBRTはカテーテルアブレーションの適応と手技に関するガイドライン2012年版ではクラスI適応とされておりアブレーション治療が第一選択となる．右脚，左脚のいずれの焼灼も有効であるが，右脚に対するアブレーションを行うことが一般的である．しかし図1のごとく洞調律時に左脚ブロックを有する症例では，右脚に対しアブレーションを行うと房室ブロックをきたすため左脚に対するアブレーションを行う場合もある．しかしアブレーションに成功しても他の機序による心室頻拍が誘発可能，房室伝導機能低下，心機能低下等のためペースメーカ

や植込み型除細動器を要する症例が多い.

文献
1) Akhtar M, et al. Circulation 1974；50：1150-1162
2) Lopera G, et al. J Cardiovasc Electrophysiol 2004；15：52-58
3) Tchou P, et al. Circulation 1988；78：246-257

〈合屋雅彦〉

11章 QT延長症候群・torsade de pointes（TdP）

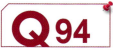 QT延長はどういう状況・疾患に合併するか？

A-1 代表的な疾患は先天性QT延長症候群

先天性QT延長症候群（long QT syndrome：LQTS）は，変異のある遺伝子の種類により現在1～13のタイプに分類されているが，LQT1～3型が9割を占め，おもに心筋Kチャネルの機能低下やNaチャネルの機能亢進によって活動電位が延長するためQT延長と不整脈を発生させると考えられている．LQT1ではおもに運動や感情ストレスによって不整脈が惹起され，またLQT2では音刺激や感情ストレスが誘因になるのに対し，LQT3では安静・睡眠中に不整脈が出現する．LQTSでは遺伝子診断率は50～60％と検査した半数以上の患者で診断が確定され，各遺伝子型により心室不整脈発作の誘因や抗不整脈薬治療の有効性が異なることがわかってきた[1]．このため本症候群における遺伝子診断は，患者に対する適切な生活指導や有効な治療法を選択するうえで，臨床上重要な診断法となっている．

代表的な心電図として，LQT1では早期から生じる幅広い（broad-based）T波，LQT2は振幅が低く（low-amplitude），時に2相性の（biphasic）T波，さらにLQT3では非常に遅く立ち上がる（late onset）T波を認める（図1）．

A-2 薬剤などで二次的にQTが延長する後天性QT延長症候群

1) 薬剤性

表1におもな原因を示す．

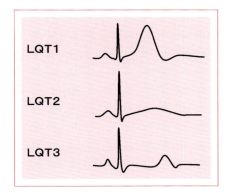

図1 QT延長症候群の心電図分類

表1 後天性QT延長症候群の原因

1) 薬剤性	抗不整脈薬・抗うつ薬・抗生物質など
2) 電解質異常	低カリウム血症・低マグネシウム血症など
3) 中枢神経疾患	くも膜下出血・脳出血など
4) 徐脈性不整脈	房室ブロック・洞不全症候群
5) 心疾患	心不全・心筋梗塞・心筋症など

原因として多いものは薬剤性で，代表的なものは抗不整脈薬である．アミオダロンやソタロール等のIII群薬，ベプリジルはKチャネルブロック作用によりQTを延長させる．また，シベンゾリンやジソピラミドなどのI群薬もQT延長作用がある．また三環系抗うつ薬のイミプラミン，アミトリプチリン，抗生物質・抗真菌薬（クラリスロマイシン，エリスロマイシン，イトラコナゾールなど）もQT延長作用がある．

文献
1) Shimizu W：Circ J 2013；77：2867-2872

（清水　渉，淀川顕司）

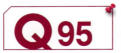

QT延長で危惧されることと，その波形の特徴は？

A-1 重篤な心室不整脈の出現

心電図のQT間隔が延長するような状態では，心室筋各部で活動電位持続時間のばらつきが多くなり，リエントリーなどの頻脈性不整脈が生じやすくなる．また，QT間隔が長いと，期外収縮から多形性心室頻拍や心室細動などの重篤な心室不整脈が出現しやすくなる．またQT延長に伴い，T波交互脈（T wave alternans：T波の形態あるいは振幅が交互に変化すること）を認めることがある（図1）．これは心室筋の興奮の不均一性を反映し，不整脈出現の危険性が極めて高い状態にあることを示している[1]．

A-2 トルサードドポアンツ（TdP）の出現

Torsade de Pointes（トルサードドポアンツ：TdP）とよばれる重症不整脈が出現する．TdPはQRS波の振幅と周期長が1拍ごとに変化し，基線の周囲をねじれながら振動するように見える多形性心室頻拍の一種で，眼前暗黒感や失神，ときに心室細動に移行して突然死をきたすことがある．TdPは，典型的にはQRS波の先端（pointe，英語ではpeak）が統一性のとれた曲線を示す．

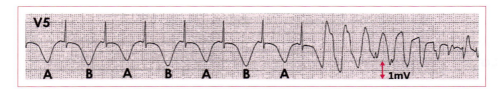

図1　QT延長に伴うT波交互脈
ABABパターンから多形性心室頻拍をきたしている

文献
1) Shimizu W, et al. Circulation 1999；99：1499-1507

（清水　渉，淀川顕司）

Q96 QT延長とTdPの関係は？　TdP出現時の対応は？

A-1 TdPが起きやすい患者因子

QT延長により心筋再分極過程の不均一性が増加し，次いで心室期活動電位レベルで早期後脱分極（early afterdepolarization：EAD）から心室期外収縮が起こりTdPが誘発されるといわれている（図1）．

TdPを助長する患者側の因子として，高齢者，女性，徐脈，低カリウム血症や低マグネシウム血症などの血清電解質異常，心疾患，糖尿病，肝臓での代謝酵素阻害作用をもつ薬剤の併用（原因薬剤の血中濃度の上昇），利尿剤の多用，重症の下痢，過度のダイエットによる低カリウム血症，患者の遺伝的素因などがあげられる．

A-2 TdP出現時の対応

TdPは眼前暗黒感や失神，時に心室細動へ移行して突然死をきたす疾患であり，早急な対応が必要となる．電気的除細動器を含む救急蘇生具の準備が必要であり，可能であれば救命・集中治療のできる病院へ搬送することが望ましい．

1）先天性LQTS

LQT1およびLQT2では，TdP発作時にはβ遮断薬の静注が第一選択薬と考えられる．Ca^{2+}拮抗薬のベラパミルの静注および持続点滴も特にLQT2患者で有効性が報告されている[1,2]．また，LQT2では，K^+製剤等より血清K^+値を4.5 mEq/L以上に上昇させることも重要である．その他の静注薬としては，メキシレチン，硫酸マグネシウム，ニコランジルや，交感神経緊張が増悪因子となっている場合には，鎮静剤の静注も有効である．LQT3型では，メキシレチンの静注が第一選択薬である．

2）後天性LQTS

TdPが生じるのはQT間隔が延長しているからであり，QT間隔を正常化させることが必要である．緊急の処置として，硫酸マグネシウム2gを1～2分かけて投与する[3]．徐脈がある場合は硫酸アトロピン0.5mg静脈投与や，イソプロテレノールを点滴投与し，心拍数を上昇させてQT間隔を短縮させる．体外式ペースメーカを挿入し心拍数を上げるのも有効である．次にQT延長をきたす薬剤の中止，血清カリウム値の補正を行う．

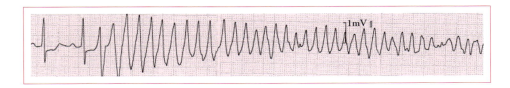

図1　**Torsade de Pointes**（トルサードドポアンツ：TdP）
短い連結期の心室期外収縮からTdPが生じている．心電図のQRS波の極性が1拍ごとに変化し，基線を中心ねじれていくように見える．

文 献

1) Shimizu W. Cardiovasc Res 2005；67：347-356
2) Shimizu W, et al. Curr Pharm Design 2005；11：1561-1572
3) Tzivoni D, et al. Am J Cardiol 1984；53：528-530

（清水　渉，淀川顕司）

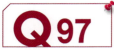 **TdPの予防法はどうするか？**

A-1 先天性QT延長症候群に対する薬物治療

先天性QT延長症候群は運動やストレスが原因で失神が誘発されるものが大部分であり，第一選択薬はβ遮断薬である．ただし，LQT3などβ遮断薬が効果の弱い例もあることに注意が必要である．β遮断薬無効例やLQT3に対してはメキシレチンが有効なこともある．次にβ遮断薬投与の適応のクラス別を示す[1]．

クラスI：失神の既往のあるQT延長症候群，特にLQT1，LQT2
クラスIIa：症状はないが，QT延長を認め，①先天性聾，②新生児，もしくは乳児期，③兄弟姉妹の突然死の既往，④家族もしくは本人の不安，もしくは治療に対する強い希望がある場合
クラスIIb：症状がなく，①先天性聾，②兄弟姉妹の突然死の既往などを認めないもの．

QT延長症候群に対する非薬物治療には植込み型除細動器（implantable cardioverter defibrillator：ICD）治療，ペースメーカ治療，左側交感神経節切除術がある．これらの治療法は，発作誘引となる運動制限やQT延長をもたらす薬物使用の制限など日常生活の注意点を守り，さらに薬物治療を十分行ったうえでも致死的発作がコントロールできない可能性が高い場合に選択される．

A-2 薬剤性QT延長症候群への対処

早期発見のポイントは症状と投薬後の心電図検査である．症状としては，頻脈に基づく動悸・めまい・失神がある．QT延長をきたしうる薬剤を投与した場合，定期的な心電図検査が必要である．特に，抗不整脈薬を投与した場合は1〜2週間後に心電図を記録し，QT延長の有無を確認する．一般的にQTcが0.5秒以上に延長したら原因薬剤を中止あるいは減量する．ベプリジル，アミオダロンなどの薬剤は1か月以後にQT延長が現れることもあるので注意が必要である．これらの薬物は脂溶性が高く，長期投与によって組織に蓄積してくるためと考えられている．

文 献

1) 循環器病の診断と治療に関するガイドライン（2005-2006年度合同研究班報告）．（班長：大江　透）：QT延長症候群（先天性・二次性）とBrugada症候群の診療に関するガイドライン．http://www.j-circ.or.jp/guideline/pdf/JCS2007_ohe_h.pdf（2014年10月閲覧）

（清水　渉，淀川顕司）

12章 ブルガダ症候群・早期再分極症候群・J波症候群

Q98 ブルガダ症候群とはどんな疾患か？ その頻度は？

1992年にBrugada P, Brugada Jにより報告されたブルガダ(Brugada)症候群は，12誘導心電図で右脚ブロック様波形と，V1〜V3誘導におけるcoved型またはsaddleback型のST上昇を呈し，主として若年〜中年男性が夜間に心室細動(ventricular fibrillation：VF)を引き起こして突然死する疾患である[1]．現在では右脚ブロックの存在は重要ではなくJ波の存在とST上昇が重要視されている．本症候群にはVFや失神等の症状を伴う有症候群と，心電図異常を有するが，症状のない無症候群がある．1998年以降，心筋のNaチャネルαサブユニットをコードしているSCN5A遺伝子変異のほか，L型Caチャネル遺伝子の変異など，これまでに約19の原因遺伝子が同定され，遺伝性不整脈疾患の一つであることがわかっている．

A-1 疫学

J点で0.1mV以上のcoved型ST上昇を示す症例の有病率は，わが国の場合，成人では0.1〜0.2%程度，学童では0.01%程度で，加齢とともにその比率は増加すると報告されている．発症率は年間0.014%程度であり，30〜40歳台に発症のピークがある．有病率は，男性は女性の9倍で圧倒的に高く，特に40歳前後を中心とした男性に多く発生することが知られている．

わが国の疫学データにおけるBrugada症候群の大部分は無症候例と考えられるが，その予後は良好であり，いずれの報告においても不整脈死または突然死が生じたのは年間約0.5%(150〜280人に1人)であったとしている．突然死はcoved型以外の症例にも生じると報告されている．

A-2 Brugada型心電図の成因と，心室細動発生の機序

1) 原因遺伝子

Brugada症候群では，1998年にNaチャネルαサブユニットをコードするSCN5A遺伝子の変異が報告された後，現在までに19種ほどの原因遺伝子が同定されている．ただし，Brugada症候群のうちでこれらの遺伝子変異が見つかるのは15〜30%程度に過ぎず，それ以外の症例にどのような遺伝子異常があるかはいまだ不明である．また遺伝子変異ではなく，遺伝子多型により軽症のBrugada症候群がもたらされる可能性も指摘されている．

2) ST上昇と心室細動の発生機序

Brugada症候群におけるST上昇やVFの発生には，これら遺伝子変異を背景とした右心室心筋細胞の貫通性電位勾配が重要な役割を果たすと考えられている．これにはAntzelevitchらが提唱しているイヌのwedge modelを用いた再分極仮説が有名で，広く受け入れられている説である[2]．すなわち，右室心外膜側心筋に豊富に存在している一過性外向きカリウム電流(Ito)の亢進により，右室流出路心外膜の活動電位の第1相にノッチが出現し，再分極相に心外膜-心内膜間

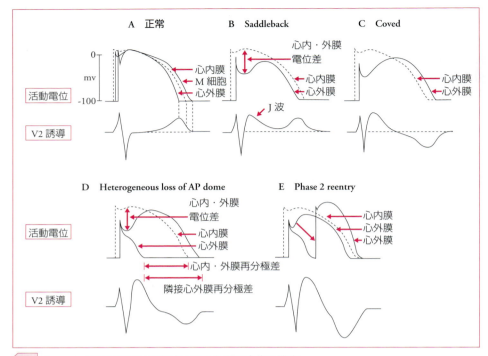

図1 Brugada症候群において推定される心電図変化の機序
(Antzelevitch C. J Cardiovasc Electrophysiol 2001；12：268-272 より改変)

の電位較差が生じることによって，体表心電図にJ波とそれに引き続くST上昇が形成され(図1B，C)，さらに亢進したItoの影響で一部の心外膜側心筋の極端な活動電位持続時間短縮(loss of dome)が生じ(図1D)，細胞間の活動電位時間のばらつきからリエントリー(phase 2 reentry)が発生して期外収縮から多形性心室頻拍(ventricular tachycardia：VT)/VFが生じ(図1E)，持続するというものである．ST上昇が，徐脈により増強されることや，Ito遮断薬であるキニジンの投与によってST上昇が軽減し，VT/VFの発生が抑制されることは，彼らの説を支持するものと考えられる．

一方，心電図上認められるPQの延長，脚ブロックや軸偏位の存在，洞不全症候群や心房細動の合併，加算平均心電図における心室遅延電位，心筋組織における炎症細胞や線維脂肪組織の検出，といった所見はBrugada症候群において再分極異常だけでなく，脱分極相異常が関与していることを示唆していると考えられる．ST上昇も脱分極異常で説明可能とする報告もある．2011年にNademaneeらはVFを繰り返すBrugada症候群例では，右室流出路の心外膜側に伝導異常部位があり，それらを広範囲に焼灼することでBrugada波形が消失して，VFも出現しなくなったと報告した[3]．このため近年，再分極異常以外に流出路での脱分極異常が大きな役割を果たしているのではないかと考えられつつある．

また，ST上昇には経時的な変化がみられ，変動すること自体が心臓突然死のリスクとも報告されている．薬剤(Naチャネル遮断薬，Ca拮抗薬，β遮断薬，三環系あるいは四環系抗うつ薬，α交感神経刺激薬，静脈麻酔など)，迷走神経緊張，発熱などによりST上昇が顕著となることがある．このように不整脈の基質を作り出すものとして，遺伝子異常のほか，修飾因子が極めて多いことが病態をさらに複雑にしていることが伺える．Brugada症候群の発生機序にはいまだ不明

な点もあり，さらなる検討が必要である．

A-3 病態

1）性差

Brugada 症候群は男性に多く発症することが知られており，主として発端者を集積したわが国の報告ではほとんどが男性であり，女性は 5％ にすぎない．Brugada 症候群に男性が多いのは，右室心外膜細胞で男性の Ito 密度が高く，第 1 相のノッチが深く，*SCN5A* などの遺伝子変異や種々の外的要因によるイオン電流の影響を受けやすいためであるが，そのほかに男性ホルモン（テストステロン）の関与が示唆されている．

2）心室細動

Brugada 症候群では副交感神経刺激により，L 型 Ca 電流が減少して ST 上昇を引き起こす．また，徐脈により Ito 電流が増加して，ST をさらに上昇させる．このため，Brugada 症候群では副交感神経の緊張時，または交感神経の緊張低下時に VF 発作が生じやすい．失神，VF は安静時または夜間睡眠中に生じやすいのが特徴で，3 分の 2 が午後 8 時から午前 8 時の間に出現し，その際，約半数に心室期外収縮（premature ventricular contraction：PVC）が認められる．

また，電気生理学的検査（electrophysiologic[al] study：EPS）では 2 連発または 3 連発の心室早期期外刺激で 50〜80％ の例に VF や多形性 VT が誘発されるが，無症候例においても高率に VF が誘発されるため，EPS における VF の誘発性の意義については，近年の報告では否定的な見解が多い．

文献

1) Brugada P, et al. J Am Coll Cardiol 1992；20：1391-1396
2) Antzelevitch C. J Cardiovasc Electrophysiol 2001；12：268-272
3) Nademanee K, et al. Circulation 2011；123：1270-1279

（鎌倉　令，草野研吾）

Q99 ブルガダ型心電図とはどんなものを指すのか？

A-1 Brugada 症候群の心電図分類

アメリカおよびヨーロッパの Heart Rhythm 学会は V1〜V3 誘導の ST 異常を三つのタイプに分類し，いずれも J 点で 0.2mV 以上の上昇があるが，coved 型で T 波が陰転しているものを Type 1，ST 終末部が 0.1mV 以上上昇していて saddleback 型を呈し，T 波が陽性または 2 相性のものを Type 2，ST 終末部の上昇が 0.1mV 未満で，saddleback 型または coved 型で，かつ T 波が陽性のものを Type 3 と定義している（図 1）[1]．

Brugada 症候群では V1〜V3 誘導で coved 型または saddleback 型 ST 上昇がみられるが，より高位の肋間（第 2，第 3 肋間）で ST 上昇が顕著となる症例も少なくなく，高位肋間でのみ coved 型波形を呈する Brugada 症候群の予後は通常肋間で coved 型波形を呈する例と差がないとの報告もある[2]．このため，わが国では Brugada 症候群が疑われる例では高位肋間の心電図記録が必須と考えられていたが，欧米のガイドラインには 2013 年まで，高位肋間の心電図記録については明

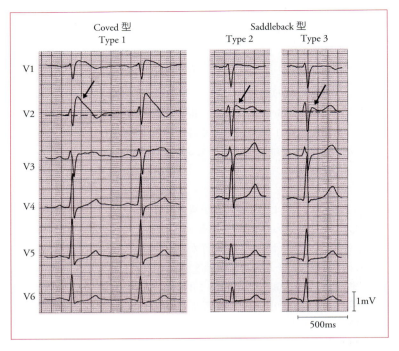

図1 Heart Rhythm 学会による Brugada 症候群の心電図分類
(Antzelevitch C, et al. Circulation 2005 ; 111 : 659-670 より改変)

記されていなかった.

　また，Naチャネル遮断薬による負荷試験時に，ST上昇が顕在化する例もあり，右側胸部誘導（通常肋間，高位肋間含む）の1誘導以上で，Type 1心電図（J点で2mm以上のcoved型ST上昇）が認められればBrugada症候群と考えてよい．薬物負荷にはVaughan-Williams分類IAおよびIC群のNaチャネル遮断薬が用いられ，症状の有無により診断的アプローチは異なるが，薬物負荷後にST上昇の程度や波形変化が増強し，coved型のST上昇（J点が0.2mV以上）に移行した場合に陽性と判定される．代表的薬剤として，ピルジカイニド（1mg/kgを10分で静注）があるが，フレカイニド（2mg/kgを10分で静注），プロカインアミド（10mg/kgを10分で静注）などが用いられることもある．

　これまでは欧米では，2005年のBrugada症候群コンセンサスステートメントに基づいて，Naチャネル遮断薬の投与の有無にかかわらず，Type 1の波形が通常肋間右側胸部誘導で2誘導以上みられ，さらにVFの既往，多形性心室頻拍の存在，45歳未満の突然死の家族歴，Coved型波形の家族歴，プログラム刺激での心室頻拍の誘発，失神，夜間の異常呼吸のいずれかを有するものをBrugada症候群と診断していた．しかし，2013年に発表されたコンセンサスステートメントでは，Naチャネル遮断薬投与の有無にかかわらず，通常肋間，高位肋間（第2，第3肋間）右側胸部誘導（V1，V2）の1誘導以上でType 1の波形がみられるものを，Brugada症候群と診断するようになった[3]．また，以前の診断基準とは異なり，症状や家族歴は診断のための必須項目ではなくなった．

　Brugada症候群にST上昇をもたらすものとして，Naチャネル遮断薬のほか，Ca拮抗薬，β遮断薬，狭心症薬，向精神薬，麻酔薬，低カリウム血症，発熱などが指摘されている[1]．一方，運動負荷中やイソプロテレノール投与中にはST上昇が改善するが，運動負荷後や投与後には再上昇することが多い．このようにBrugada症候群では，自律神経等の関与により，ST波高や形状が刻々と変化するため，正確な診断のためには心電図を頻回に記録する必要がある．経口糖負荷

試験, 満腹試験により coved 型 ST 波形が顕在化することもあり, 診断に有用である.

A-2 合併する心電図所見

心房細動(atrial fibrillation：AF)は 15〜30% の症例に合併しており, その多くは発作性 AF であるが, 有症候群, 特に VF 群で合併頻度が高いことが報告されている.

SCN5A 遺伝子変異を原因とする疾患は Brugada 症候群のほかに, QT 延長症候群, 家族性心臓ブロック, 洞不全症候群, 乳幼児突然死症候群など多数あり, それぞれが独立した疾患でなく, お互いにオーバーラップすることが知られている. このため, Brugada 症候群では QT 延長や徐脈が合併する例が少なくない. SCN5A 遺伝子変異陽性例では PQ 時間, QRS 時間が延長している場合が多い. また加齢とともに QRS 時間は延長し, 右脚ブロックが出現しやすくなる. 一方, L 型 Ca チャネルの CACNA1C 遺伝子と CACNB2B 遺伝子の変異では, QT 短縮が約半数に合併すると指摘されている.

A-3 鑑別診断

Brugada 症候群の J 波は, 脱分極 + 再分極異常を反映する波形であるため, 通常の不完全右脚ブロックまたは完全右脚ブロックにおける late r' または R' 波とは異なる. このため, 心電図の時相を一致させて, V1〜V3 誘導の QRS 波後半部分と, V5 または V6 誘導の QRS 終末点とを比較し, V1〜V3 誘導の QRS 終末点(J 点)の波高が 2 mm 以上あることを確認する. 通常の右脚ブロックでは, V5, V6 の QRS 終末点は, V1, V2 誘導の r', R' 波ピークの後方で, 基線に近づく時相に一致する. 仮に V1〜V3 誘導が rs(S) R', rs(S) r', R 波形を呈していたとしても, 終末点の波高が 2 mm 未満であり, かつそれに続く ST 波が coved 型, または saddleback 型を呈していなければ, 典型的な Brugada 波形とは考えるべきでない.

また, 右側胸部誘導での Brugada 様心電図変化は, 不整脈源性右室心筋症, 心筋梗塞, 狭心症, 心筋炎, 肺血栓塞栓症などでも認められる. しかしながら何らかの器質的心疾患に基づいて ST 上昇が生じている場合, または 12 誘導心電図の他の誘導に ST 低下等が認められる場合は Brugada 症候群とはしないのが通常である.

文献
1) Antzelevitch C, et al. Circulation 2005；111：659-670
2) Miyamoto K, et al. Am J Cardiol 2007；99：53-57
3) Priori SG, et al. Heart Rhythm 2013；10：1932-1963

（鎌倉 令, 草野研吾）

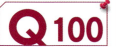

ブルガダ症候群の患者の治療はどうすればいいのか？

A-1 予後

Brugada 症候群(Type 1)の予後に関しては, わが国での大規模登録研究では, いずれの研究においても無症候群と失神群の予後は良好で, VF 群の予後は不良であった[1]. また, 非 Type 1 群

も Type 1 群と同様な予後を示し，VF 既往例では約 10%/ 年の頻度で心事故を生じていた[1]．特に，無症候で薬剤負荷により Type 1 に変化しない saddleback 型心電図を呈する症例の予後は一般に良好であることが報告されている．

A-2 予後予測因子

1) すべての群における予測因子

欧米における大規模研究ではこれまで男性，VF，失神の既往，自然発生の Type 1 心電図，QRS 波上のスパイクまたはノッチ (fragmented QRS)，心室有効不応期 < 200 ms，EPS での VF/ 多形性 VT 誘発 (3 連発までの早期刺激，最短連結期 ≧ 200 msec) などが，Brugada 症候群における不良な予後を予測する因子とされている[2]．しかしながら EPS の有用性については異論が多い[2]．わが国での大規模登録研究では，VF の既往，3 親等以内で 45 歳までの突然死家族歴，AF の既往，また V2 誘導での r ～ J 間隔 ≧ 90 msec 以上と，V6 誘導での QRS 幅 ≧ 90 msec などが有意な予測因子と報告されている．また Takagi らは下側壁早期再分極合併例で，特に水平型 / 下降型 ST 波形を伴うものは，有意に予後が不良であることを報告している．

2) 無症候群と失神群の予測因子

わが国では無症候群，失神群の予後が良好であるが，それらの群に限定すると，45 歳未満の突然死の家族歴のみが有意な予測因子と報告されている．また，トレッドミル運動負荷検査時の回復期での ST 上昇 (運動前に比較して V1 ～ V3 誘導で 0.5 mm 以上) や，EPS において，単発または 2 連発早期刺激で VF/ 多形性 VT が誘発された群は，3 連発刺激で誘発された群よりも有意に予後が悪いとして，2 連発以下での早期刺激が失神群，無症候群の不良な予後予測に有用とする報告もある．失神，無症候群では大規模試験により証明された予測指標が少ないだけに，今後これらの指標の信頼性を検証する必要性があると考えられる．

A-3 治療

1) 植込み型除細動器 (implantable cardioverter defibrillator：ICD) 適応

日本循環器学会の診療ガイドラインでは，VF の既往がある場合は，心電図波形に関係なくクラス 1 の ICD 植込みの適応であり，失神群，無症候群においては，Type 1 心電図が確認され，①原因不明の失神，②突然死家族歴，③ EPS での VF 誘発のうち二つ以上を満たす場合をクラス 2a，それ以外は 2b の適応としている．しかしながら，ICD 植込み患者においては，適切作動を上回る頻度での不適切作動や，リード不全などの ICD 関連の合併症が出現することが報告されている．前述したように失神，無症候群においては有用な予後予測指標が少ないだけに，ICD の適応については個別に検討する必要がある．これまで，日本，欧米ともにクラス 3 の適応はなかったが，2013 年の欧米の新たなコンセンサスステートメントでは，薬剤誘発性の Type 1 心電図が確認され，突然死の家族歴のみを有する無症候の患者の ICD 適応はクラス 3 とされた．

2) 薬物治療，生活指導

VF 多発時の薬物治療としてはイソプロテレノールの持続点滴が有用である．0.01 μg/kg/ 分から開始し，心拍数の増加を指標に心電図変化を確認しながら投与量を調節する．VF 予防の経口薬としては，これまで β 刺激薬や，Ito チャネル遮断作用のある薬物 (キニジン，ベプリジルなど)，Ca 電流を増加させるシロスタゾールが有効と報告されている．しかしながらこれらの薬剤は，単独では VF を完全に抑制するまでには至らず，併用が必要となることも多い．

一方，Brugada 症候群では AF[3] や冠れん縮性狭心症，神経調節性失神を伴うことが少なくな

い．この際，Naチャネル遮断薬やCa拮抗薬，β遮断薬，向精神薬等が使用される可能性があるが，これらの薬剤では，STを上昇させると報告されている．このすべてがBrugada症候群例にVFを発生させるわけではないが，治療の際にはその選択に十分な留意が必要となる．STを上昇させる薬剤の内服や過度のアルコール摂取を避けること，発熱時には速やかに解熱剤で対応するといった生活指導も重要である．

3）カテーテルアブレーション

VFのトリガーとなるPVCに対してカテーテルアブレーションが行われることもある．また，2011年NademaneeらはVFを繰り返すBrugada症候群例において，右室流出路の心外膜側の異常電位をターゲットに広範囲に焼灼することで，Brugada波形が消失してVFも出現しなくなったと報告した．しかし，これらは少数例の報告であり，効果や長期予後については不明な点もある．

文献

1) Kamakura S, et al. Circ Arrhythm Electrophysiol 2009；2：495-503
2) Priori SG, et al. J Am Coll Cardiol 2012；59：37-45
3) Kusano KF, et al. J Am Coll Cardiol 2008；51：1169-1175

（鎌倉　令，草野研吾）

Q101 心室頻拍／心室細動ストームとは何か？その治療法は？

A-1 心室頻拍／心室細動ストームとは

1）定義

24時間以内に3回以上の抗頻拍ペーシング，カルディオバージョンまたは除細動を要する心室頻拍（VT）／心室細動（VF），という定義が一般的である[1]．電気的ストーム（electrical storm），不整脈ストーム（arrhythmia storm）ともいう．

2）頻度

植込み型除細動器（ICD）植込み患者の約20%に認められるが[1]，原疾患，ICD適応によって異なる．

Brugada症候群では2.9%[2]，J波を伴う特発性心室細動では15.4%[3]と報告されている．

3）発症のきっかけ

虚血性心疾患，非虚血性心筋症では，二次予防のICD植込み，単形性VT，低左心機能，Na^+チャネル遮断薬が発症に関連することがメタ解析より報告されている[4]．

Brugada症候群では発熱，J波を伴う特発性心室細動では低体温がきっかけとなることがある．また，双方とも副交感神経緊張状態，Na^+チャネル遮断薬，Ca^{2+}チャネル遮断薬などがきっかけとなることがある．

4）予後への影響

虚血性心疾患，非虚血性心筋症では，予後不良の予測因子と考えられる[4]．

A-2 治療

1) 交感神経緊張が関与するもの

虚血性心疾患，非虚血性心筋症では，薬物療法としてβ受容体遮断薬，ニフェカラント，アミオダロン，硫酸マグネシウム，非薬物療法として深鎮静，左星状神経節ブロック，カテーテルアブレーションなどが有効である[1]．

2) 副交感神経緊張が関与するもの

Brugada症候群，J波を伴う特発性心室細動では，急性期にβ受容体刺激薬であるイソプロテレノール（isoproterenol：ISP）点滴静注が有効である．ISPは1.0 μg/分で開始し，効果を見ながら心拍数が20%増加するか，90拍/分を越えるように滴定する．ISPにはβ$_2$受容体刺激による血管拡張作用もあるため，用量を増やしていくと血圧が低下するので注意が必要である．

亜急性期にはISP経口薬，β$_1$受容体刺激薬の経口薬であるデノパミン，PDE III阻害作用を介したI$_{Ca-L}$増強作用を有するシロスタゾール，一過性外向き電流（Ito）抑制効果を有するキニジン，ベプリジル内服などが有効である．非薬物療法として，Brugada症候群では右室流出路心外膜側へのカテーテルアブレーションの有効性が報告されている．J波を伴う特発性心室細動に対するカテーテルアブレーションの有効性は検証中である．

文献

1) Pedersen CT, et al. Heart Rhythm 2014；11：e166-196
2) Sacher F, et al. Circulation 2013；128：1739-1747
3) Haïssaguerre M, et al. J Am Coll Cardiol 2009；53：612-619
4) Guerra F, et al. Europace 2014；16：347-353

（横山泰廣）

Q102 早期再分極症候群とJ波症候群はそれぞれどんな疾患か？　両疾患の関係性は？

A-1 早期再分極症候群について

1) 早期再分極とは

陽性T波に連なる上向きに凹（concave upward）のST部分上昇（図1A）を早期再分極（early repolarization：ER），ERパターンといい，正常亜型所見とされてきた[1]．

2) J点，J点上昇とは

ST部分の高さは，QRS波とST部分の接合部（junction）の変曲点であるJ点を起点として評価されてきた．J点の高さが基線から≧0.1 mVの場合をJ点上昇という[1]．最近の報告では，基線として前後のT-P間隔を結ぶ線を用いている．J点上昇の形態にはスラー（slurred）型（図1B，D），ノッチ（notched）型（図1C，E），そのどちらでもないもの（図1A）がある．

3) 早期再分極症候群とは

12誘導心電図で二つ以上の隣接する誘導でER，ERパターンを認める患者群を早期再分極症候群（ER syndrome：ERS）といい，良性とされてきた[1]．

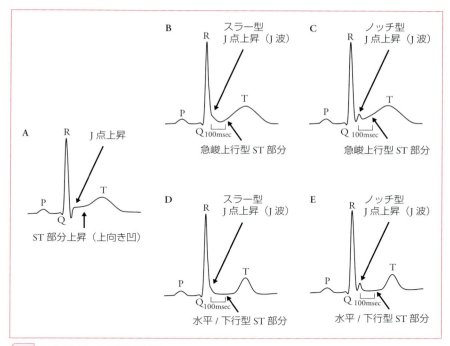

図1 J点上昇とST部分の形状
詳細は本文参照．

2009年にHaissaguerreら[2]がスラー型またはノッチ型のJ点上昇≧0.1mVを示すERを伴う特発性心室細動（idiopathic ventricular fibrillation）の患者群を報告してから，ERSがその代名詞として使用されることが多くなった．

A-2 J波症候群について

1）J波とは

J点上昇の形態が円蓋状，瘤状のものをJ波という[1]．この定義に従えばノッチ型のJ点上昇がJ波だが，スラー型J点上昇もJ波とされることが多い．

2）J波とST部分の形状とは

近年，J波とST部分の形状は分けて評価されるようになった．J点から100 ms後方の高さが＞0.1 mVの場合を水平/下行（horizontal/descending）型ST部分，≦0.1 mVの場合を急峻上行（rapidly ascending）ST部分という．

J点上昇/J波に伴う水平/下行型ST部分（図1D，E）は，急峻上行型ST部分（図1A，B）よりも予後不良であることが明らかとなってきた．予後不良のJ点上昇/J波は長い連結期の後に増高し，心室性期外収縮をきっかけに多形性VT/VFをきたすことが多い．J波を伴わない単なるST部分上昇（図1A）は良性であることが多い．

3）J波症候群とは

J波は再分極異常に起因するという仮説に基づき，2010年にAntzelevitchら[3]はJ波を認める患者群をJ波症候群（J wave syndrome：JWS）とよぶことを提唱した（表1）．

表1 J波症候群

	先天性			後天性		
	側壁誘導の早期再分極（ERSタイプ1）	下壁または下側壁誘導の早期再分極（ERSタイプ2）	広範な早期再分極（ERSタイプ3）	Brugada症候群	虚血性VT/VF	低体温によるVT/VF
心電図所見に見合う解剖学的部位	左室前側壁	左室下壁	左室および右室	右室	左室および右室	左室および右室
J点/J波の異常を示す誘導	I, V4–V6	II, III, aVF	広範な誘導	V1–V3	12誘導のうちいくつか	12誘導のうちいくつか
徐脈または一時的停止に対するJ波高/ST上昇の反応	増高	増高	増高	増高	不明	不明
Na$^+$チャンネル遮断薬に対するJ波高/ST上昇の反応	若干増高または変化なし	若干増高または変化なし	若干増高または変化なし	増高	不明	不明
性差	男性	男性	男性	男性	男性	なし
心室細動	まれ；健常男性，アスリートに認められる	あり	あり；電気的ストーム	あり	あり	あり
キニジンへの反応	J点上昇の正常化およびVT/VFの抑制	J点上昇の正常化およびVT/VFの抑制	データが少ない；J点上昇の正常化およびVT/VFの抑制	J点上昇の正常化およびVT/VFの抑制	データが少ない	VT/VFの抑制
イソプロテレノールへの反応	J点上昇の正常化およびVT/VFの抑制	J点上昇の正常化およびVT/VFの抑制	データが少ない	J点上昇の正常化およびVT/VFの抑制	不明	不明
遺伝子変異	CACNA1C, CACNB2B	KCNJ8, CACNA1C, CACNB2B	CACNA1C	SCN5A, CACNA1C, CACNB2B, GPD1-L, SCN1B, KCNE3, SCN3B, KCNJ8	SCN5A	不明

ERS：early repolarization syndrome 早期再分極症候群，VT：ventricular tachycardia 心室頻拍，VF：ventricular fibrillation 心室細動
(Antzelevitch C, et al. Heart Rhythm 2010;7:549-558 より邦訳して引用)

A-3 早期再分極症候群とJ波症候群の関係性

　ERSはST上昇を鑑別する心電図所見の観点から，JWSは心室細動の発生機序の観点から提議された概念といえる．J点上昇という点では一致するが，J波の有無については異なっている．前者でJ波がないものも含むが，後者では必須である．

　先天性JWSではJ点上昇/J波を側壁誘導に認めるものをERS1型，下壁誘導に認めるものをERS2型，広範な誘導に認めるものをERS3型と分類している．つまり，JWSはERSをそのなかに包含している(表1)．J波がすべて再分極異常によるものかどうかについては議論があり，JWSという呼称を避ける専門家もいる．

文献

1) Gussak I, et al. ECG Phenomena of the Early Ventricular Repolarization：Early Repolarization Syndrome. In：Gussak I, et al.（eds）, Cardiac repolarization：bridging basic and clinical science. Humana Press, New Jersey, 2003；407-426
2) Haïssaguerre M, et al. N Engl J Med 2008；358：2016-2023
3) Antzelevitch C, et al. Heart Rhythm 2010；7：549-558

（横山泰廣）

Mini Lecture　J 波の命名について

Einthoven は心電図波形を P 波，QRS 波，T 波と名づけたが，これはその前後に波形があった際にアルファベットを追加しやすくするためであったという説がある．実際，Einthoven は T 波のあとを U 波と名づけている（Hurst JW. Circulation 1998；98：1937-1942）．S 波と T 波の間が J 波とよばれるようになったことを Einthoven は歯がゆく思っているかもしれない．　　　　　　（横山泰廣）

Q103　ブルガタ症候群はアブレーションできるのか？

A-1　心室頻拍／心室細動の引き金となる心室期外収縮に対するアブレーション

Brugada 症候群では，類似した心室期外収縮（PVC）を引き金（trigger）として心室頻拍（VT）／心室細動（VF）がはじまることが知られている．

Haïssaguerre らは，VF の引き金となる PVC を標的とした Brugada 症候群に対するアブレーションの有効性を 2003 年にはじめて報告した[1]．

その後，同様のアプローチによるアブレーションの有効性が報告がされているが，Brugada 症候群では VF の引き金となる PVC が認められることがまれなため，適用できる患者が限られていた．

A-2　右室流出路心外膜側の不整脈基質領域に対するアブレーション

Nademanee らは，Brugada 症候群患者の右室流出路（right ventricular outflow tract：RVOT）心外膜側の不整脈基質領域に対するアブレーションの有効性を 2011 年にはじめて報告した[2]．VF を繰り返す Brugada 症候群患者 9 例を対象としたこの研究報告の新規性は以下の 4 つにまとめられる．

① RVOT 心外膜側の異常電位（低電位の分裂遅延電位）を明らかにした．
② RVOT 心外膜側が Brugada 症候群患者の不整脈基質領域であることを示した．
③ RVOT 心外膜側に対するアブレーションが Brugada 型心電図を正常化させることを示した．
④ RVOT 心外膜側に対するアブレーションは VF の再発予防に有効であることを示した．

A-3　Brugada 症候群に対するアブレーション戦略

Brugada 症候群に対するアブレーションは，植込み型除細動器（ICD）植込み後の VT/VF 頻発を抑制する治療法の選択肢の一つである．VT/VF の引き金となる PVC が頻発していれば，その PVC に対するアブレーションが有効である[1]．

PVC を認めない場合，RVOT 心外膜側に不整脈基質と考えられる異常電位を認めれば，それがアブレーションの標的となる[2]．もちろん，RVOT 心内膜側に異常電位がないことも確認して

おく必要がある.

　下側壁誘導にJ波を伴うBrugada症候群では，RVOT心外膜側に加えてより広範な心外膜側，または心内膜側プルキンエ線維網に不整脈基質領域を有している可能性が考えられる[3]．

文献

1) Haïssaguerre M, et al. Circulation 2003：108；925-928
2) Nademanee K, et al. Circulation 2011：123；1270-1279
3) 横山泰廣．Brugada症候群に対するカテーテルアブレーション．奥村　謙（編），不整脈治療update 第1巻．医療ジャーナル社，2014；143-151

（横山泰廣）

13章 イオンチャネル病

Q104 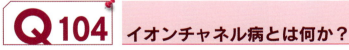 イオンチャネル病とは何か？

A-1 イオンチャネルやその調節蛋白をコードしている遺伝子の変異の異常により発症する疾患群である

　心臓の興奮・伝達などの電気現象には，心筋細胞に発現しているイオンチャネルの働きが大きく関与している．1990年代のはじめから，他領域より若干遅れて遺伝性循環器疾患の精力的な原因遺伝子の探索がはじまったが，不整脈の領域では，まず遺伝性QT延長症候群がターゲットとなった．すなわち，心筋のイオンチャネルやその調節蛋白をコードしている遺伝子の変異や単一塩基多型が，種々の機序でこれらの蛋白の働きを障害し，結果として活動電位の持続時間を延長し，心電図ではQT延長を起こすことが解明された．最初の報告で同定されたチャネル遺伝子は，活動電位の脱分極と興奮の伝導に大きく寄与するナトリウムチャネルのαサブユニットをコードするSCN5Aと再分極にかかわるカリウムチャネルをコードするKCNH2（当初，hERGとよばれていた）であった（1995年）．

　QT延長症候群（long QT syndrome：LQTS）は，心電計が臨床に普及して初めて発見された病態である．家族内で突然死が集積することが知られていたが，その一部で，心電図上で著しいQT時間の延長（500 ms以上）を示す一群があることが知られ，さらに特異な多形性心室頻拍，トルサードドポアンツ（torsade de pointes：TdP）などの重篤な心室不整脈により失神発作や突然死を引き起こすことがわかってきた．古典的な遺伝上の分類では，常染色体優性遺伝を示すRomano-Ward症候群と先天性聴覚障害を合併する劣性遺伝のJervell and Lange-Nielsen症候群に分けられた．

　臨床的には後者のほうが重症であるが，頻度は非常に低い．長年われわれは遺伝子診断を行っているが，800症例以上のLQTS発端者のうち後者と診断できた例は2名のみであった．一方，優性遺伝のLQTSの頻度は，出生2,000人に1人とされる．さらに，1年遅れて1996年には，再分極にかかわるもう一つのカリウムチャネルであるKCNQ1の変異も発見された．現在では16以上の原因遺伝子が同定されている．

　LQTSにかかわる研究が引き金となって，続いて，Brugada症候群，家族性洞不全症候群，家族性心房細動，カテコラミン誘発性多形性心室頻拍，QT短縮症候群など多くの疾患における発症メカニズムが明らかとなった．これらの疾患群はイオンチャネル病と総称されるようになった．さらに，不整脈源性右室心筋症（Q105参照）のように心筋症とのボーダーライン上にある病態も明らかとなってきた．

　イオンチャネル病の解明には，前世紀に爆発的に進歩した分子遺伝学的な方法論をうまく利用されたことが大きく貢献しているが，近年になって，従来のサンガー法に比べて飛躍的に解析能力のすぐれたショットガン方式による次世代シークエンサが登場して，遺伝子異常の検出率が急

速に高くなってきている．これには一塩基多型が含まれるが，そのなかにも機能的な障害をきたすいわゆる機能的 SNP があり，結局は病態の本当の原因となっているかどうかを明らかにするため，機能解析が必須である場合が多い．イオンチャネルの場合は，その遺伝子レベルの異常を遺伝子組み替え法で再現して，パッチクランプ法で解析する方法があり，これを証明することができる．このような他分野の研究者が，共同してイオンチャネル病の病態解明が進められている．

（堀江　稔）

Q105 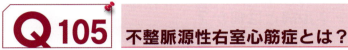不整脈源性右室心筋症とは？

A-1 主としてデスモゾーム遺伝子病である

　不整脈源性右室心筋症（arrhythmogenic right ventricular cardiomyopathy：ARVC）は遺伝性の疾患で，特異な右室心筋の変性による右室拡大と右心不全，そして右室由来の致死的不整脈を特徴とする．さらに末期には左心不全も招来する．長らく心筋症のニッチ的存在の一分野として認識されていたが，近年，不整脈をきたす遺伝病としても注目されている．その原因は長らく不明であったが，ARVC を 3 症候の一つとするエーゲ海・Naxos 島の風土病で，常染色体劣性遺伝で呈する Naxos 病の病態解明がきっかけとなって，細胞接着に働くデスモゾーム分子をコードする遺伝子に異常が発見された．デスモゾームはいくつもの蛋白の集合体であり，その構成分子をコードする遺伝子に続々と変異が発見されて ARVC の多くはデスモゾーム病であることがわかってきた．

　現在までに原因遺伝子として 5 つのデスモゾーム関連遺伝子が同定された（表1）．デスモゾームは，細胞膜に発現し，細胞接着に重要な働きをしている．一般的な ARVC の発症年齢は 30 ～ 40 代とされているが，日本からの報告例は少なく，欧米との差異も不明であったが，最近，われわれは 2010 年の新しい ARVC 診断基準に合致する 35 名の日本人発端者について，デスモ

表1 ARVC の遺伝的背景

タイプ	遺伝子座	遺伝形式	遺伝子	蛋白
ARVC1	14q24.3	常染色体優性	*TGF-β3*	TGF-β3
ARVC2	1q42-43	常染色体優性	*RYR2*	リアノジン受容体
ARVC3	14q12-22	常染色体優性	不明	不明
ARVC4	2q32.1-32.3	常染色体優性	不明	不明
ARVC5	3p23	常染色体優性	*TMEM43*	TMEM43
ARVC6	10p12-14	常染色体優性	不明	不明
ARVC7	2q35	常染色体優性	*DES*	Desmin
ARVC8	6p24	常染色体優性	*DSP*	Desmoplakin
ARVC9	12p11	常染色体優性	*PKP2*	Plakophillin
ARVC10	18q12.1-12	常染色体優性	*DSG2*	Desmoglein2
ARVC11	18q12.1	常染色体優性	*DSC2*	Desmocolin2
ARVC12	17q21	常染色体優性	*JUP*	Plakoglobin
ARVC13	10q21	常染色体優性	*CTNNA3*	αT-catenin
Naxos 病	17q21	常染色体劣性	*JUP2*	Plakoglobin

表2　ARVC の鑑別診断

診断基準は以下の通り
definite
 2 major or 1 major and 2 minor criteria or 4 minor from different categories
borderline
 1 major and 1 minor or 3 minor criteria from different categories
possible
 1 major or 2 minor criteria from different categories.

I. 全体・局所の機能障害と構造変化

大項目

心エコー
右室壁に局所的に akinesia か dyskinesia か瘤があり，かつ以下のいずれか一つを満たす
- 長軸で右室流出路の拡張末期径が 32mm 以上(体表面積あたり：19mm/m² 以上)
- 短軸で右室流出路の拡張末期径が 36mm 以上(体表面積あたり：21mm/m² 以上)
- 右室面積変化率(fractional area change)が 33% 以下　正常 46 ± 7%

MRI
- 右室壁に局所的に akinesia か dyskinesia か非同期右室収縮がみられる
- かつ　以下のいずれか一つを満たす
  - 右室の拡張末期容積(体表面積補正)が 110mL/m² 以上(男性)か 100mL/m² 以上(女性)
  - 右室駆出率が 40% 以下

右室造影
- 右室壁に局所的に akinesia か dyskinesia か瘤がみられる

小項目

心エコー
- 右室壁に局所的に akinesia か dyskinesia があり，かつ以下のいずれか一つを満たす
- 長軸で右室流出路の拡張末期径が 29mm 以上 32mm 未満(体表面積あたり：16 以上 19mm/m² 未満)
- 短軸で右室流出路の拡張末期径が 32mm 以上 36mm 未満(体表面積あたり：18 以上 21mm/m² 未満)
- 33％ ＜ FAC(fractional area change) ≦ 40％

MRI
- 右室壁に局所的に akinesia か dyskinesia か非同期右室収縮がみられる
- かつ　以下のいずれか一つを満たす
  - 右室の拡張末期容積(体表面積補正)が 100 以上 110mL/m² 未満(男性)か 90 以上 100mL/m² 未満(女性)
  - 40% ＜右室駆出率≦ 45%

II. 右室壁の組織学的特徴

大項目

形態学的解析で残存心筋細胞が 60% 未満
右室自由壁の線維置換が 1 サンプル以上にみられる
心内膜心筋生検で組織の脂肪置換がみられる，あるいはみられない

小項目

形態学的解析で残存心筋細胞が 60 ～ 75 %
右室自由壁の線維置換が 1 サンプル以上にみられる
心内膜心筋生検で組織の脂肪置換がみられる，あるいはみられない

III. 再分極異常

大項目

- 右前胸部リード(V1-3)で T 波の陰転化
  14 歳以上
  完全右脚ブロックがない
  (QRS 幅≧ 120msec)

小項目

- 右前胸部リード(V1-3)で T 波の陰転化
  14 歳以上で完全右脚ブロックがない
  もしくは V4-6 で T 波の陰転化
- V1-4 で T 波陰転化
  14 歳以上で完全右脚ブロックがある

IV. 脱分極/伝導の異常

大項目

右前胸部リード(V1-3)にイプシロン波(QRS 波の終わりから T 波のはじめの間にみられる再現性のある低振幅波)がある

小項目

平均加算心電図

V. 不整脈

大項目

左脚上軸の非持続性あるいは持続性心室頻拍
(II, III, aVF 誘導で QRS 波陰性あるいは不明瞭，aVL で陽性)

小項目

- 右室流出路，左脚下軸の非持続性あるいは持続性心室頻拍
  (II, III, aVF 誘導で QRS 波陽性，aVL 誘導で)陰性
- Holter 心電図で 24 時間あたり 500 回以上の心室性期外収縮

VI. 家族歴

大項目

- 一等親血縁者(自分と 1/2 の遺伝子を共有している関係＝親子・兄弟・姉妹)の中に診断基準を満たす ARVC/D がいる
- 剖検や外科手術で病理学的に ARVC/D とされるものが一等親血縁者にいる
- 評価段階である患者が，ARVC/D に関連する病因性突然変異があるとわかる

小項目

- 一等親血縁者の中に ARVC/D の既往
- 一等親血縁者の中に 35 歳未満で早期突然死をした者がいる
- 二等親血縁者(遺伝子を 1/4 共有する祖父母・孫・叔父叔母・姪・甥・異父母兄弟)に ARVC/D の存在を病理学的あるいは診断基準で確定できる

(Marcus FI, et al. Circulation 2010;121:1533–1541 より改変)

ゾーム関連遺伝子を調べたところ，19名（54%）にPKP2などの変異を発見した[1,2]．さらに，興味深いことに約3割のケースで複合2遺伝子性（digenic）ヘテロ接合性であり，本症の発症には，いわゆる遺伝的な因子のmultiple hitsが必要である可能性が示唆された．一方，単独の変異で発症するケースでは，PKP2変異特にradical mutationとされるstop codon症例が多かった．

　ARVCの診断は，そもそもこの病気を疑わないと見逃すことが多い．典型的な心電図所見は，いわゆる右側胸部誘導にみられることの多いイプシロン波とV2を越えてのT波陰転化（inverted T beyond V2）であり，また，右室起源の心室頻拍の出現である．いくつかの臨床所見について点数化されており，各々majorとminor pointがあり，合計ポイントにより，definite, borderline, possibleの3群に診断される．詳細については，表2[3]を参照されたい．

　治療は，心室頻拍あるいは細動からの生還例については，積極的に植込み型除細動器の適応を考える．また血行動態的に安定した心室頻拍の場合は，カテーテルアブレーションも適応となるが，原疾患の性質上，再発が多く，アブレーションの再施行例となる．

文献

1) Ohno S, et al. Circ J 2013；77：1534-1542
2) Nagaoka I, et al. Circ J 2006；70：933-935
3) Marcus FI, et al. Circulation 2010；121：1533–1541

（堀江　稔）

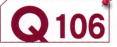

ブルガダ症候群はイオンチャネル病か，心筋症か？

A-1　Brugada症候群は単一疾患ではない

　1992年，Brugada（ブルガダ）兄弟らは，右前胸部の特異なST上昇と，特に夜間に発症する心室細動による失神や突然死を起こす疾患を報告した．その報告からすでに，20年以上が経ち，かれらの名前をとって命名されたブルガダ症候群（Brugada syndrome：BrS）という病名も定着してきたように思われる．BrSは，ブルガダらによると，器質的な心疾患を伴わず，いわゆるprimary electrical diseaseとされた．さらに1998年には原因遺伝子として心筋ナトリウムチャネルαサブユニットをコードするSCN5A遺伝子の変異が発見され，再分極異常により発症するイオンチャネル病の仲間入りをした．しかしながら，BrSに似た病態の報告は，ブルガダ兄弟に先行して行われていた．すなわち1988年のイタリアPadua大学のからのフランス語による論文[1]さらに，国立循環器病センターの相原氏らは，日本語で報告をしている．

　その後の精力的な研究を通して，当初報告された病態について，多くの疑義があげられている．たとえば，BrSは果たして当初いわれたような再分極だけの異常なのか，脱分極異常はないのか？SCN5A変異はすべての病態を説明できるのか？EPS検査での心室細動誘発は予後を予測するものなのか？，BrSはイオンチャネル病なのか，あるいは心筋症なのか？，というような疑問点である．たとえば，最初の発症メカニズムでは，本症候群で一般的にみられるPR時間，HV時間の延長，late potentials陽性などの所見は，すべて伝導障害すなわち脱分極の異常を示唆している．また，SCN5A変異の多くは，心筋ナトリウムチャネルのαサブユニットの機能低下

を介して，心臓の興奮伝導を担うナトリウム電流の減少を起こすが，これはとりもなおさず脱分極障害が起こっていること意味する．さらに，SCN5A 関連での大きな問題は，典型的な BrS 診断例であっても SCN5A 変異が発見される率はたかだか 20 〜 30% である点である．ナトリウムチャネルの loss-of-function は，現在，本症の発症における common final pathway と考えられている．その後に発見された多くの関連遺伝子も，多くは最終的にナトリウムチャネル機能の修飾を介して，病気と関連することもわかってきた．

　興味深いことに，1988 年の Nava らの報告[1]した中年男性は，典型的な心電図変化に加えて，右室流出路（right ventricular outflow tract：RVOT）の伝導遅延，軽度ではあるが右室の形態異常が指摘されており，不整脈源性右室心筋症（ARVC）との相同性がいわれている．実際，この症例は，SCN5A 遺伝子異常を含めて典型的な BrS であるにもかかわらず，後に Corrado らにより追記的な報告[2]がされ，精査により ARVC の診断がされている．すなわち，心電図上，BrS の所見を呈する症例のなかに ARVC の病態とオーバーラップし，鑑別に困難をきたす症例があることがわかる．逆に，ARVC の 2010 年診断基準[3]を完全に満たさない症例であっても，RVOT の伝導障害を伴うような右室心筋症と BrS の峻別は，非常にむずかしいように思われる．実際，BrS 例の剖検例の報告は非常に少ないが，多くは RVOT の脂肪線維化などの病理変化が指摘されている．また，最近，BrS 例において，ARVC における最も頻度の高い原因遺伝子である PKP2 のミスセンス変異が発見され，この異常が BrS 発症の common pathway となりうるナトリウムチャネル電流を減少することが示された[4]．このように，BrS は，単一のメカニズムによる病態ではなく，なかには右室心筋症との鑑別がむずかしい例もあることが明らかとなってきた．

文献

1) Nava A, et al. Mises a Jour Cardiologiques 1988；17：157-159
2) Corrado D, et al. Circulation 2001；103：710-717
3) Marcus FI, et al. Eur Heart J 2010；31：806-814
4) Cerrone M, et al. Circulation 2014；129：1092-1103

（堀江　稔）

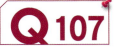

カテコラミン誘発多形性心室頻拍とは？

A-1 運動などで誘発される致死的不整脈で遺伝性疾患である

　CPVT は，運動や感情的な興奮に伴い発症する多形性あるいは 2 方向性 VT を起こし，特に小児期に発症して突然死の原因となる[1,2]．その死亡率は特に高く小児科領域で注目されていた．しかし，発作時以外の心電図に異常はなく，器質的な心異常も合併しないので，その頻度については不明な点が多い．原因遺伝子として最も頻度が高いのは，RyR2（リアノジン遺伝子）で，この遺伝子は細胞内カルシウムストアである筋小胞体（sarcoplasmic reticulum：SR）の膜に発現する巨大蛋白で，心筋の場合，脱分極に際して SR から細胞内へ急速にカルシウムを放出し一気にカルシウム濃度を上昇させることにより心筋の収縮に関与している[3]．

　RyR2 変異は，ヘテロ接合であっても CPVT を引き起こし，いわゆる常染色体優性遺伝を示

す．一方，同じく SR 内のカルシウム結合蛋白である CASQ2 の変異は，ホモ接合あるいは compound heterozygous で，CPVT を起こすことが知られているが，頻度は非常にまれである．さらに，カリウムチャネル遺伝子である KCNJ2 やカルシウム依存性に活性化するカルモジュリンキナーゼをコードしている CALM1 遺伝子の変異が，少数ながら報告されている．

確定診断には，①器質的な心疾患がなく，40 歳以下で発症する 2 方向性あるいは多形性心室頻拍，② CPVT 関連遺伝子の病的変異を有すること（発端者のみならず家族も），さらに③①，②で診断の確定した CPVT 患者の家族のうち，遺伝子診断が実施行でも，運動により心室性期外収縮や 2 方向性あるいは多形性心室頻拍を起こすもの，という条件を満たすこととされる．また，40 歳以上で器質的心疾患や冠動脈疾患がもっていても，運動で上記のような不整脈を起こす場合，CPVT の可能性も考えなければいけない．

クラス I で推奨される治療方針としては，まず生活習慣の改善として競争的なスポーツ・激しい運動またストレスの多い環境を避けることがあげられている．CPVT の診断がついて症状のある患者には β ブロッカー投与が推奨される．また，心肺蘇生，繰り返す失神，あるいは β ブロッカー治療や前述の LCSD 後においても 2 方向性あるいは多形性心室頻拍を呈する症例では ICD が推奨される．

クラス IIa 以下の治療方針については，β ブロッカーに加えての治療として，フレカイニドが推奨されている．本疾患は小児期に発症することが多いことから，特に服薬をしっかりと守るように，また怠薬により起こりえる心臓突然死についても，両親にしっかりと説明しておくべきである．突然死率も高く，遺伝学的カウンセリングが非常に大切である．

文献

1) Coumel P, et al. Br Heart J 1978；40：28-37
2) Leenhardt A, et al. Circulation 1995；91：1512-1519
3) Priori SG, et al. Heart Rhythm 2013；10：1932-1963

（堀江　稔）

Q108 遺伝子解析が有効な不整脈疾患は？

A-1 QT 延長症候群が最も有効

不整脈疾患には，メンデル遺伝形式を示すいわゆる遺伝性不整脈と，手術や炎症などの遺伝的要因に関係のない後天的な不整脈という両極端のグループがあり，その他の多くの不整脈疾患には遺伝的要因・後天的要因の双方が様々な割合で関与すると考えられている．当然ながら，遺伝性不整脈には遺伝子解析は有効で，非遺伝性の不整脈には無効だが，その中間の群について「どれが遺伝子解析が有効か」を画一的に解答するのは困難である．

遺伝子解析が有効な不整脈として共通の認識があるのは，典型的なメンデル型遺伝性不整脈，先天性 QT 延長症候群（LQTS）である[1]．現在までに心筋イオンチャネル遺伝子 *KCNQ1*，*KCNH2*，*SCN5A* を含む 13 個以上の原因遺伝子が同定されている．LQTS 患者の約 7 〜 8 割の症例はこれらの遺伝子上の変異が同定され，その 9 割は *KCNQ1*，*KCNH2*，*SCN5A* のいずれかの変

異である(**Q113**参照)．LQTSでは，遺伝子検査によって明らかになる遺伝型と，心電図波形，致死性イベントの誘因などの臨床症状，薬物負荷に対する反応などの臨床型の間にある程度の関連がみられるため，突然死の予知や治療法の選択などの臨床の場において遺伝子検査が用いられ，その遺伝子解析は保険償還される．薬剤などによってQT延長を示す二次性QT延長症候群にも遺伝子異常の関与する例が報告されているが，変異が見つかる症例は必ずしも多くなく，遺伝子解析が日常臨床上有効であるとはいえない．Brugada症候群では20～30％にSCN5Aの変異が同定され，13個以上の原因遺伝子が知られているが，SCN5A以外は稀有で孤発例も多く，主たる原因遺伝子は依然不明である．またSCN5A変異の有無が予後予測や治療法の選択として有効であるという報告はない．明白な遺伝性があるにもかかわらず変異が同定されないために，治療選択・予後予測などの臨床の場で遺伝子解析の有効性が認められない不整脈はBrugada症候群に限らず，早期再分極症候群，特発性心室細動など数多く存在する．今後主たる原因遺伝子が同定されれば，遺伝子解析の有用性が認められる可能性もある．

これまで主として行われてきた遺伝子解析は候補遺伝子解析といわれるもので，検査対象の遺伝子を選んで(すでに確立した疾患遺伝子のこともあるが，新たに「職人のカン」で対象を選ぶこともある)一つひとつ解析する，いわば「家内制手工業」だった．これに対し，最近開発された次世代シークエンサーは遺伝子の配列解読速度を驚異的に向上したガリバーで，遺伝子解析に「産業革命」をもたらした．すなわち，候補を一つひとつtry and errorで調べて「見つける」操作から，地引網のようにとにかくDNAを全部解読してその中にあるバリエーションから本物の遺伝子変異を「選ぶ」という操作に一変したのである．不整脈領域でもこの手法で未知の原因遺伝子が解明された例がある[2]．今後，これらの網羅的シークエンスによって未知の原因遺伝子が次々に解明されることが期待されるが，現実はそれほど単純ではないようである．これまでわからなかった様々なバリエーションまで解読されることによって，逆に疾患に無関係な遺伝子変異や，人種特異的な稀有なバリエーションが数多く見つかるため，疾患の責任変異と区別ができなくなるというジレンマが生ずるのである．それを解決するために家系内の罹患者に共通するバリエーションを選択することで，非特異的なものを除外するなど様々な努力がされており，この領域の研究の進歩が注目される．

では，心房細動などのcommon diseaseにおいて遺伝子解析は有効だろうか？ 最近ゲノムワイド関連解析などで「疾患関連遺伝子」が次々と報告されるので，これらの遺伝子バリエーションを患者で調べれば臨床に役立つという考えもあるかもしれない．しかしcommon diseaseのリスク遺伝子として明らかにされる一塩基多型(single nucleotide polymorphism：SNP)の多くは，一般健常人にもかなりの割合でみられる遺伝子バリエーションであり，単独のSNPの遺伝型を調べても病的な意義は見出せない．したがってcommonな不整脈の遺伝子解析は，それ単独では，少なくとも現時点では無効といわざるをえない．しかし逆に，Brugada症候群のような遺伝性が明白なまれな不整脈に，その罹患率を左右する複数のSNPの関与が明らかになるなど[3]，遺伝性不整脈の遺伝子病態に関する考え方は急速に進化している．

繰り返しになるが，「遺伝子解析が有効な不整脈疾患はどれか」に対する最大公約数的な解答は「遺伝性が明白な家族性不整脈」だと思うが，単なる禅問答だといわれると否定できない．

文献

1) Priori SG, et al. Heart Rhythm 2013；10：1932-1963
2) Crotti L, et al. Circulation 2013；127：1009-1017

3) Bezzina CR, et al. Nat Genet 2013；45：1044-1049

（蒔田直昌）

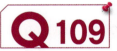 **Progressive cardiac conduction disturbance (PCCD)とは？**

A-1 進行性の心臓伝導障害

　PCCDは進行性の心臓伝導障害の総称であり，その原因は，刺激伝導系の器質的異常からチャネルの機能的異常まで多岐にわたる．2013 HRS/EHRA/APHRA Expert Consensus Statementでは，「器質的心疾患を伴わない50歳未満の若年にみられる原因不明の進行性の心臓伝導障害」と定義されており，骨格筋疾患を除外項目としている[1]．器質的心疾患のないPCCDの中で最も一般的なのは，いわゆるLenègre-Lev病ともよばれる一群で，進行性の房室ブロック・脚ブロックを特徴とし，心臓刺激伝導系の線維変性によって失神やペースメーカ植込みの原因となる遺伝性徐脈性不整脈である．原因遺伝子としては心筋Naチャネルαサブユニット遺伝子（*SCN5A*）[2]，Naチャネルβ1サブユニット（*SCN1B*），Ca^{2+}活性化非選択性カチオンチャネル *TRPM4*[3]，ギャップジャンクション connexin40（*GJA5*）などが報告されている[4]．

　器質的心疾患に合併する伝導障害として，最も頻度の多いのがラミン心筋症である．ラミン心筋症は核膜蛋白ラミンA/Cをコードする遺伝子 *LMNA* の変異を原因とし，伝導障害を初発症状とするが，その後伝導障害だけでなく拡張型心筋症を合併し，重症な転機をとることがあり注意を要する．さらに，副伝導路症候群や神経筋疾患の一部にも心臓伝導障害をきたすものがある．わが国のPCCDの原因としては最も多い遺伝子異常である．さらに，伝導系の発生に関与する様々な転写因子も伝導障害の候補遺伝子として知られる（表1）．

　PCCDの疾患概念はあいまいな部分があったが，今回の statement によって診断に一定の方向性が示された点は評価すべきであるが，いくつかの問題が残っていることも否めない．たとえば，PCCDの罹患率は一般に年齢依存的に増加することは臨床的にはよく知られているが，発症が50歳以降の伝導障害をPCCDから除外すべきかに関しては議論がある．また，非進行性の伝導障害の取り扱いは決められていない．さらに，ラミンA/Cやエメリンなどの核膜蛋白の遺伝子異常を有するPCCD患者はしばしば骨格筋異常や全身の合併症が有するが，このような骨格筋疾患合併例をPCCDから除外すべきかどうかも一定の見解がなく，今後の検討を要する．

文献

1) Priori SG, et al. Heart Rhythm 2013；10：1932-1963
2) Schott JJ, et al. Nat Genet 1999；23：20-21
3) Kruse M, et al. J Clin Invest 2009；119：2737-2744
4) Park DS, et al. Circulation 2011；123：904-915

（蒔田直昌）

表1 心臓伝導障害の遺伝子基盤

遺伝子	蛋白	合併病態	伝導障害	機序
イオンチャネル				
SCN5A	Nav1.5	Brugada症候群	SSS, PCCD, AS	心筋興奮性低下，伝導遅延
		QT延長症候群3型	AVB, BBB	洞結節周囲の脱分極電流低下
SCN1B	Navβ1	Brugada症候群	PCCD	心筋興奮性低下，伝導遅延
KCNJ2	Kir2.1	Andersen-Tawil症候群	AVB, BBB	活動電位延長，心筋興奮性低下
HCN4	HCN4	―	洞徐脈	ペースメーカ電流(If)の低下
SCN4B	Navβ4	―	―	伝導遅延？
SCN10A	Nav1.8	―	BrS, 心房細動	転写因子を介したSCN5Aとの遺伝子間相互作用
TRPM4	TRPM4	PCCD・Brugada症候群	PCCD	エンドサイトーシス亢進による発現亢進
Ca²⁺ハンドリング蛋白				
RYR2	リアノジン受容体	CPVT	SND, AVB, AS	
CASQ2	カルセクエストリン	CPVT	洞徐脈	
ギャップジャンクション(GJ)				
GJA5	Connexin40	PCCD	PCCD	GJプラーク形成障害，細胞間コンダクタンス低下
転写因子				
TBX5	Tbx5	Holt-Oram症候群	洞徐脈, AVB, BBB	房室結節・心室刺激伝導系形成障害，SCN5A/10Aの転写調節
TBX3	Tbx3	―	―	SCN5A/10Aの転写調節
NKX2-5	Nkx2.5	―	AVB, BBB	
IRX3	Irx3	―	BBB	Cx40, Cx43の転写調節
核膜蛋白				
LMNA	ラミンA/C	PCCD, SSS, 筋ジストロフィ	AVB, PCCD	核内ストレス，MAPキナーゼシグナル亢進
EMD	エメリン	PCCD, 筋ジストロフィ	AVB, PCCD	
膜アダプター蛋白				
ANKB	アンキリンB	QT延長症候群4型	洞徐脈	イオンチャネル・トランスポータのトラフィッキング
代謝調節				
PRKAG2	AMPK-γ2	グリコーゲン蓄積病	WPW, AVB	心筋細胞エネルギー代謝異常，空胞変性
TGFβスーパーファミリー				
BMP2	Bone morphogenic protein 2		WPW	線維輪発育異常
スプライス異常				
DMPK-3' UTR		筋緊張性ミオトニア(DM1)	AVB, 心室内伝導障害	変異RNAの毒性，スプライス異常

SSS：洞不全症候群，PCCD：進行性心臓伝導障害，AVB：房室ブロック，AS：心房停止，BBB：脚ブロック，SND：洞機能不全，CPVT：カテコラミン感受性多形性心室頻拍

Q110 QT短縮症候群とは？

A-1 QT短縮を特徴とする遺伝性致死性不整脈疾患

　QT短縮症候群（short QT syndrome；SQTS）は2000年にはじめて認識された新しい疾患概念で，QT時間の短縮と心室細動による突然死を特徴とする遺伝性致死性不整脈である．器質的心疾患がなく，心臓突然死の家族歴，心房細動の合併が多く，T波の増高も心電図の特徴である．SQTSは遺伝性不整脈のなかでもさらにまれで，2014年の時点で症例数としては100例を超えた程度である．多数症例を総括的に解析した臨床研究はほとんどなく，その臨床像には不明な点も多いが，53例のSQTSを集積したヨーロッパSQTSレジストリーでは，年齢の中央値は26歳と若年で，75％が男性と性差を認めた[1]．診断には主として，Gollobらの診断基準[2]やHRS/ESC/APHRS三大陸不整脈学会 Expert Consensus Statementによる診断基準[3]が用いられる（表1）．原因遺伝子としては3個のKチャネル（SQT1-3）と3個のCaチャネル（SQT4-6）が報告されている[3]（表2）．Kチャネルの機能亢進またはCaチャネルの機能低下による活動電位持続時間の短縮によって説明される．

表1 SQTSの診断基準

Gollobの診断基準[2]	ポイント	三大陸不整脈学会 Expert Consensus Statement[3]
1. QTc		診断確実：QTc ≦ 330 ms
＜ 370 ms	1	疑い：QTc ＜ 360 ms かつ以下の1つ以上を認める
＜ 350 ms	2	1. SQTS関連遺伝子異常
＜ 330 ms	3	2. SQTSの家族歴
J点からT波頂点までの間隔＜ 120 ms	1	3. 40歳以下の突然死家族歴
2. 臨床歴		4. 心疾患は認めず，心室頻拍/細動からの蘇生例
心肺停止	2	
多形性心室頻拍・心室細動	2	
原因不明の失神	1	
心房細動	1	
3. 家族歴		
2親等以内の確実なSQTS	2	
2親等以内の原因不明の心臓突然死	1	
乳児突然死症候群	1	
4. 遺伝子検査		
原因遺伝子異常陽性	2	
遺伝子異常あるが病的意義不明	1	
診断確実	4	
疑い	3	
可能性低い	2	

表2　QT短縮症候群の原因遺伝子

サブタイプ	遺伝子	タンパク質	機能異常
SQT1	*KCNH2*	IKrチャネルαサブユニット	IKr ↑
SQT2	*KCNQ1*	IKsチャネルαサブユニット	IKs ↑
SQT3	*KCNJ2*	IK1チャネル	IK1 ↑
SQT4	*CACNA1C*	L型Caチャネル α1Cサブユニット	ICaL ↓
SQT5	*CACNB2*	L型Caチャネル β2サブユニット	ICaL ↓
SQT6	*CACNA2D1*	L型Caチャネル α2δ1サブユニット	ICaL ↓

文献

1) Giustetto C, et al. J Am Coll Cardiol 2011；58：587-595
2) Gollob MH, et al. J Am Coll Cardiol 2011；57：802-812
3) Priori SG, et al. Heart Rhythm 2013；10：1932-1963

（蒔田直昌）

Q111　不整脈のゲノムワイド解析はどこまで進んでいる？

A-1　心電図パラメータやコモンな不整脈からまれな不整脈まで幅広い

　遺伝性不整脈症候群のようにまれな疾患は，遺伝子変異が疾患の決定因子としてメンデル遺伝型式で子孫に伝達されることが多い．一方，発症頻度の高い疾患(common disease)は，複数の遺伝的要因と環境因子などの相加的・相乗的効果によって発症すると考えられている．遺伝子バリエーションはcommon diseaseの決定因子となることはないが，疾患感受性を左右したり個人の様々な特性に影響を及ぼすのである(**Q108**参照)．遺伝子バリエーションのなかでも最もよく用いられるのが，一塩基多型(single nucleotide polymorphism：SNP)で，全ゲノムに存在するSNPから選んだ数十万～数百万個について遺伝型(genotyping)を網羅的に調べ，疾患感受性遺伝子を解明しようとするのがゲノムワイド関連研究(genome-wide association study：GWAS)である．具体的には，患者群と対照群とでSNPの出現頻度(アレル頻度)をカイ二乗検定のような統計的手法で有意差検定し，関連をみる．そのような検定をSNPの数だけ繰り返すことによってゲノムを網羅的に解析し，common diseaseの感受性遺伝子をゲノム上の部位を特定することができる．

　不整脈領域でGWASが進んでいる疾患は心房細動である．**図1**は孤立性心房細動1,335症例と対照12,844症例のメタ解析GWAS(CHARGE study)の結果である[1]．これは，両群間のSNP頻度を比較したp値を対数表示し，第1染色体から順にプロットしたもので，ニューヨークの摩天楼にたとえてマンハッタンプロットとよばれる．この結果，*KCNN3*, *PITX2*, *ZFHX3*という三つの遺伝子の近傍に存在するSNPが心房細動と有意な関連を示した．しかし正確にいうと，この結果は，この3遺伝子が心房細動の原因遺伝子・感受性遺伝子であることを証明しているわけではない．たとえば*PITX2*と書かれた部分にあるSNP(rs6817105)は，染色体4q25上に存在し，$p < 1.8 \times 10^{-74}$で心房細動と関連する．しかしこのSNPは，150 kbにわたって遺伝子の存在しない「遺伝子砂漠」に位置している．すなわちこの結果のもつ意味は，「心房細動発症に影響

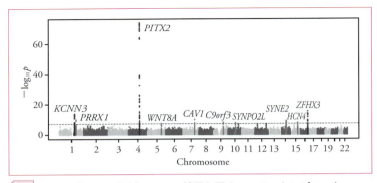

図1 心房細動のメタ解析 GWAS の結果を示すマンハッタンプロット
心房細動・対照間で，それぞれの SNP について頻度を検定し，対数表示した p 値を点で示している．点線（$P < 5 \times 10^{-8}$）より上を有意差ありと考える．心房細動の罹患性を規定する遺伝的バリエーションが *KCNN3*, *PITX2*, *ZFHX3* の近傍にあることが示された．

を与える遺伝的要因が rs6817105 の近傍にあり，rs6817105 の最も近傍にある遺伝子は *PITX2* である」という限定的なものであることに留意すべきである．GWAS には出現頻度の比較的高い SNP が使用されるため，結果として同定される疾患関連 SNP も当然，非遺伝子領域やイントロンにあることが多く，GWAS の結果を疾患の病態解明に結びつけるためにはさらなる研究が必要である．

　GWAS はこれまで common disease を対象に行われてきたが，近年メンデル遺伝病を対象にした GWAS も報告されてきている．2013 年に Bezzina らは 312 名の Brugada 症候群患者を対象に GWAS を行い，心筋 Na チャネル *SCN5A* のほかに，末梢神経 Na チャネル *SCN10A* と転写因子 *HEY2* を同定した[2]．また，これらの疾患感受性アリル *SCN5A*, *SCN10A*, *HEY2* は，相加的に患者の Brugada 症候群の発症リスクを増大することが判明した．このような現象は common disease でよくみられるが，これまで単一遺伝子疾患であると考えられてきた Brugada 症候群に，多遺伝子疾患としての側面もあることを強く示唆する．その後の研究で *SCN5A* と *SCN10A* は転写レベルで相互作用をしていることが示されている[3]．

　GWAS は疾患と遺伝子多型の関連を検討するためだけではなく，心電図パラメータに代表されるような，個体の表現型の多様性を規定する遺伝的要因を探索するためにも用いられる．2009 年以降，QTc 時間[4]，PR 時間，QRS 時間，心拍数を規定する遺伝的要因が急速に解明されてきた．

　GWAS は common disease の危険因子を解明するための極めて有効なツールだが，現時点で「missing heritability」などのいくつかの問題が指摘されている．たとえば数万人の 2 型糖尿病患者の GWAS から 60 以上の糖尿病関連遺伝子がリストアップされてきたが，これらで説明できるのは疾患の遺伝的要因全体の約 10％ 程度に過ぎないというのである．このような結果に対して，方法論の見直しを含めた論議がなされており，common disease の遺伝子解析は今後も進歩していくと思われる．

文献

1) Ellinor PT, et al. Nat Genet 2012；44：670-675
2) Bezzina CR, et al. Nat Genet 2013；45：1044-1049
3) van den Boogaard M, et al. J Clin Invest 2014；124：1844-1852
4) Pfeufer A, et al. Nat Genet 2009；41：407-414

〈蒔田直昌〉

Q112 早期再分極症候群，J波症候群，ブルガダ症候群の原因遺伝子は？

A-1 Brugada症候群の原因遺伝子

　Brugada症候群（Brugada's syndrome：BrS）における遺伝子異常はLQTSのような遺伝子型と表現型が確立されたものではない．BrSで遺伝子異常が見つかる確率は約20%である（図1）．したがって心電図でBrSと診断されただけ（Brugada型心電図）で，遺伝子検査まで行う臨床的意義は少ない．失神や心室細動（VF）など症状があり，70歳未満の突然死や徐脈性不整脈などの家族歴または血縁者にBrugada型心電図を有する場合には，遺伝的検査を行ってもよい．一方，BrSの代表的な遺伝子 SCN5A [1] は様々な遺伝性不整脈疾患や心筋症にも関連する異常である．少なくとも同異常によるNaチャネル機能の低下は伝導障害（QRS幅の拡大など）には関連するが，それのみでBrSの診断や予後にどう関係するかいまだよくわかっていない．さらに SCN5A 以外のBrSの原因として報告されている遺伝子については，その頻度は極めてまれであり一般的なBrS患者・家族をスクリーニングしても検出されることはほとんどない．

　最近BrSに関してゲノムワイド関連解析（GWAS）を実施し，SCN5A のほかにその近傍にあるNaチャネル遺伝子の SCN10A と染色体6番にある HEY2 の多型がBrSに関連すると報告された [2]．SCN10A は心筋内の神経やで伝導系に強く関与するNaチャネル遺伝子であり，一方 HEY2 は SCN5A をコントロールする転写因子の一つであり，SCN5A 蛋白発現量に関係すると思われる．BrSは単一の原因遺伝子のみに起因する疾患というよりも，複数の遺伝子多型や軽度の異常，あるいはエピゲノムなどの遺伝子以外の要因が関係して発症する複数の原因が考えられている．

A-2 再分極症候群（J波症候群）の原因遺伝子

　心電図上の早期再分極（あるいはJ波）パターンは健常者でも1～10%に認められ，良性の心電図所見と考えられてきた．一方，2008年Haissaguerreらが特発性心室細動（idiopathic ventricular fibrillation：IVF）の一つとして早期再分極症候群を提唱 [3] して以後，現在までに早期再分極パターンとVFや突然死に関する報告は非常に多い．早期再分極を認める患者は認めない患者に比べて，男性が多く，睡眠中のイベントが多く，VFの再発も多いとしている．下側壁誘導で早期再分極を認める特発性VF患者では，ATP感受性K^+電流（$I_{K\text{-}ATP}$）チャネル遺伝子である KCNJ8 にミ

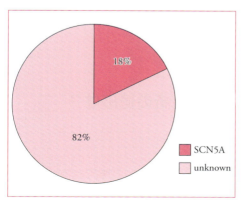

図1　Brugada症候群，早期再分極症候群（ERS）における SCN5A の変異が見つかる確率
2009～2013年国立循環器病研究センターにてBrugada症候群あるいは特発性心室細動（ERS含む）を診断され遺伝子検査を施行した215例（発端者のみ）のうち，SCN5A の変異を認めたのは18%に過ぎない．

表1 Brugada症候群，早期再分極症候群の原因遺伝子

Brugada症候群				
タイプ	遺伝子座	遺伝子	イオンチャネル	チャネル機能
BrS1	3p21	SCN5A	I_{Na}	↓
BrS2	3p22.3	GPD1L	I_{Na}	↓
BrS3	12p13.3	CACNA1C	I_{Ca-L}	↓
BrS4	10p12.33	CACNB2	I_{Ca-L}	↓
BrS5	19q13.1	SCN1B	I_{Na}	↓
BrS6	11q13.4	KCNE3	I_{to}	↑
BrS7	11q23.3	SCN3B	I_{Na}	↓
BrS8	12p11.23	KCNJ8	I_{K-ATP}	↑
BrS9	7q21.11	CACNA2D1	I_{Ca-L}	↓
BrS10	1p13.3	KCND3	I_{to}	↑
BrS11	17p13.1	MOG1	I_{Na}	↓
BrS12	12p12.1	ABCC9	I_{K-ATP}	↑
BrS13	3p21.2-p14.3	SLMAP	I_{Na}	↓
BrS14	3p22	SCN10A	I_{Na}	↓
早期再分極症候群（ERS）				
ERS1	12p11.23	KCNJ8	I_{K-ATP}	↑
ERS2	12p13.3	CACNA1C	I_{Ca-L}	↓
ERS3	10p12.33	CACNB2	I_{Ca-L}	↓
ERS4	7q21.11	CACNA2D1	I_{Ca-L}	↓
ERS5	3p21	SCN5A	I_{Na}	↓

スセンス変異を認めたとの報告もある．現在までに報告がある ERS 関連の遺伝子異常は，すべて BrS の遺伝子異常と共通している（表1）．臨床的にも心電図の coved 型 ST 上昇の有無による違いこそあれ，VF 発作のリスクなどに両者の共通点は多い．したがって，BrS と ERS とを遺伝子レベルから鑑別することは困難であり，オーバーラップ症候群とするのが妥当であろう．

文献

1) Chen Q, et al. Nature 1998；392：293-296
2) Bezzina CR, et al. Nat Genet 2013；45：1044-1049
3) Haissaguerre M, et al. N Engl J Med 2008；358：2016-2023

（相庭武司）

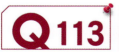

Q113 QT延長症候群の分類と遺伝子解析の適応は？

A-1 QT延長症候群の原因遺伝子

QT 延長症候群（LQTS）は，心電図上の QT 時間の延長に伴いトルサードドポアンツ（torsade de pointes：TdP）とよばれる致死性の心室性不整脈を誘発し，失神発作や突然死の原因となる疾患

表1 QT延長症候群の原因遺伝子とイオンチャネル

LQTS type	Gene	Protein	Current	機能	頻度(%)
QT延長症候群(LQTS)					
Romano-Ward症候群					
LQT1	*KCNQ1*	Kv7.1	I_{Ks}	↓	40-55
LQT2	*KCNH2*	Kv11.1	I_{Kr}	↓	30-45
LQT3	*SCN5A*	Nav1.5	I_{Na}	↑	5-10
LQT4	*Ankyrin-B*	Ankyrin	Na-K ATPase, I_{Na-Ca}		rare
LQT5	*KCNE1*	MinK	I_{Ks}	↓	rare
LQT6	*KCNE2*	MiRP1	I_{Kr}	↓	rare
LQT7	*KCNJ2*	Kir2.1	I_{K1}	↓	rare
LQT8	*CACNA1C*	Cav1.2	I_{Ca-L}	↑	rare
LQT9	*CAV3*	Caveolin 3	I_{Na}	↑	rare
LQT10	*SCN4B*	Na channel β4 subunit	I_{Na}	↑	very rare
LQT11	*AKAP-9*	Yotiao	I_{Ks}	↓	very rare
LQT12	*SNTA1*	Syntrophin-α1	I_{Na}	↑	very rare
LQT13	*KCNJ5*	Kir3.4	I_{KACh}	↓	very rare
LQT14	*CALM1*	Calmodulin 1	Ca^{2+} signaling	↓	rare
LQT15	*CALM2*	Calmodulin 2	Ca^{2+} signaling	↓	rare
Jervell&Lange-Nielsen症候群					
JLN1	*KCNQ1 (homozygous)*	Kv7.1	I_{Ks} (α)	↓	rare
JLN2	*KCNE1 (homozygous)*	MinK	I_{Ks} (β)	↓	rare

である．LQTSはこれまで13個の原因遺伝子が報告されていたが，遺伝子型が判明するものの90%はLQT1～3型であり，各々*KCNQ1*，*KCNH2*，*SCN5A*の遺伝子異常によって引き起こされることが知られている（表1）．LQT1～3患者では遺伝子診断のみならず，遺伝子型による予後の違いや，遺伝子型ごとの特異的なTdP発作の誘因と対策（治療法）が示されている．さらにLQT1患者では，*KCNQ1*遺伝子上の膜貫通領域に変異を有する患者はC末端領域に変異を有する患者に比べて心事故の発生率が高く[1]，LQT2では*KCNH2*遺伝子上のpore領域のミスセンス変異を有する患者では，それ以外の領域に変異を有する患者に比べて心事故の発生率が高い[2]など，各原因遺伝子上の変異部位別の予後の違いも報告されている．

LQTSで遺伝子型が見つかるタイプのほとんどはLQT1～3であるが，検診等でLQTSを疑われ遺伝子検査まで行った例まで含めて検討すると，既知の遺伝子異常が見つかる割合は約6割程度である．LQT1～3以外にはLQT7（Andersen-Tawil症候群）が比較的高い確率で見つかる．また最近行った全エクソン解析などの結果からはLQT4と11も同定されることがある．また臨床的にはLQTSと診断されているが，遺伝子検査を行うとRyR2に異常を認め，実はカテコラミン感受性心室頻拍（CPVT）と診断される例もしばしば遭遇する．このように先天性LQTSは遺伝子検査の臨床利用が最も進んでいる疾患の一つであるが，心電図上QT延長は明らかにもかかわらず通常の遺伝子検査でLQTSの疾患原因遺伝子異常を認めない患者もおよそ3割認める．

A-2 QT延長症候群における遺伝子検査の適応

LQTの原因遺伝子に変異が見つかる確率は，心拍数（R-R）で補正した修正QT時間（QTc）＞460 msの幼児でおよそ30%といわれ，計算上は2,000人に1人の頻度で生まれると推定され

表2 2011年 HRS/EHRA　QT延長症候群に対する遺伝子検査の指針

網羅的あるいはLQT1-3遺伝子（KCNQ1, KCNH2, and SCN5A）を検査することについて

Class I（推奨）
（1）循環器医が病歴，家族歴，安静時または運動やカテコラミン負荷検査時の12誘導心電図から強くLQTSを疑う場合．
（2）無症状であってもQT延長（QTc > 480 ms：小児，QTc > 500 ms：成人）をほかの二次的なQT延長する要因を排除しても認める場合． ※発端者に遺伝子異常が見つかった場合の家族については，発端者で見つかった「当該遺伝子異常の有無」について検査．
Class IIb（考慮可）
（3）無症状でありQTc延長が比較的軽度（QTc > 460 ms：小児，QTc > 480 ms：成人）の場合は遺伝子検査は「考慮可」．

（Ackerman MJ, et al. Europace 2011;13:1077-1109）

る[3]．わが国では学童期の検診で心電図を記録するため，無症状であっても心電図で「QT延長」を指摘されることが多い．このような場合のすべての人に遺伝子検査を行うべきか？　2011年のHRS/EHRAの指針（表2）によれば，（1）循環器医が病歴，家族歴，安静時または運動やカテコラミン負荷検査時の12誘導心電図から強くLQTSを疑う，（2）無症状であってもQT延長（QTc > 480 ms：小児，QTc > 500 ms：成人）をほかの2次的なQT延長する要因を排除しても認める，上記について遺伝子検査が「推奨」されている．さらに（3）無症状でありQTc延長が比較的軽度（QTc > 460 ms：小児，QTc > 480 ms：成人）の場合は遺伝子検査は「考慮可」．（4）発端者に遺伝子異常が見つかった場合の家族については，「当該遺伝子異常の有無」について調べることが勧められている[4]．

文献

1) Shimizu W, et al. J Am Coll Cardiol 2004；44：117-125
2) Shimizu W, et al. J Am Coll Cardiol 2009；54：2052-2062
3) Schwartz PJ, et al. Circulation 2009；120：1761-1767
4) Ackerman MJ, et al. Heart Rhythm 2011；8：1308-1339

〈相庭武司〉

14章 体温・電解質・内分泌異常

Q114 K異常はなぜ危険？

A-1 高カリウム血症は心室細動や心停止の原因となる

1) 心筋細胞膜電位とカリウム

　心筋細胞膜は，イオンポンプによってエネルギーを消費して細胞内外の陽イオンを能動的に交換し電位勾配が作成されている．Na^+-K^+ポンプ〔Na^+-K^+-ATPase（adenosine triphosphate）〕は細胞外の三つのNa^+と細胞内の二つのK^+を交換し形成されたNa^+濃度勾配を駆動力として，Na^+-Ca^{2+}交換機構などによって陽イオンが細胞内外で交換される．濃度勾配により形成されたイオン電流勾配は，イオンごとに固有の平衡電位を形成する．さらに，心筋細胞膜には各陽イオンのチャネルがあり，膜電位や細胞内外のイオンの濃度変化などに基づいて開閉する．チャネルの開口によって各陽イオンはそれぞれの濃度勾配に従って，受動的に濃度の低いほうへ向かって流れる（膜電流）．静止期にはK^+電流が流れるためK^+の平衡電位の−90 mVに近づき，脱分極相ではNa^+電流が流れることでNa^+の平衡電位である−65 mVに近づく．心筋の活動電位はNa^+，K^+，Ca^{2+}の三つの陽イオンの膜電流で形成され，これら陽イオン濃度の変化が活動電位に影響する．このうち，細胞外濃度が高いNa^+の変化は活動電位に影響を与えにくく，おもに細胞外のK^+，Ca^{2+}濃度の変化が活動電位に影響し，特にK^+濃度が変化する病態や薬剤が多いためK^+

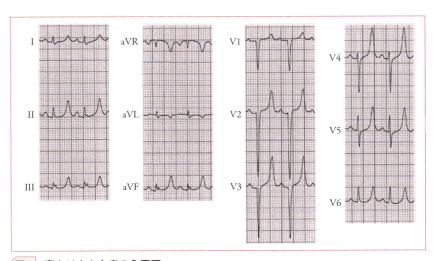

図1 高カリウム血症の心電図
65歳，男性．慢性腎不全で経過中に高カリウム血症（7.1 mEq/L）を認めた際の心電図．テント状T波がみられる．

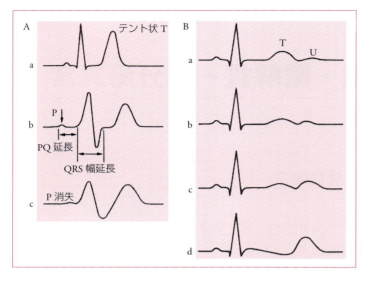

図2 高カリウム血症，低カリウム血症の心電図変化

A：高カリウム血症時の心電図変化(模式図)
血清Kの上昇に伴い，テント状T波(a)，QRS幅の延長，P波減高〜消失，PQ延長(b)，正弦波様のQRS波形(c)がみられる．
B：低カリウム血症時の心電図変化(模式図)
血清Kの低下に伴い，正常時(a)に比べてT波減高・U波増高(b)，T/U比の逆転(c)，ST低下(d)がみられる．
(野崎 彰．電解質異常―カリウム(K)．井上 博(編)，心電図を読み解く．文光堂，1997：115-119 より改変)

濃度の異常が問題となる[1,2]．

2) 高カリウム血症と心電図変化

　血清Kが 5.0 mEq/L 以上を高カリウム血症といい，腎不全，消化管出血，アシドーシス，火傷・外傷による組織の崩壊や薬剤(レニン-アンジオテンシン系阻害薬，K保持性利尿薬など)が原因となる[3]．高カリウム血症における心電図変化では，まずT波の増高がみられ，尖鋭で対称的なT波を呈し，テント状T波(図1)とよばれる．さらに血清K値が上昇すると(7.0 mEq/L 以上)，P波の減高〜消失，PQ間隔の延長，心室内伝導障害の所見としてQRS幅の延長，などが出現する．さらなる血清K値の上昇により，QRS波形は正弦波様を呈し，心室細動や心停止を生じる(図2A)[3]．

　電気生理学的には，高カリウム血症により静止膜電位が減少，Naチャネルが不活化し活動電位0相の立ち上がりが緩徐となるため伝導遅延が生じ，QRS幅の延長をきたす．この伝導遅延は心室筋におけるリエントリー性不整脈の原因となる．I_{K1}電流は高カリウム血症で増加し，活動電位第3相は急峻となり活動電位持続時間は短縮し，テント状T波を呈する．

A-2 低カリウム血症はQT間隔の延長からtorsade de pointesの原因となる

　血清Kが 3.5 mEq/L 未満を低カリウム血症といい，下痢・嘔吐，アルカローシス，利尿薬による尿中へのK喪失の増大，クッシング症候群，アルドステロン症(原発性，二次性)などが原因となる．また漢方薬に多く含まれる甘草(グリチルリチン)により低カリウム血症をきたす，偽性アルドステロン症にも注意が必要である．低カリウム血症における心電図変化では，T波の平低化，U波の増高，ST低下などが認められる．低カリウム血症が進行するとU波はT波より増大し両者が重なって融合した波形(TU波)となり，QTU時間の延長をきたす(図2B)[3]．

　電気生理学的には心筋細胞外Kの低下により高カリウム血症とは逆に，細胞内外のK濃度差が増大し脱分極が亢進，I_{K1}電流の抑制により活動電位第3相が緩徐となり，心室筋の再分極が抑制され活動電位持続時間が延長し，早期後脱分極が出現しやすくなる．また，Na/K交換系も抑制され細胞内Caが増加し，遅延後脱分極も生じやすくなる．脱分極の亢進により上室期外収縮，心室期外収縮が増加する．特にKチャネル抑制作用を有するI，III群抗不整脈薬内服中

に，低カリウム血症を伴うとQT(QTU)延長が増強し，催不整脈作用であるトルサードドポアンツ(torsade de pointes：TdP)が出現しやすくなり注意を要する．

文献

1) 庭野慎一．臨床検査 2014；58：807-813
2) El-Sherif N, et al.Cardiol J 2011；18：233-245
3) 野崎　彰．電解質異常－カリウム(K)．井上　博(編)．心電図を読み解く．文光堂，1997；115-119

（水牧功一）

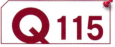 Ca異常でQT間隔が変動する理由は？

A-1 Ca異常は心筋細胞の活動電位第2相に影響を与えQT間隔が変動する．

1）高カルシウム血症と心電図変化

　血清Caの正常値は8.5〜10.3 mg/dLである．血清Caは主としてアルブミンと結合した蛋白結合Ca，蛋白以外の陰イオンと結合したCa，イオン化Caからなるが，生物学的活性はイオン化Caが有する．血清Caが上記の正常値を超える高カルシウム血症は，悪性腫瘍，多発性骨髄腫，副甲状腺機能亢進症，Addison病，サルコイドーシス，ビタミンD中毒などが原因となる．

　Ca濃度は細胞内より細胞外で高く維持されており，平衡電位は＋20 mVである．Ca^{2+}電流は脱分極を維持し，活動電位第2相を形成するとともに，Ca^{2+}の細胞内流入によって筋小胞体からの急速なCa^{2+}放出が生じ筋収縮が起こる．細胞外Ca^{2+}の上昇は細胞内外のCa^{2+}濃度勾配を増大させ，急速なCa^{2+}の細胞内流入とその急速な終了を引き起こす．その結果，活動電位第2相は短縮し，心電図上のST部分が短縮する[1]．一方，脱分極や再分極過程は影響を受けないため，QT間隔は短縮する[1,2]（図1）．副甲状腺機能亢進症による高カルシウム血症では，洞徐

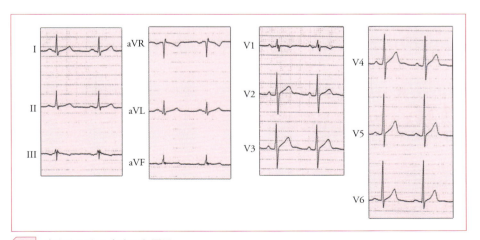

図1　高カルシウム血症の心電図
72歳，男性．多発性骨髄腫の治療中に血清Caが12.3 mg/dLと上昇した際の心電図．QT間隔の短縮（QT＝0.33秒，QTc＝0.35秒）がみられる．

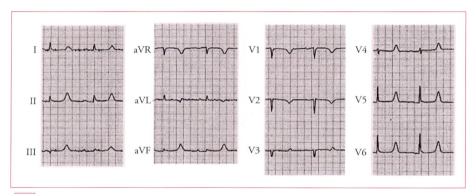

図2 低カルシウム血症の心電図
82歳, 女性. 慢性腎不全で血液透析を受けているが, 経過中に血清 Ca が 5.2 mg/dL と低下した際の心電図. QT 間隔の延長 (QT = 0.60 秒, QTc = 0.55 秒) がみられる.

脈, 房室ブロック, 心室頻拍などの報告があるが, 実際の臨床では Ca 濃度の異常による不整脈はまれである.

2) 低カルシウム血症と心電図変化

血清 Ca が 8.5 mg/dL 未満となる低カルシウム血症は, 慢性腎不全, 急性膵炎, くる病, 副甲状腺機能低下症などが原因となる. 低カルシウム血症による心電図変化は, 通常血清 Ca が 8.0 mg/dL 未満で認められる.

低カルシウム血症では, 細胞外 Ca^{2+} の低下により細胞内外の Ca^{2+} 濃度勾配を減少し, Ca^{2+} の細胞内流入と放出過程が抑制され活動電位第 2 相が延長する[1]. 心電図上は, 高カルシウム血症とは逆に ST 部分が延長し, 脱分極や再分極過程は影響を受けないが ST 部分が延長により QT 間隔は延長する[1,2]. 再分極過程の活動電位第 3 相に影響しないため, 低カリウム血症や QT 延長症候群 (遺伝性, 二次性) でみられるような, 陰性 T 波などの T 波の変化を伴わない (図2).

文献
1) 庭野慎一. 臨床検査 2014; 58: 807-813
2) El-Sherif N, et al. Cardiol J 2011; 18: 233-245

（水牧功一）

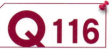**116** 呼吸性不整脈とは？

A-1 呼吸性不整脈は呼吸により, 迷走神経活動が周期的に変動するため生じる洞性不整脈である

1) 洞結節の心拍調節と洞性不整脈

洞結節には, 交感神経と副交感神経 (迷走神経) が分布し, 心臓のペースメーカとして重要な役割を担っている. このため, 洞結節の機能は, 自律神経および体液性因子の影響を強く受け, 労作と安静, 体位, 睡眠と覚醒その他の様々な身体活動や情動ストレスによって変動する[1].

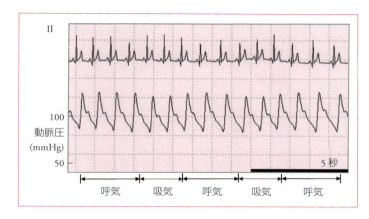

図1 安静臥位での心電図Ⅱ誘導とフィナプレス法による非観血的動脈圧記録
24歳,男性.約5秒間の呼吸周期(呼吸数12回/分)で,洞周期は吸気時に短縮,呼気時に延長している.動脈圧にも呼吸に伴う周期的変動がみられる.

安静時の正常洞調律の心拍数は60〜100回/分とされ,洞不整脈とは洞調律の正常心拍数内でPP間隔が大きく変動するものをいうが,その変動は0.16秒を超えるものと定義されている[1].この洞不整脈には,呼吸の影響による呼吸性洞不整脈(図1)と,呼吸に影響されない非呼吸性洞不整脈があるが,洞不整脈の大部分は呼吸性(洞)不整脈である.

2) 呼吸性不整脈と心拍変動

・呼吸性不整脈とは

呼吸性不整脈は,呼吸により迷走神経活動が周期的に変動するため生じる.生理的な心拍のゆらぎは洞結節の興奮周期を調節する自律神経活動によって媒介され,十分な自律神経遮断薬の投与下や自律神経が遮断された移植心では心拍のゆらぎが消失する.呼吸性不整脈の発生には,脳幹における呼吸中枢から心臓血管中枢への干渉と,肺の伸展受容器からの心臓血管中枢への入力が関与する.すなわち,心臓迷走神経の出力ニューロンの活動は,呼吸中枢からの干渉により吸気時に抑制され,呼気時に刺激される.また,このニューロンは圧受容器や化学受容器反射中枢と上位中枢よりの入力によって刺激される.しかし,これらの入力は肺の進展受容器からの入力によって吸気時に遮断(inspiratory gating).その結果,ある程度以上の深さの呼吸を行っているときは,心臓迷走神経活動は吸気時にほぼ消失し,呼気時にのみ現れると考えられる[2].これらの機序によって心臓への迷走神経の出力は呼気時に増加し吸気時に抑制され,心拍数は呼気時に減少し吸気時に増加する.交感神経活動にも心臓迷走神経とは逆の位相の呼吸性の変動がみられる.

・心拍変動

心拍変動とはこのような生理的な心拍のゆらぎ,すなわち心周期のゆらぎのうち,洞結節に対する自律神経の入力に起因するゆらぎをいう.その解析により非侵襲的に自律神経活動を評価しようとするのが心拍変動解析である.心拍変動の高周波(high frequency:HF)成分は通常,呼吸性不整脈に対応するためその周波数は呼吸の周波数に等しくなる.しかし,交感神経は0.15 Hz以上の速い心拍変動を伝達しえないため,0.15 Hz以上の通常の呼吸の周波数では交感神経活動の呼吸性変動は心拍変動には伝達されない[2].一方,低周波(low frequency:LF)成分は,血圧変動のMayer波が圧受容体を介して心拍に反映されることによって生ずると考えられている.LF成分の周波数(0.04〜0.15Hz)は交感神経による伝達可能な周波数以下であるため,LF成分は心臓迷走神経と交感神経の両者によって媒介される.心拍変動のHF成分の振幅は心臓迷走神経活動の定量的指標となる.しかしながら,LF成分の発生には交感神経と迷走神経の両者が関与する.

文献

1) 渡邉義之, 他. 日本臨床 2007(別冊循環器症候群 I): 309-311
2) 早野順一郎. 心拍変動による自律神経機能解析. 井上 博(編), 循環器疾患と自律神経機能. 第 2 版, 医学書院, 2001;71-109

（水牧功一）

Q117 体温と不整脈はどう関係するか？

体温と不整脈の関係は，体温の著しい低下や上昇に伴う細胞電気生理学的異常により，心電図変化や不整脈発生を引き起こすとされている．低体温によって認められるJ波の出現は健常人においてもしばしば遭遇され，致死的心室性不整脈の成因となることが報告されている．さらに，特定の疾患群においても，体温の低下ばかりでなく体温上昇により発熱をきたした場合には心電図変化に伴い，不整脈の発生につながることも知られている．

A-1 低体温に伴う不整脈発生

低体温に伴うJ波および不整脈発生の機序として，電気生理学的には著しい低体温により，Naチャネルの不活性化を促進し，心外膜細胞の活動電位の波高が減弱し，深いノッチが形成され，それに続きドーム(Dome)が形成される[1,2]．一方，心内膜細胞は影響を受けず，スパイクとドーム形成は小さく，ノッチは認められない．そのため，活動電位の初期相において心外膜細胞と心内膜細胞の間に貫壁性の電位勾配が生じ，心電図上のJ波形が形成される．さらに，心外膜細胞と心内膜細胞間の貫壁性の再分極時間の不均一性も認められ，また近接する心外膜細胞領域におけるドーム維持および消失の程度にもバラツキが生じ，再分極時間の不均一性をきたす．このような過程で，最終的に第2相リエントリー(Phase 2 reentry)が生じ，心室頻拍や心室細動に移行すると考えられている[2]．健常人においても，著しい低体温によりJ波形成されるが，近年Brugada症候群ばかりで早期再分極症候群においてもこの程度は強く認められ，不整脈発生リスクは高くなることが示されている．また，その成因として一過性外向きカリウム電流(I_{to})の活性化やCa^{2+}チャネルの不活性化が関与していることも報告されている[2]．

A-2 発熱に伴う不整脈発生

一方，発熱による体温上昇によっても，Naチャネルの活性化の程度が減弱するため，特にBrugada症候群においては心外膜細胞の活動電位波高が減弱することにより，J波の形成やST上昇波形変化(Coved型の顕性化)が認められ，心電図上，T波交互脈(T wave alternans：TWA)が記録されることもあり，致死的心室性不整脈の誘因になることが報告されている[1,3]．しかし，健常人においてもまれに，発熱によりBrugada型の心電図変化を示す例が認められる．図1，2に示すごとく，本例は麻疹に罹患した際，高熱となりBrugada型ST上昇を右側胸部誘導で認めた．解熱に伴い，発症5日後の心電図ではほぼ正常化した．本例は心電図異常や突然死の家族歴を指摘されたことはなく，無症候性例であった．

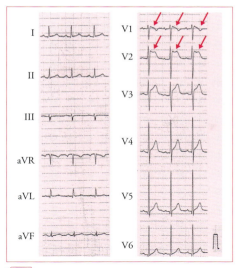

図1　麻疹罹患時にBrugada型ST上昇を認めた心電図変化
50歳台，健常人男性．麻疹発症時高熱に伴い心電図上，V1誘導にてCoved型，V2誘導にてSaddleback型ST上昇(↓)を認めた．

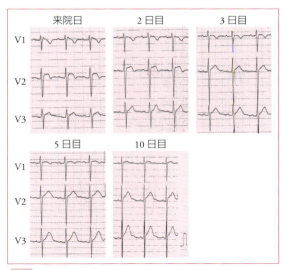

図2　麻疹罹患後の心電図変化
麻疹発症(来院日)後，解熱に伴いBrugada型ST上昇の程度は次第に改善し，発症5日後にはほぼ正常化した．

文献

1) Dumaine R, et al. Circ Res 1999；85：803-809
2) Gurabi Z, et al. Circ Arrhythm Electrophysiol 2014；7：134-142
3) Adler A, et al. Heart Rhythm 2013；10：1375-1382

（西﨑光弘）

Q118　自律神経活動と不整脈の関連は？

　自律神経活動は不整脈の発生・維持や抑制に関係していることはよく知られている．交感神経および迷走神経による電気生理学的作用と二次的な心拍数や冠血流などの血行動態の変化をきたすことが不整脈発生の誘因となる．

A-1　交感神経緊張と不整脈

　交感神経緊張に伴うβ受容体刺激を介して，遅延整流カリウム電流(I_k)や一過性外向きカリウム電流(Ito)などのK$^+$電流の増加により活動電位持続時間(action potential duration：APD)が短縮し，心筋の不応期の短縮や不均一性が増大しリエントリーが形成されやすい．さらに，Ca^{2+}電流や過分極誘発陽イオン電流(I_f)の増加作用も認められる．また，早期後脱分極(early afterdepolarization：EAD)や遅延後脱分極(delayed afterdepolarization：DAD)を誘発されやすく，撃発活動の成因ともなる．

　上室不整脈では心房細動の発生と自律神経活動との関係は古くから検討されており[1]，運動や

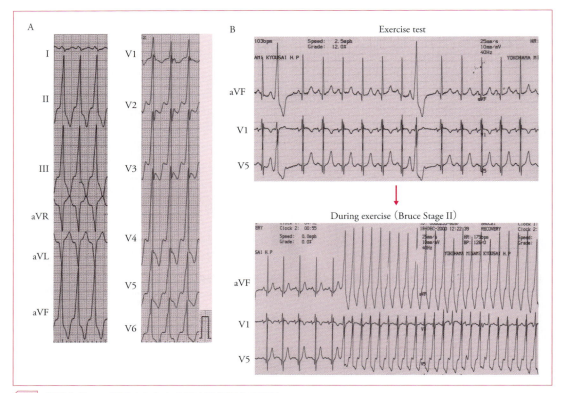

図1 運動負荷にて誘発された左室流出路起源心室頻拍

症例は70歳台，男性．心室頻拍（VT）は右脚ブロック下方軸のQRS波形を示し（A），運動負荷にて容易に誘発され，持続性となった（B）．ATPにより停止効果を認め，機序として撃発活動が考えられ，運動による交感神経緊張に伴い発生しやすかった．VTは左室流出路起源であり，カテーテルアブレーションにより根治された．

（Yamawake N, et al. J Cardiovasc Electrophysiol 2007;18:1161-1166）

　精神的ストレスに発生する場合は交感神経活動の亢進が誘因となることが知られている．一方，器質的心疾患の有無にかかわらず，心室期外収縮や心室頻拍の発生は交感神経活動の亢進が誘因となる例が多い．心筋虚血や心筋梗塞発症時に生じる交感神経の緊張は重症心室不整脈の出現につながりやすい．一方，特発性の心室不整脈においても，日中活動時や運動時に出現する場合，交感神経緊張が関与している．特に，流出路起源の特発性心室頻拍は交感神経緊張に伴い発生しやすく，不整脈の発生機序は撃発活動であることも知られている[2]．図1に症例を提示する．一方，遺伝性不整脈疾患において，交感神経緊張と心室不整脈発生との関係は疾患の病態に深く関与している．QT延長症候群（long QT syndrome：LQTS）では多くはK^+チャネルの遺伝子異常によりQT時間延長をきたし，特に，LQTS1およびLQTS2ではそれぞれ水泳および急激な緊張による交感神経活動の亢進によりトルサードドポアンツ（TdP）が出現しやすい．また，カテコラミン誘発多形性心室頻拍では，リアノジン受容体異常を機序とすることが多く，強度の運動や情動ストレス（興奮や緊張）による交感神経緊張により，多形性心室頻拍や2方向性心室頻拍および心室細動が出現しやすい．

A-2 迷走神経緊張と不整脈

　迷走神経緊張により，ムスカリンM_2受容体を直接刺激し，アセチルコリン感受性K^+電流

($I_{K, Ach}$)を増加し，さらに，Ca^{2+}電流の減少することにより心筋の不応期が短縮し，不均一性の増大を生じ，リエントリーが形成されやすい．また，心拍数の低下に伴って一過性外向きカリウム電流（Ito）が増加することも成因となる．

心房細動の発生は，交感神経緊張ばかりでなく，飲酒および夕食後や夜間安静時に発生する場合は迷走神経活動の亢進が関与する．特発性の心室不整脈の出現も夜間や就寝中に発症しやすい例も認められ，迷走神経緊張が誘因となる例が散見される．

遺伝性不整脈疾患においても，迷走神経緊張が重症心室不整脈の発生に関与している場合がある．特に Brugada 症候群では，夜間就寝中や食後に致死的心室不整脈が発症しやすいため，迷走神経緊張が関与していると考えられている．また，Brugada 型心電図を示さない特発性心室細動においても，同様に迷走神経緊張に伴い J 波の増強や致死的心室不整脈が発生することが報告されている[3]．

文献

1) Coumel P.J Cardiovasc Electrophysiol 1996；7：999-1007
2) Yamawake N, et al.J Cardiovasc Electrophysiol 2007；18：1161-1166
3) Mizumaki K, et al.Heart Rhythm 2012；9：249-255

（西﨑光弘）

Q119 不整脈の日内変動・季節変動とは？

心房細動や心室不整脈の出現に日内変動や季節変動が認められることは知られており，自律神経，気温，湿度の変動や食事などが影響することが報告されている．

A-1 日内変動と不整脈

発作性心房細動における日内変動は，交感神経や迷走神経緊張による自律神経活動の変動に伴って認められ，心房細動の持続時間や発症時間帯に影響する．特に，発作性心房細動の総持続時間を集計した日内分布の検討では，午前より総持続時間値は徐々に低下し，午前 11 時頃が最下点となり，その後午後から徐々に上昇する余弦波パターンを呈することが示されている[1]．一方，発症時間帯においては，日中の運動や精神的ストレスに発生する場合は交感神経活動の亢進，飲酒および夕食後や夜間安静時に発生する場合は迷走神経活動の亢進が誘因となる．特に，夜間に認められる発作性心房細動は，発症直前に迷走神経活動が強く働き，日中に発症する例と比較すると心拍数の周期変動が著しいため，睡眠時無呼吸との関係も指摘されている．

器質的心疾患に伴う心室頻拍（VT）や心室細動（VF）の発症における日内変動のついても検討されている．植込み型除細動器（ICD）植込み例において，VT，VF に対する ICD 作動は午前 8 時から午後 1 時までと午後 5 時から午後 10 時までの二つのピークを示し，特に前者で著しく作動が観察されたという報告がある．

一方，遺伝性不整脈疾患においても，日内変動と不整脈発生との関係について報告されている．Brugada 症候群では，VF 発症は 0 時から午前 6 時にかけて頻度が高く，次に午後 6 時から 0 時にピークが認められる．また心電図変化における Brugada 型 ST 上昇の顕性化は夕食後に高率

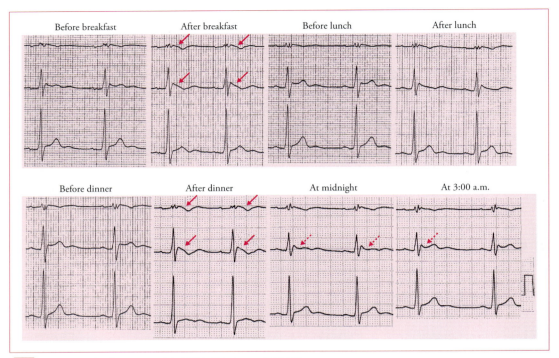

図1 Brugada症候群において日内変動を示したST上昇波形

心電図上，V2誘導にて各食事後，Saddleback型ST上昇からCoved型ST上昇に変化し，特に朝食と夕食後のおける心電図変化が著しかった(↓)．一方，0時および3時の記録では，ST上昇の程度は減弱し，Saddleback型ST上昇に戻っていた(↓)．また心拍数との関係では，日中の食後の心拍数上昇時にCoved型ST上昇が顕性化し，夜間の心拍数低下時にSTの上昇の程度が改善していた．つまり，ST上昇の日内変動の機序として，迷走神経緊張より各食後の食事負荷に伴うインシュリン分泌の亢進が関係することが明らかとされた．

(Nishizaki M,et al.J Cardiovasc Electrophysiol 2008;19: 62-68)

に観察される．これらの日内変動の機序として，迷走神経緊張と食事負荷に伴うインシュリン分泌亢進が考えられている[2](図1)．さらに再分極症候群においては，ICD植込み患者におけるICDショック作動は0時から早朝の夜間に認められる．さらに，心電図変化においては，特発性心室細動を有する例では，J波は夜間に増高し，日中に低下する．その関係について，ホルター心電図における心拍変動により検討されており，J波は心拍数やLF/HFと負の相関，HFと正の相関を示すことから，迷走神経緊張との関係が明らかとされている．また，J波の増高は夜間における徐脈自体によっても生じやすい．

A-2 季節変動と不整脈

発作性心房細動の発症は秋にピークを示し，夏季で最低となり，特に月別でみると，9月に最も多く認められ，6月は最も少ない．この月別の特徴的な発症は，65歳以上の年齢相に特に明らかに認められる．

器質的心疾患に伴うVTやVF発症の季節変動は，ICD植込み患者において検討されており，虚血性，非虚血性に関係なく，ICD作動は冬に多く認められ，春夏秋では少ない．つまり，気温の低い日にVT,VFは発症しやすいとされている．一方，気温の低い寒い日ばかりでなく，気温の高い暑い日にも発症しやすく，気温のストレスが発症の一つの誘因となるという報告もある．また，不整脈源性右室心筋症におけるVTおよび心臓突然死(SCD)の検討では，ICD作動お

および SCD は夏にピークを示し，日中の高い気温と長い日照時間がイベント発症に関与することが示されている．また，イベント発症前の3日間は湿度の変動が強く認められ，気温ばかりでなく，湿度の変動も誘因となることが明らかとされている．

遺伝性不整脈疾患においては，Brugada 症候群における VF 発症は3月から6月にピークを認め，春から夏初期に好発することが示されており，日内変動ばかりでなく季節変動についても報告されている[3]．

文献
1) Yamashita T, et al. Circulation 1997；96：1537-1541
2) Nishizaki M, et al. J Cardiovasc Electrophysiol 2008；19：62-68
3) Takigawa M, et al. Heart Rhythm 2008；5：1523-1527

（西﨑光弘）

Q120 甲状腺ホルモンと不整脈の関係は？

甲状腺機能亢進症に伴い，左室容量の増加による左室肥大，左室拡張能低下をきたし，末梢血管抵抗低下や心拍数の増加を認め，心血管疾患発症のリスクが高まる．一方，甲状腺機能低下によっても，左室拡張能の低下や軽度の左室収縮能低下をきたし，動脈硬化や心筋梗塞発症のリスクが高まるとされている．甲状腺と不整脈の関係は，特に甲状腺機能亢進症に伴う心血管系に対する影響が強く，それに伴う不整脈として心房細動の発症頻度が高く，塞栓症を引き起こす原因にもつながる．

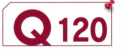-1 甲状腺機能亢進症に伴う不整脈発生

甲状腺ホルモンは心房筋および心室筋の活動電位持続時間（APD）を短縮し，それが不応期の短縮につながり，多数のリエントリー回路の成立を促進する．その機序となるイオン電流の異常についても検討されており，甲状腺機能亢進症における心室筋の不応期の短縮が遅延整流カリウム電流（I_K）や一過性外向きカリウム電流（Ito）の増加や内向き整流カリウム電流（I_{K1}）の増加によることが知られている．

また，甲状腺機能亢進症において心房細動が好発する機序の一つに，トリヨードサイロニン（T3）による心房筋の Kv 1.5 遺伝子の発現亢進が報告されており，イオンチャネルの遺伝子発現の変化や遺伝子異常により心房の不応期が短縮し，心房でのリエントリーの成立に促進的に働く[1]．

一方，肺静脈内心筋細胞が心房細動の引き金になる異所性興奮の起源となるため，カテーテルアブレーション治療による電気的肺静脈隔離術が心房細動の根治に有効とされている．肺静脈内心筋細胞における電気生理学特性についても甲状腺ホルモンとの関係が報告されている．つまり，甲状腺ホルモンに曝露された細胞群では，曝露されていない群と比較して，心室筋細胞と同様に I_K および Ito 増加や I_{K1} の増加により APD は著明に短縮していることが明らかとされた．また，甲状腺ホルモンに曝露された細胞群の内，自発興奮を有するものでは早期後脱分極（EAD）や遅延後脱分極（DAD）が高頻度に観察された．一方，甲状腺ホルモンに曝露されなかった細胞群では，自発興奮の有無にかかわらず，EAD や DAD はほとんど認められなかった．以上，甲状腺

ホルモンによっても肺静脈内心筋細胞において，撃発活動やリエントリーの引き金となる電気生理学的基質が形成されることが明らかとされた[2]．

A-2 甲状腺機能低下症に伴う不整脈発生

　一方，甲状腺機能低下症においても心房細動が発症しやすいことが報告されている．甲状腺機能亢進症とは反対に，甲状腺機能低下により心拍数は低下し，心房筋の不応期を延長することが知られている．甲状腺機能低下症に伴う心房筋間質の線維化が増強することが不応期延長の原因と考えられている．つまり，心房筋の線維化が心房筋の伝導遅延をきたし，伝導時間の不均一性から，リエントリーを生じ，心房細動が発生しやすくする．また，甲状腺機能低下症により，イオンチャネルのリモデリングをきたすことも報告されている．甲状腺機能低下症がATP感受性カリウムチャネルを抑制することや外向き電流の分布を不均一にすることが報告されており，それによりAPDおよび再分極相の不均一を生じ，不整脈発生につながるとされている[3]．

文献

1）Watanabe H, et al. Biochem Biophys Res Commun 2003；308：439-444
2）Chen YC, et al. J Am Coll Cardiol 2002；39：366-372
3）Zhang Y, et al. Circ Arrhythm Electrophysiolol 2013；6：952-959

（西﨑光弘）

15章 薬剤と不整脈

Q121 抗不整脈薬の催不整脈作用とは？

A-1 催不整脈作用とは薬により不整脈が悪化，あるいは発現すること

薬が元々ある不整脈を悪化，あるいは新たに不整脈を引き起こすことを催不整脈作用といい，薬の心性副作用の一つである．本来不整脈を抑えるべき抗不整脈薬で，逆に不整脈を増悪させるとなると大きな問題となる．催不整脈は，心室性と心房性，刺激伝導系の異常(徐脈性不整脈)に分けられる．抗不整脈薬の薬理作用は「両刃の剣」ともいえ，主作用が条件によっては催不整脈作用となる．

A-2 催不整脈としての心房粗動(Ic flutter)

I群抗不整脈薬になかでもNaチャネルに対して結合・解離動態の遅い薬は(Vaughan William分類Ic群)，薬がチャネルより離れにくくNaチャネルへの抑制効果が強い．このため，心房の伝導遅延から心房内により大きなリエントリー回路を形成し，心房粗動を惹起する(Ic flutter)．

A-3 催不整脈としての徐脈性不整脈

1) 洞停止

Caチャネル遮断作用やβ遮断作用は洞結節を直接抑制する．Naチャネル遮断作用は洞結節周囲の心房に対する伝導抑制から洞房ブロックを助長する．

2) 房室ブロック

Naチャネル遮断作用あるいはCaチャネル遮断作用，β遮断作用が房室伝導を抑制する．Naチャネル遮断作用が強い(Naチャネルに対して結合・解離動態の遅い薬)と房室結節とともにプルキンエ線維への抑制もあり，脚ブロックや心室内伝導遅延を惹起する．

A-4 催不整脈としての心室性不整脈

1) 単形性心室頻拍

Naチャネル遮断作用は，活動電位の立ちあがりを抑制するため，心筋の伝導遅延を導く．しかし，心筋梗塞など器質的心疾患を有している場合，電気的回路(不整脈基質)が存在することがあり，中途半端に伝導遅延が回路内に起こるとかえって安定した興奮旋回(リエントリー)が形成されて心室頻拍が出現する．また，プルキンエ線維を含めた刺激伝導系を強く抑制し，心室内伝導遅延を引き起こし，さらに心室の伝導遅延を基盤として心室頻拍が出現することもある(図1)．

2) 多形性心室頻拍（トルサードドポアンツ）

III群抗不整脈薬の薬理作用であるKチャネル遮断作用は，再分極過程の外向きK$^+$電流を抑制

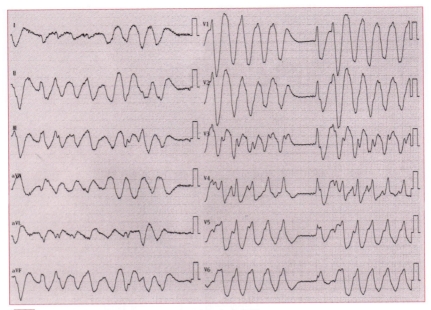

図1 Naチャネル遮断薬使用中に出現した心室頻拍

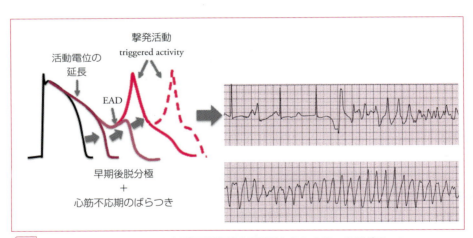

図2 Kチャネル遮断作用による活動電位持続時間延長からトルサードドポアンツ (TdP) へ

することから活動電位持続時間が延長し，心筋の不応期延長をもたらす．これを心電図でみるとQT間隔の延長として捉えることができる（図2）．ただ，過度に活動電位持続時間が延長すると，わずかな電流変化で再び内向き電流（Ca^{2+}電流）が起こり，新たな活動電位（期外収縮）が発生する（撃発活動，triggered activity）．さらに心室内の心筋不応期のばらつき（dispersion）を増大させ，その間隙を縫うように電気興奮が旋回し多形性心室頻拍を惹起する．この多形性心室頻拍はそのねじれるように変化する波形からトルサードドポアンツ（torsade de pointes：TdP）ともいわれる．Tdpは血行動態の破綻から失神をきたし，心室細動に移行しうることから突然死の原因ともなる．

（志賀　剛）

Q122 なぜ薬の副作用にQT延長が多い？

A-1 薬がカリウムチャネルに結合することが原因である

心筋（心室）の活動電位再分極過程で主要な働きをするのが，カリウム（K）チャネルを介したカリウムイオン（K^+）による外向き電流である．この外向きK^+電流には，速いコンポーネント（I_{Ks}）と遅いコンポーネント（I_{Kr}）があり，それぞれ性質が異なる．I_{Ks}は交感神経活性やカテコラミンの影響を受けやすく，頻脈時の再分極過程における外向きK^+電流に大きく寄与する．一方，I_{Kr}は心拍数に影響を受けないため，徐脈時の再分極過程における外向きK^+電流では相対的に$I_{Ks} < I_{Kr}$となり大きく寄与することになる．このI_{Kr}を形成するKチャネルのサブユニット分子をHERG（human ether-a-go-go related gene）チャネルという．

HERGチャネルは6回膜貫通型の蛋白（αサブユニット）が四つ1組になって構成している．S1〜S4はHERGチャネルが電位依存性チャネルであるため，その電位センサーとして機能する．一方，S5とS6はK^+が通過する細孔（ポア）を構成し，K^+を選択的に通過させる役割を担っている．このポアドメインの細胞内側（intracellular face）に薬物と結合する部分がある．ここに薬物が結合し，Kチャネルを阻害することで心筋細胞の外向きK^+電流を抑制し，活動電位持続時間の延長，不応期延長をもたらし，多形性心室頻拍をきたす（図1）．

A-2 カリウムチャネルに結合しやすい薬

HERGチャネルのポアドメインを構成するS6の二つの芳香アミノ酸（Phe656，Tyr652）に親和性が高いとHERGチャネルの抑制が強いとされる[1,2]．また，ポアヘリックスにあるThy623やSer624への結合も重要とされるが，そのチャネル抑制に寄与する程度については明らかでな

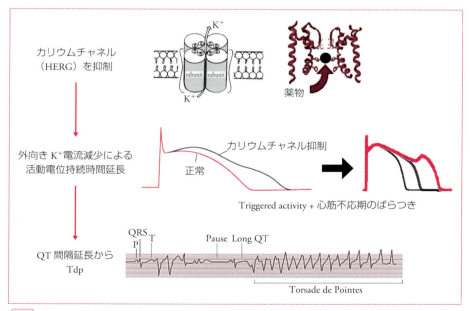

図1 薬物によるカリウムチャネル抑制からQT延長，torsade de pointes（TdP）

表1 QT延長をきたすおもな薬
抗不整脈薬
Ia群(キニジン，ジソピラミド，プロカインアミド，シベンゾリンなど)
Ic群(プロパフェノン，フレカイニドなど)
III群(ソタロール，ニフェカラント，アミオダロンなど)
非抗不整脈薬
抗ヒスタミン薬(テルフェナジン*，アステミゾール*など)
抗精神病薬(ハロペリドール，チオリダジン，クロルプロマジンなど)
抗うつ薬(アミトリプチリン，デシプラミン，イミプラミン，マプロチリン，フルオキセチンなど)
抗菌薬(キノロン系，マクロライド系，ST合剤など)
抗真菌薬(アゾール系など)
抗高脂血症薬(プロブコールなど)
抗原虫薬(ペンタミジン)
抗マラリア薬(キニーネ)
消化機能改善薬(シサプリド*)
抗悪性腫瘍薬(ドキソルビシンなど)

＊：市場撤退，販売中止

い[1,2]．

HERGチャネルに結合しやすい薬物の特徴として，電気的にカチオン(塩基性)であること，構造的に疎水性で，芳香環を有し，水素結合受容体(HBA1)を有していることがあげられる[3]．薬が薬理作用を呈するには薬物と受容体など作用点との結合が必要である．しかし，薬物と作用点の結合機序とこれらの特徴がオーバーラップすることも多く，抗不整脈薬以外の様々な薬でQT延長のリスクを有することになる(表1)．

実際には，薬によってHERGチャネル抑制の程度は異なること，他のイオンチャネルにも結合しうることからQT延長作用は異なる．たとえば，シサプリドはI_{Ks}も抑制するため，そのQT延長作用は大きい．一方，NaチャネルやCaチャネルなど他のイオンチャネルに作用することでHERGチャネル抑制効果を相殺することもある．

文献
1) Sanguinetti MC, et al. Nature 2006；440：463-469
2) Narayana Moorthy NS, et al. Curr Drug Targets 2013；14：102-113
3) Garg D, et al. J Mol Graphic Model 2008；26：966-976

(志賀　剛)

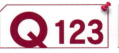

抗不整脈薬はみな TdP の危険が高い？

A-1 カリウムチャネル遮断作用を有するか

現在使用されている抗不整脈薬なかでQT延長からトルサードドポアンツ(TdP)を起こす機序として考えられるのは，カリウム(K)チャネル遮断作用である．Kチャネル遮断作用を有している抗不整脈薬は，それを主作用とするIII群抗不整脈薬であるアミオダロン，ソタロール，ニ

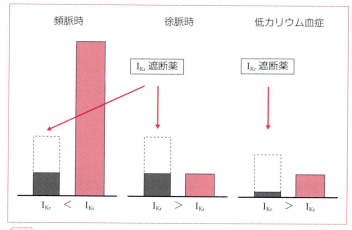

図1 I_{Kr} と I_{Ks} の再分極電流(細胞外への K^+ くみ出し)への寄与

フェカラントのみならず Ia 群であるキニジン，プロカインアミド，ジソピラミド，シベンゾリンとピルメノール，Ic 群であるプロパフェノンとフレカイニド，そしてベプリジルである．そのほとんどは外向き K^+ 電流の遅いコンポーネント(I_{Kr})を担っている HERG (human ether-a-go-go related gene) チャネルを抑制する．

I_{Kr} は，外向き K^+ 電流の速いコンポーネント(I_{Ks})と異なり心拍数に影響を受けないため，徐脈時の再分極過程における外向き K^+ 電流では相対的に $I_{Ks} < I_{Kr}$ となり大きく寄与することになる．また，I_{Kr} は細胞外 K 濃度に影響を受け，K 濃度が低いと外向き K^+ 電流が減少する[1]．抗不整脈薬のKチャネル遮断作用としての標的はおもに I_{Kr} であるため，徐脈時や低カリウム血症の際に外向き K^+ 電流の抑制が顕著になることがわかる(図1)．

抗不整脈薬に限っては，このようなイオンチャネルを抑制することが標的であり，「両刃の剣」ともいえる．Kチャネル遮断作用を有する抗不整脈薬は，TdP のリスクがあると考えておく．

A-2 Tdp を発現させる因子

Tdp 発現は，過度な血中濃度も原因となるが，必ずしも用量や血中濃度ばかりで規定されない．女性，徐脈，電解質異常(低カリウム血症，低マグネシウム血症)，心不全などが TdP の増悪因子となる[2] (表1)．

1) 徐脈

抗不整脈薬のほとんどは，心拍数抑制作用を有しており，I_{Kr} 遮断作用と相まって過度な QT 延長をきたしかねない．また，心房細動が洞調律に復す際に頻脈から急に洞停止や洞性徐脈を呈すると I_{Kr} 遮断作用が増強し，QT 延長をきたす．

2) 低カリウム血症

低カリウム血症は，I_{Kr} が減少させることから IKr 遮断作用が加わるとさらに顕著となる．血清 K 値を減少させるループ利尿薬は QT 延長の誘因となる[3]．また，下痢などでも低カリウム血症をきたす．一方，血清 K 濃度を上昇させることでこの効果を軽減させることも可能である．抗不整脈薬使用時は血清 K 値を 4.0 mEq/L 以上を目標とする[3]．

3) 腎機能低下

腎排泄率の高い薬を正常腎機能例と同じ投与量で腎機能低下例に用いると，過度に血中濃度が

表1	QT延長を招く薬を使用中に torsade de pointes(TdP)を発現させる因子
・女性 ・低カリウム血症 ・低マグネシウム血症 ・徐脈 ・心不全	・心房細動から除細動後 ・高血中薬物濃度 ・左室肥大 ・急速静注

(Roden DM, et al. J Clin Invest 2005；115：2025-2032 より改変)

上昇し，QT延長が出現する可能性がある．

4）薬物併用（薬物動態学的相互作用）

抗不整脈薬の肝代謝には，チトクロム P450（CYP）2D6 と CYP3A4 という二つの代謝酵素がおもに関わっている．β遮断薬，アプリンジン，フレカイニド，メキシレチン，プロパフェノン，ベプリジルは CYP2D6 で，アミオダロン，ジソピラミド，リドカイン，キニジンなどは CYP3A4 で代謝される．CYP2D6 と CYP3A4 の酵素阻害を起こすシメチジン，CYP3A4 の酵素阻害を引き起こすエリスロマイシン，クラリスロマイシン，フルコナゾール，フルボキサミン，ジルチアゼムなどと併用すると，抗不整脈薬の血中濃度が上昇する可能性がある．エリスロマイシンはそれ自身に QT 延長作用がある．

5）高齢者

高齢者では生理機能が低下しており，抗不整脈薬を使用すると洞結節や房室結節の機能低下から徐脈をきたす可能性がある．さらに加齢自身が QT 延長のリスク因子となる．高齢者では，糸球体濾過量（glomerular filtration rate：GFR）や肝代謝能も低下しており，血中濃度は上昇しやすい．

文 献

1) Yang T, et al. Circulation 1996；93：407-411
2) Roden DM, et al. J Clin Invest 2005；115：2025-2032
3) Drew BJ, et al. Circulation 2010；121：1047-1060

（志賀　剛）

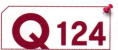

徐脈をきたす薬物にはどんなものがあるのか？

A-1 薬剤性徐脈

薬剤の副作用により徐脈をきたすことがある．原因となりうる薬剤は，交感神経系遮断薬，副交感神経系刺激薬，頻脈性不整脈のコントロール目的に用いられる抗不整脈薬，三環形抗うつ薬，コリンエステラーゼ阻害薬，α刺激薬，血管収縮薬（フェニルプロパノールアミンなど），カルバマゼピン，リチウム，シメチジンなど多岐にわたる．

A-2 抗不整脈薬の催不整脈作用による徐脈

すべての抗不整脈薬には催不整脈作用があり，薬剤性徐脈は，潜在性に洞結節や房室結節などの刺激伝導系の機能が低下している症例に多くみられる．また，高齢者や，薬剤の併用時，陳旧

性心筋梗塞症例，心収縮能低下症例，心室性不整脈症例に起こりやすい[1]．

　抗不整脈薬のうち原因薬として最も頻度が高いのはβ遮断薬であり，非ジヒドロピリジン系カルシウム拮抗薬がそれに次ぐ．緊急を要する徐脈の発生率は，メトプロロールでは18.1/1000人・年，カルベジロールでは17.7/100人・年と報告されている[2]．その他の抗不整脈薬では，著明な薬剤性徐脈の発生率は0〜32%と報告されており，アミオダロン，ソタロール，プロパフェノン，フレカイニドがより徐脈を起こしやすい(表1)．

　当科における重症の薬剤性徐脈を呈した症例の検討では，症例数は少ないながらも全例高齢者

表1 薬剤性徐脈の頻度(抗不整脈薬の治療対象は個々による)

抗不整脈薬	投与した症例数	薬剤性徐脈の頻度
ジソピラミド	96	5%
フレカイニド	227	0〜14%
フレカイニド	52	14%
プロパフェノン	6,018	1〜4%
メトプロロール	200	7%
ソタロール	1,946	1〜17%
アミオダロン	10,972	1〜17%
アミオダロン + ジギタリス	37	32%
アミオダロン + カルベジロール	109	6%
アミオダロン + β遮断薬	31	3%
キニジン + ベラパミル	102	7%

(Ovsyshcher IE. Pacing Clin Electrophysiol 2004；27：1144-1147 より改変)

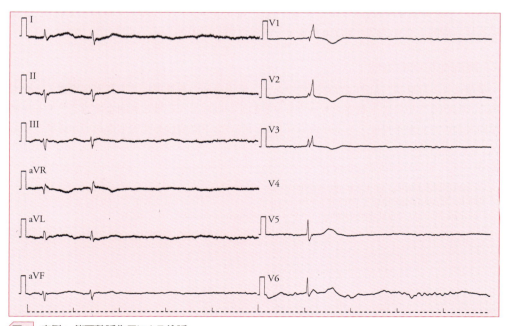

図1 症例1 催不整脈作用による徐脈
82歳，女性．ベタキソロール5 mg，ジソピラミド200 mg，ピルジカイニド100 mg内服中に胸部苦悶感のため救急搬送された．血圧は測定不能であり，直ちに経皮的一時ペーシング，気管内挿管，カテコラミン投与がなされた．初診時の心電図では，洞停止および心室性・接合部補充収縮を認めた．V4電極は外れている．
(Kawabata M, et al. Clinical Pharmacology：Advances and Applications 2015；7：29-36 より改変)

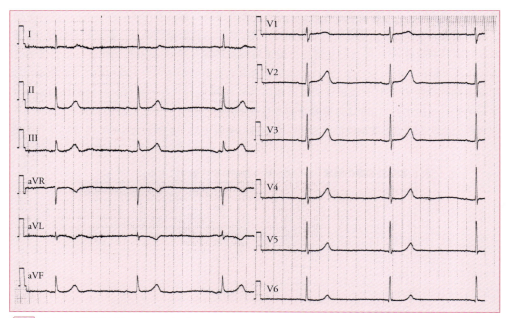

図2　症例2　催不整脈作用による徐脈
79歳，女性．カルベジロール 20 mg，シベンゾリン 300 mg 内服中に意識障害のため救急搬送された．ショックバイタルであり，直ちに経皮的一時ペーシング，カテコラミン投与がなされた．初診時の心電図では，心拍数 20/分の洞性徐脈を認めた．
（Kawabata M, et al. Clinical Pharmacology：Advances and Applications 2015；7：29-36 より改変）

であり，β遮断薬を内服していた[3]．約半数は Na チャネルブロッカーを併用しており，β遮断薬単独投与症例よりも，臨床像はより重篤であった（図1，2）．

A-3 薬剤性徐脈の治療

薬剤による徐脈は一般的には可逆性であり，原因薬剤の減量中止により回復することが大半である．しかし，中には一過性であっても血行動態が破綻しうるほど著明な徐脈を呈する症例や，原因薬剤の中止が不可能である症例も存在し，ペーシングも含めて適切な対応が必要となる．

文献

1) Ovsyshcher IE. Pacing Clin Electrophysiol 2004；27：1144-1147
2) Shin J, et al. Am J Med 2013；126：805-810
3) Kawabata M, et al. Clinical Pharmacology：Advances and Applications 2015；7：29-36

〈川端美穂子〉

16章 不整脈の基礎

Q125 リエントリーとは何か？

　リエントリー（reentry）とは，一度興奮した部位に再び電気的興奮が伝播して，刺激が再び進入し（"re"-entry），興奮が同じ場所を旋回して持続する現象をいう．頻脈性不整脈の原因として最も頻度の高いメカニズムである．

　リエントリーの様式は一様ではなく，様々なタイプに分類される．解剖学的な基質を元にした解剖学的リエントリー（= ordered reentry），心筋細胞の機能的変化による機能的リエントリー（= random reentry）の分類は，不整脈のメカニズムを考えるうえで重要である．またリエントリー回路の大きさからは，回路の大きな macroreentry と小さな microreentry に分類される．

　本項では，心筋梗塞後の組織における解剖学的リエントリーを例にとってそのメカニズムについて述べる．

A-1 活動電位と不応期

　リエントリーをはじめ不整脈のメカニズムを考えるうえでは，心筋細胞の活動電位波形を理解する必要がある．図1に心室筋細胞の活動電位波形を示す．心筋細胞は，その細胞膜の内外で電位差があり，心筋細胞が興奮していないときの膜電位（静止膜電位）は－90 mV である．心筋細胞の興奮により膜電位は急速に上昇し（脱分極），これは心電図では QRS 波に反映される．心筋細胞が収縮している間は膜電位は高い状態を保つ．これをプラトー相という．その後膜電位は徐々に低下し（再分極），収縮していた心筋細胞は弛緩する．再分極過程は心電図の T 波に反映

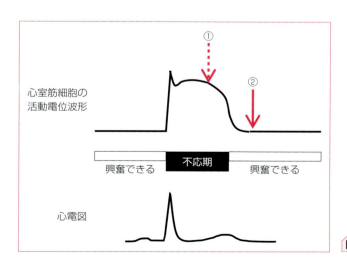

図1　心筋細胞の活動電位と不応期

される．

　ここで重要なのは，膜電位が高い間は電気的刺激を与えても細胞は興奮しないことである．刺激に対し反応することが不可能な期間なので不応期とよぶ．再分極が進み，膜電位が低下すると，心筋細胞は不応期を脱し，電気刺激によって次の興奮を開始することができる．つまり一度細胞が興奮した後，すぐに次の刺激が到達したとしても（図1 矢印①），不応期の間は心筋細胞の興奮は生じない．不応期を脱した後で次の興奮が到達すると（図1 矢印②），再び細胞が興奮することになる．リエントリーが起こるには，不応期を脱した後のタイミングで次の電気的興奮が到達する必要がある．

A-2 解剖学的リエントリーの成立条件

　リエントリーは，興奮が心筋内を旋回し，同じ場所が繰り返し興奮する現象である．健常な心筋内では，洞結節を発した興奮は心房→心室と一方向に均一に伝播し，その後は次の洞結節からの刺激が来るまでは興奮することはない．しかし，以下の3条件を満たしたときにリエントリーによる不整脈が成立する．

1) リエントリー回路の存在

　リエントリーを成立させるには，一度興奮したところに再び電気的興奮が伝播する，電気的回路が必要である．健常組織では興奮伝播は一方向であり（図2A 左），このような回路はありえないが，心筋梗塞後の組織などでは，心筋細胞の壊死によって興奮しない領域ができる（図2A 右）．するとその周囲を興奮が旋回することが可能となり，回路が形成される．心筋梗塞以外にも，心筋症などの器質的心疾患は心筋内に線維化などの領域をもつため，リエントリー回路を形成する．また，WPW症候群は副伝導路によって心房-心室間に房室結節とは別の伝導路をもつため，心房-房室結節-心室-副伝導路-心房という大きなリエントリー回路を形成する．

2) 伝導遅延

　先述のように，リエントリーが成立するには，不応期を脱したタイミングで次の興奮が伝播する必要がある．健常心筋の伝導速度は速いので，どれだけ大きなリエントリー回路を想定しても，旋回した興奮は前の興奮の不応期にあたってしまい，そこで興奮伝播はストップする（図2B 左）．回路の一部に伝導遅延があると，興奮が再び進入するときに不応期を脱しており，次の興奮旋回が可能となる（図2B 右）．

3) 一方向性ブロック

　一方向性ブロックはリエントリー開始のメカニズムとして重要である．リエントリー回路および伝導遅延部位があったとしても，通常は遅延伝導部位の両側から興奮は進入し，互いに衝突して消滅する（図2C 左）．しかし，たとえば期外収縮など，通常とは異なるタイミングで興奮が伝播してきたときに，図2C 右のa部位はそのまま興奮が伝導し，b部位は不応期のためブロックになる，という現象が生じる．b部位の先の伝導遅延部位は旋回してきた興奮が伝播し，消滅することなく逆方向からb部位に到達する．この興奮は伝導遅延部位を通過するので時間がかかり，逆方向からb部位に到達したときにはb部位はすでに不応期を脱していて興奮可能となる．すると興奮はb→aと伝導し，その後は安定したリエントリーを形成する．この現象を一方向性ブロックとよぶ．

　リエントリーは上記の3条件によって成立する．以上のメカニズムより，リエントリーを維持させる構造的基盤として，線維化や心筋の壊死など，伝導遅延をきたす部位の存在が重要であることが理解できる．また，リエントリーの成立は，旋回する興奮の伝導時間と不応期の関係に

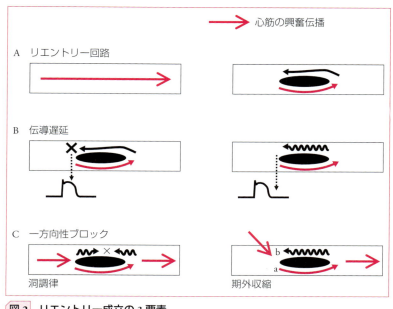

図2 リエントリー成立の3要素

よって決まるため，解剖学的距離は無関係である．伝導遅延部位の伝導速度が遅ければ非常に小さな回路でも旋回することができる．

A-3 リエントリーと心電図所見

　体表心電図のみから頻脈性不整脈をリエントリー性と確実に診断することは困難である．しかし，リエントリー性不整脈は，その開始に一方向性ブロックを必要とすることから，洞調律中に突然開始することはなく，期外収縮などの興奮タイミングの異なる刺激が必要である．よってリエントリー性不整脈の発生には，トリガーとなる期外収縮が先行する．臨床電気生理学的検査においては，刺激間隔を徐々に変えながら期外刺激を与えることでリエントリー性頻拍の誘発を行うことができる．リエントリーが持続している間の心電図波形としては，リエントリー回路が固定され，頻拍周期が同一で興奮伝播も同じパターンを取る場合は単形性の頻拍を呈する．しかし，リエントリー回路が1拍ごとに変化する場合や，リエントリー回路自体は一定でも，周囲の心筋への興奮伝播パターンが異なる場合は，頻拍周期が不規則になったり，多形性の頻拍を示すこともある．

A-4 機能的リエントリー

　A-2で述べたリエントリーは，解剖学的な障壁を元にしたリエントリーである．しかし，このような解剖学的基盤をもたないリエントリーも多く存在する．これらの多くは比較的小さく，不安定なリエントリー回路をもつ．動物実験，あるいは細胞シートなどを用いた実験により，leading circle reentry, anisotropic reentry, spiral wave reentry など，複数のメカニズムが提唱されている[1,2]．近年急速に進歩している同時多点マッピング技術により，機能的リエントリーの回路を同定し治療ターゲットする試みも行われている[3]．

文献

1) Allessie MA, et al. Circ Res 1977；41：9-18
2) Vaquero M, et al. Heart Rhythm 2008；5：872-879
3) Narayan SM, et al. J Am Coll Cardiol 2012；60：628-636

（笹野哲郎）

Q126 異常自動能とは何か？

　洞結節〜房室結節〜プルキンエ線維といった，心臓の刺激伝導系の細胞は自動能をもつ．しかし，房室結節以下の組織では自動能の興奮頻度が低いため，その自動能は洞結節からの興奮によって抑制されている．上位からの興奮が伝導してこなかった場合には，下位の自動能はバックアップとして作動する．たとえば，洞結節機能低下により徐脈となった際，房室接合部の自動能が洞結節の興奮頻度を上回り，房室接合部調律を呈する．これは異所性自動能ではあるが，あくまでも正常な下位自動能の発現であり，異常自動能ではない．異常自動能とは，洞結節機能が低下していないにもかかわらず，洞結節の興奮頻度を上回る自動能がみられる状態である．

A-1 自動能のメカニズム

　図1に自動能をもつ細胞ともたない細胞の活動電位波形を示す．自動能をもたない固有心室筋細胞は，-90mVの深い静止膜電位を持ち，静止膜電位はフラットである（図1A）．固有心室筋細胞の脱分極はNa^+電流による．隣接する細胞からの電気的刺激によって膜電位が上昇し，Na^+チャネルの閾値に達すると，急速な膜電位の上昇がはじまる．一方，洞結節細胞の活動電位は，静止膜電位が-60mV程度と浅く，かつ徐々に膜電位が上昇することが特徴である（図1B）．洞結節細胞の脱分極はCa^{2+}チャネルが担っており，膜電位がCa^{2+}チャネルの閾値に到達すると脱分極が生じる．

　このように自動能をもつ細胞の大きな特徴は，静止膜電位が浅いことである．固有心室筋において静止膜電位を-90mVと深く維持するのはI_{K1}チャネルの働きによる．自動能をもつ細胞はこのI_{K1}チャネルが発現していないため，静止膜電位が浅い．固有心筋細胞において，虚血などの理由によりI_{K1}チャネルが傷害されると，静止膜電位が浅くなる．I_{K1}チャネルの傷害は同時に

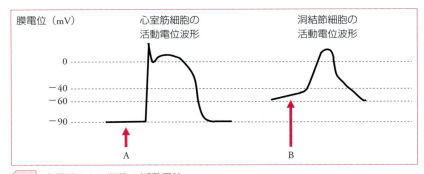

図1　自動能をもつ細胞の活動電位

細胞膜の電気抵抗を高くするので，少しの電流で膜電位が変化しやすくなるため，自動能を獲得しやすくなる．

A-2 異常自動能と心電図

異常自動能がみられる病態は二つある．第1は，外的要因により静止膜電位が変化することで異常自動能を獲得するもので，心筋梗塞急性期における促進心室固有調律（accelerated idioventricular rhythm：AIVR）がその代表例である．虚血により静止膜電位が上昇し，本来自動能をもたない心室筋細胞が自動能を獲得するというものである．第2には，洞結節以外の部位に洞結節よりも早い自動能をもった細胞が存在する場合である．洞結節以外に自動能をもつ部位は，上大静脈－右心房の分界稜にわたる一帯，冠静脈洞，房室結節近傍，ヒス束近傍，プルキンエ線維近傍である．これらの部位の自動能は心臓の発生途中に抑制されるが，この抑制が不十分なことがあり，頻度の高い自動能を呈すると，頻拍性不整脈の原因となる[1]．たとえば心房頻拍の起源を検討すると，その分布には偏りがあり，分界稜や冠静脈洞起源が多い（**Q39 図1**参照）[2]．ここで検討されている心房頻拍はリエントリー性も含んでいるが，自動能をもつ部位が心房頻拍の好発部位であることは明らかである．

異常自動能による頻拍の特徴としては，リエントリーでみられるような期外収縮の先行がないこと，頻拍周期が自律神経活動の影響を受けて変動することなどがあげられる．

文献

1) Christoffels VM, et al. Circ Res 2010；106：240-254
2) Kistler PM, et al. J Am Coll Cardiol 2006；48：1010-1017

（笹野哲郎）

Mini Lecture　洞結節細胞の発生とPITX2

心臓の興奮リズムを司るのは洞結節であり，上大静脈～右心房の接合部に限局している．これには心臓の左右非対称性を規定する転写因子 PITX2 が関与している．胎生3週頃の時点では，心臓は原始心筒という一本のチューブである．原始心筒の血液流入側に静脈洞筋細胞が接合し，静脈洞・静脈洞角を形成する．この静脈洞の中に自動能をもつ細胞群がある．その中で，静脈洞右角にある TBX18 を発現する一群がペースメーカ細胞へと分化し，右心房と上大静脈の接合部に位置して洞結節となる．静脈洞左角の細胞は，PITX2 の作用によりペースメーカ細胞への分化が抑制され，冠静脈洞や Marshall 静脈を形成する．この PITX2 による抑制が不十分な場合は自動能が遺残することがあり，冠静脈洞や Marshall 静脈起源の心房性不整脈の原因となる．なお，この転写因子 PITX2 は肺静脈周囲心筋スリーブの発生も制御して心房細動の発生にも関与する．不整脈の起源を考えるうえで重要な転写因子である．

（笹野哲郎）

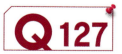
triggered activity とは何か？

Triggered activity とは，活動電位の再分極途中，あるいは再分極終了直後に生じる小さな脱分極性の膜電位変化が生じることで，膜電位が閾値に達して現れる新たな興奮のことをいう．

この小さな膜電位変化を後電位（afterpotential）とよび，特に脱分極性の変化なので後脱分極

（afterdepolarization）とよぶ．後脱分極は早期後脱分極（early afterdepolarization：EAD），遅延後脱分極（delayed afterdepolarization：DAD）の二つがあり，それぞれ発生機序が異なる[1]．

不整脈をその機序から分類すると，興奮伝播の異常の異常に起因するものがリエントリーであり，興奮生成の異常に起因するものが異常自動能と triggered activity である．しかし，triggered activity は異所性の興奮生成ではあるが，先行する活動電位に依存する電気的興奮であり，異常自動能とは全く異なるメカニズムにより発生する．

A-1 早期後脱分極

心室筋細胞の活動電位は，急峻な脱分極相である0相，一過性の膜電位の低下を示す1相，プラトー相を形成する2相，その後の再分極である3相，静止状態の4相に分けられる．また，活動電位波形は脱分極方向に働くNa^+あるいはCa^{2+}イオンによる内向き電流と，再分極方向に働くK^+による外向き電流のバランスによって決定される．

活動電位波形において，興奮が終了し徐々に膜電位が下がっていく時相が再分極相であるが，再分極相の中で，活動電位の第2相後半あるいは第3相において生じる脱分極波形が早期後脱分極である（図1A）[2]．

EAD はおもに Ca^{2+} チャネルの開口によって内向き電流が発生することにより生じる．通常，Ca^{2+} チャネルは，脱分極相で活性化した後しばらくは不活性化状態となるため，この時相で電流が流れることはなく，Ca^{2+} チャネルが不活性化から回復する時点では再分極がすでに完了している．しかし，何らかの原因により再分極相が延長し，まだ膜電位が高い状態で Ca^{2+} チャネルが不活性化から回復すれば，そこで内向き電流が生じる．よって，EAD が発生するのは再分極相が延長する場合ということになる．また，再分極相においては通常外向きの K^+ 電流が十分大きいので，仮に微少な内向き電流があったとしても膜電位が上昇する（脱分極する）ことはない．外向き K^+ 電流が減少することも EAD の発生の条件となる．再分極相の K^+ 電流の減少＝再分極相の延長，であるので，この二つの条件はほぼ同じことを指している．つまり，EAD の発生には，外向きの K^+ 電流が減少し，再分極相が延長することがほぼ必須の条件である．活動電位持続時間は徐脈時に延長するので，EAD は徐脈時により多く認められる．

EAD が発生しやすい臨床的場面とは，QT 延長および徐脈がみられるケースであり，先天性あるいは後天性の QT 延長症候群が典型例である．EAD により生じる triggered activity は T 波に重なった心室期外収縮を呈する．この期外収縮は，トルサードドポアンツ（torsade de pointes：TdP）の開始機序として重要と考えられ，特にプルキンエ線維における EAD がトルサードドポアンツを誘発すると報告されている．

A-2 遅延後脱分極

活動電位波形の第4相初期，再分極終了直後にみられる後脱分極を，遅延後脱分極という（図1B）．DAD は，ジギタリス投与時にみられる異所性自動能亢進の原因として注目され，研究が進められてきた．ジギタリスは心筋細胞の Na^+-K^+ ATPase をブロックして細胞内 Na^+ 濃度をあげ，Na^+-Ca^{2+} 交換機構により細胞内 Ca^{2+} 濃度を上げることで，心筋の収縮力を増加させる．この細胞内 Ca^{2+} 濃度上昇が細胞膜における内向き電流を惹起し，DAD を発生させる．この内向き電流は，①非選択的イオンチャネルによる一過性内向き電流（transient inward current：ITi），② Na^+-Ca^{2+} 交換機構そのもの，などによって Na^+ が細胞内に流入することによって生じると考えられている[3]．

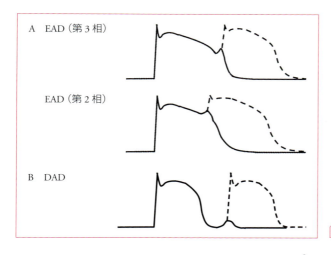

図1 早期後脱分極と遅延後脱分極

　DADが発生しやすい臨床的条件は，すなわち心筋細胞へのCa^{2+}負荷をきたす病態である．前述のジギタリス投与時に加え，交感神経刺激，高頻度の刺激や心拍数の増加によって誘発される．たとえば心不全心では細胞内Ca^{2+}負荷とともに交感神経活動亢進による頻拍をきたすことが多く，DAD発生の条件を満たす．EADが徐脈時にみられるのに対し，DADは頻脈時に生じることは対照的である．

　DADは期外刺激で誘発されることも報告されている．期外刺激で誘発される不整脈メカニズムにはリエントリーがある(**Q125**参照)が，期外刺激によるDADの誘発はリエントリーほどの安定性・再現性はない．

文献
1) Cranefield PF. Circ Res 1977；41：415-423
2) January CT, et al. Eur Heart J 1991；12 Suppl F：4-9
3) Verkerk AO, et al. Circulation 2001；104：2728-2733

(笹野哲郎)

Q128 不整脈基質とは何か？

　不整脈基質(substrate)とは，不整脈の発生と維持に関与する構造的な基盤のことをいう．古典的な不整脈理解のコンセプトとして，arrhythmic triangleというものがある．リエントリー性不整脈の発生と維持にはtrigger, substrate, modulatorの三つの要素が必要とする概念である(図1)．Triggerとはリエントリーを開始させるための興奮であり，Substrateは，リエントリーを維持させるための構造的基盤をいう．Modulatorとは，交感神経刺激，電解質異常など心筋の興奮と再分極に影響を与える因子である．

　たとえば，発作性心房細動の約90％は，肺静脈に存在する心筋スリーブから発生する異所性興奮(心電図では心房期外収縮)によって開始する(trigger)．しかし，一拍の異所性興奮が生じても，心房筋の興奮伝播に異常がなければ心房細動は持続しえない．組織的には心房の線維化，電

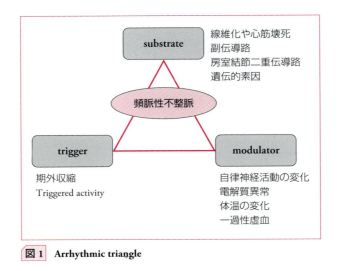

図1 Arrhythmic triangle

気生理的には伝導遅延など，リエントリーを維持させるための構造的・電気的特性が必要である（substrate）．さらに，心房細動の発症には，迷走神経過緊張や運動による交感神経活動亢進が寄与する（modulator）．

A-1 解剖学的基質と機能的基質

　不整脈基質は解剖学的なものと機能的なものに分けられる．最も典型的な解剖学的不整脈基質は，WPW症候群における副伝導路や，房室結節における二重伝導路であり，先天性心疾患における心形態異常・不整脈源性右室心筋症における心筋への脂肪浸潤も基質となる．また，虚血性心疾患や心筋症における心筋の部分的な壊死や線維化により生じる局所の伝導遅延部位も重要な解剖学的不整脈基質である．

　解剖学的な異常を伴わない機能的基質としては，遺伝性QT延長症候群におけるイオンチャネルの変異などがあり，活動電位持続時間の延長とそのばらつきがリエントリーを維持させる基盤となる．

A-2 基質の変化とリモデリング

　古典的なarrhythmic triangleの概念では，不整脈基質はある程度固定されたものであり，そこに修飾因子（modulator）が作用する．しかし，心房細動における心房リモデリングや，心室性不整脈における心室リモデリングに関する知見は，経時的に不整脈基質が変化していくことを示している（**Q131, Q133** 参照）．

　不整脈基質に対する治療としては，カテーテルアブレーションによる副伝導路の離断や，心室性不整脈の伝導遅延部位の同定と焼灼がある．また，上記のリモデリングの進行を抑制したり，元に戻そうとする治療（reverse remodelingとよぶ）も基質に対する治療といえる．

A-3 基質の評価と不整脈発症予測

　arrhythmic triangleの中で，triggerは，不整脈の発生・開始時に一時的にみられるもの，modulatorは比較的短時間でダイナミックに変化するものであるのに対し，substrateは不整脈が発生していないときでも心臓に存在するものと考えられる．そこで，洞調律中に不整脈基質の有無

やその程度を評価して不整脈の発生を予測することが不整脈診療のうえで行われる．特に，心臓突然死につながる心室不整脈（心室細動・心室頻拍）は発症してからの対応が困難なため，substrate の有無・程度の評価によって不整脈の発生を予測することが重要である．不整脈基質の評価に用いられるものは，加算平均心電図による late potential（LP）や，T wave alternans（TWA），QRS fragmentation などの電気生理学的指標と，心臓 MRI における delayed enhancement などの形態学的指標がある[1〜3]．

文献

1) Ikeda T, et al. J Am Coll Cardiol 2000；35：722-730
2) el-Sherif N, et al. J Am Coll Cardiol 1995；25：908-914
3) Oakes RS, et al. Circulation 2009；119：1758-1767

（笹野哲郎）

Q129 脱分極異常（伝導障害）と再分極異常の違いは？

A-1 脱分極，再分極とは

　脱分極異常と再分極異常は，その名の通り心筋細胞の活動電位波形における脱分極相と再分極相の異常である．心筋細胞は細胞膜の内外に電位差があり，興奮していない状態では細胞外に比べて細胞内の電位は約 −90 mV と低くなっている（静止膜電位）．この状態を分極しているとよぶ．心筋細胞が興奮すると，Na チャネルが開口して細胞内に Na イオンが流れ込む．これにより膜電位は急速に上昇する．分極がなくなるので，脱分極とよぶ．

　心筋細胞が興奮を終えて静止状態に戻るとき，膜電位は再び低下する．これが再分極である．膜電位の低下は，K チャネルが開口して細胞内の K イオンが流出することによって生じる．脱分極は急速に進むのに対し，再分極は比較的ゆっくりと進行するという違いがある．再分極が完了し，静止膜電位まで戻ると，心筋細胞は再び次の興奮の準備ができたということになる．

　脱分極・再分極は心筋細胞における膜電位の変化を表す用語であるが，脱分極は心筋細胞の興奮を表し，脱分極異常は心筋の興奮伝導の障害に結びつくので，本項では細胞レベルの脱分極異常と組織レベルの伝導障害をあわせて述べることとする．

A-2 心電図波形と脱分極相・再分極相

　心室筋細胞における脱分極相と再分極相について，心電図と対比して説明する．

　図 1 に，心電図と心室筋細胞の活動電位波形を示す．心室筋細胞の活動電位波形は，心内膜側と心外膜側では大きく異なっており，心内膜側の活動電位持続時間が長い．心電図波形は心臓で発生する電位差を反映するので，単純化して考えると心内膜側と心外膜側の活動電位の差が心電図波形として得られることになる．正常な心室興奮は，プルキンエ線維と固有心室筋の接合部である心内膜側から開始し，心外膜側へと進む．心外膜側の心筋細胞が脱分極を終えると脱分極相は終了する．図 1 の①は心内膜側の細胞が脱分極する時点であり，②は心外膜側の細胞が脱分極する時点である．つまり①〜②間が脱分極相となる．

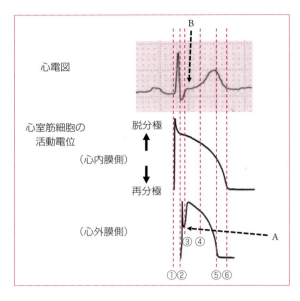

図1 心電図と心室筋細胞の活動電位波形

脱分極終了直後には，一過性外向きK電流(Ito)による再分極が生じる(図1③)．この一過性再分極は心外膜側で大きく，(矢印A)この点での電位差は心電図ではQRS直後のJ点(図1矢印B)に反映される．その後しばらくはCa電流の流入によるプラトー相を形成し，心内膜・心外膜側ともに大きな変化はない．心内膜と心外膜の電位差も生じないので，心電図は比較的フラットな波形であるST部分となる(図1③〜④間)．④の後から遅延整流性K電流(IK)による再分極がはじまる．再分極は脱分極と反対に心外膜側から開始し，心内膜−心外膜の電位差が生じてT波を形成する．⑤で示す，心外膜側細胞の再分極した終了した点がT波の頂点となり，⑥で示す心内膜側細胞の再分極が終了した時点がT波の終末であり，かつ心室の再分極が完了した点となる．

図1の①〜②における異常が脱分極異常である．固有心筋細胞においてはこの部分を構成するイオン電流はNa電流であるため，Naチャネルの異常は脱分極異常を呈する．一方，③〜⑥における異常，特に一過性の再分極である③の時点と，④〜⑥における異常を再分極異常とよぶ．再分極相を構成するイオン電流の大半はK電流であり，Kチャネルの異常は再分極異常を呈する．

A-3 脱分極異常(伝導障害)と再分極異常の成因

脱分極異常(伝導障害)は，心電図ではP波やQRS波の異常として反映される．心室の再分極異常はT波の異常として検出される．心房の再分極相に相当する波としてTa波があるが，その波高が小さくかつQRS波に重なるために通常は評価することは困難である(表1)．脱分極異常(伝導障害)と再分極異常の成因を表1に示す．心筋細胞のレベルでは，脱分極異常はNa電流の低下で生じ，再分極異常はK電流の低下で生じる．Na電流が低下する病態としては，Naチャネルの遺伝子変異を伴うBrugada症候群があり，K電流が低下する病態としては，遅延整流性Kチャネル(I_{Ks}, I_{Kr})の遺伝子変異を伴う遺伝性QT延長症候群がある．

心筋組織レベルで考えると，心筋梗塞や心筋症を原因とする心筋細胞の壊死・脱落や，線維化などの構造的異常により，伝導障害が生じる．頻度としてはNaチャネル異常よりもこの構造的異常による伝導障害のほうが極めて高い．一方，再分極異常は心筋組織の構造的異常による部分はほとんどなく，細胞レベルでのKチャネルの機能的異常によって生じる．Kチャネルは電解

表1 脱分極／再分極異常の成因と心電図波形

		脱分極異常（伝導障害）	再分極異常
対応する心電図波形	心房	P波	Ta波
	心室	QRS波	QRS終末部〜T波終末部
主要な原因	組織レベル	梗塞・線維化など，心臓組織の構造的異常	なし
	細胞間伝導レベル	ギャップジャンクション電流の低下	なし
	心筋細胞レベル	Na^+電流減少	K^+電流減少
	分子レベル	Naチャネルの機能低下・発現低下	Kチャネルの機能低下・発現低下

表2 再分極異常をきたす疾患・病態

- pH異常
- 電解質異常
- 体温異常（低体温）
- 薬剤
- 虚血急性期
- 心筋炎
- QT延長症候群
- Brugada症候群
- 早期再分極症候群（J波症候群）
- 心筋症

質異常や一過性虚血，体温変化など，多くの外的要因によってその機能が変化することが知られており，容易に再分極異常を引き起こす（表2）．

　ここで重要なのは，心筋の構造的異常は比較的固定された変化であるのに対し，イオンチャネルの機能変化は種々の外的要因によってダイナミックに大きく変化することである．再分極異常は短時間のうちに発生し，かつ変動も大きい．また，Kチャネルは多くの薬剤によって影響を受けやすく，薬剤誘発性不整脈の多くは再分極異常によって生じると報告されている．

（笹野哲郎）

Q130 なぜQT間隔には男女差がある？

　心電図において，QT間隔が女性でやや延長することはおよそ100年前から知られており，QT間隔の基準値は，Bazzetの補正によるQTcで男性≦0.44，女性≦0.46である．このQT間隔の性差は幼少時には小さく，思春期以降になって顕著となる．その後50歳以降になるとQT間隔の男女差は小さくなる傾向にある．さらに，女性においては性周期がQT間隔に影響し，黄体期は卵胞期に比べQT間隔が約10 ms短縮するという周期的変動が報告されている．

　このQT間隔における性差は，主として性ホルモンが心室筋細胞のイオンチャネルの機能変化をきたし，再分極過程に影響するために生じると考えられる．以下に性ホルモンとイオンチャネル・電流の変化について述べる．

A-1 性ホルモンとQT間隔

　男性ホルモンであるテストステロンは，心室筋細胞のL型Caチャネル電流（I_{CaL}）を抑制し，遅延整流性Kチャネル電流（I_{Ks}）を増大させる[1]．この結果，活動電位持続時間（action potential duration：APD）は短縮し，心電図ではQT間隔が短縮する．思春期以降に男性のQT間隔が短縮傾向にあるのはテストステロンの作用が大きいと考えられる．これに対し，前立腺癌に対する内分泌療法はテストステロンを抑制するので，副作用としてQT延長がみられることとなる．

　女性ホルモンのうち，プロゲステロンは，QT間隔を短縮させる方向に作用する．すなわち，心室筋細胞のL型Caチャネル電流を抑制し，遅延整流性Kチャネル電流（I_{Ks}）を増大させること

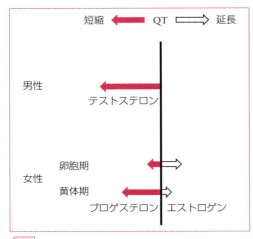

図1 QT間隔に対する性ホルモンの作用

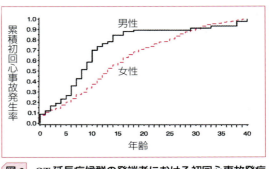

図2 QT延長症候群の発端者における初回心事故発症年齢
(Locati EH, et al.Circulation 1998；97：2237-2244)

が報告されている[2]．プロゲステロンによるI_{Ks}の増大は，交感神経刺激のない状態でみられるのに対し，I_{CaL}の抑制は交感神経刺激状態でのみ生じるという特徴がある．

一方エストロゲンに関しては，閉経後のホルモン補充療法においてエストロゲン単独投与がQT間隔を軽度延長させ，エストロゲン・プロゲステロン併用療法ではQT間隔はむしろ短縮するという報告から，エストロゲンは軽度QTを延長させる方向に作用すると考えられる．しかし，エストロゲンに関しては結果の相反する多くの報告があり，その作用は完全には解明されていない．遅延整流性Kチャネル(I_{Kr})に対しては，エストロゲンは濃度によって二相性の反応を呈するという報告もあり，その作用は複雑である．

以上より，女性においてはプロゲステロンの血中濃度がQT間隔に大きな影響を及ぼし，プロゲステロン血中濃度が高い時期にはQT間隔は短縮傾向にあるといえる．プロゲステロンの血中濃度は卵胞期では低く，黄体期で上昇するため，黄体期でQT間隔が短縮することをよく説明できる(図1)．

A-2 QT延長症候群と性差

遺伝性QT延長症候群において男女別に初回心事故発生率を検討すると，男性の初回心事故発生年齢は女性よりも低く，思春期以降には激減するのに対し，女性は思春期以降も心事故発生率は増え続ける[3](図2)．結果的に，思春期以降においてはQT延長症候群の新規発症症例は圧倒的に女性が多いことになる．この理由は以下のように考えられる．幼少時は男性のほうが活動性が高いために心事故が発生しやすいが，思春期以降は性ホルモンの影響によって男性の心事故は減少する．一方，女性は幼小時の活動性は男性よりも低いものの，思春期以降になると女性ホルモンの影響でQT間隔が長くなり，そのため心事故発生率も一定の割合を維持する，というものである．また，QT延長症候群の女性症例では，妊娠中は心事故のリスクが低く，出産後にリスクが増大する．これも妊娠に伴うプロゲステロンの増加と，出産後の減少が大きな要因と考えられる．

薬剤性などの二次性QT延長症候群の頻度も7：3の割合で女性のほうが男性より多く，QT延長に伴う心室頻拍であるトルサードドポアンツについても女性のほうがよりリスクが高いことが知られ，女性はQT延長および心事故のリスクが高い点に注意が必要である．

文献
1) Bai CX, et al. Circulation 2005；112：1701-1710
2) Nakamura H, et al. Circulation 2007；116：2913-2922
3) Locati EH, et al. Circulation 1998；97：2237-2244

（笹野哲郎）

Q131 心房リモデリングとは何か？

　心房細動（atrial fibrillation：AF）は発作性としてはじまるが，徐々に持続時間が延長して持続性となり，やがて洞調律に戻らない慢性心房細動へと変化していく．この過程で，心房筋の電気的・構造的特性が洞調律から心房細動へと適した状態に変化することを心房リモデリングとよぶ．心房リモデリングは心房細動の発症および持続性を規定する非常に大きな因子であり，心筋細胞の電気生理学的変化である電気的リモデリング（electrical remodeling）と，心筋組織の変化である構造的リモデリング（structural remodeling）に分けられる．

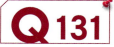-1 電気的リモデリング

　ヒツジに心房リードとペースメーカを植込み，周期的に心房高頻度刺激を加えて心房細動を誘発する研究が1995年に発表された[1]．刺激開始直後は，高頻度刺激終了後すぐに洞調律が回復するが，周期的な刺激を長期間続けると，高頻度刺激が終了しても心房細動が持続するようになり，最終的には持続性心房細動を呈するようになった．この現象は「心房細動が心房細動を引き起こす」"AF begets AF"とよばれる．この過程で，心房筋細胞の活動電位は短縮し，高頻度興奮に対応した電気生理学的変化を示すことから，この変化を心房の電気的リモデリングという．

　電気的リモデリングは，心房細動発症から数分以内で生じる急性期の変化，数日〜数週間かけて生じる慢性期変化に分けられる．急性期変化は，細胞内Ca過負荷によって生じる，主としてCaチャネルの機能変化によって生じ，不応期の短縮がみられる．慢性期変化は，心房筋細胞のイオンチャネル（L型Caチャネル発現低下，Ach感受性Kチャネル発現上昇，内向き整流Kチャネル発現上昇）による活動電位持続時間の短縮と不応期の短縮に加え，細胞間伝導を担うギャップ結合チャネル（Connexin-40）の発現量低下と細胞内での発現分布変化による伝導障害がみられる．

-2 構造的リモデリング

　上記の電気的リモデリングのモデル動物を長期間観察すると，電気的リモデリングに続いて心房への単核球浸潤・線維化・心筋細胞のアポトーシスを主体とする組織的変化がみられることが報告された．これは心房筋組織構造の変化であり，構造的リモデリングとよばれる．

　動物モデルにおいては，構造的リモデリングは電気的リモデリングの後に生じるものであった．臨床例でも，たとえば器質的心疾患をもたない60歳以下の孤立性AF（lone AF）等においては，電気的リモデリングが構造的リモデリングに先行すると考えられる．しかし，心房細動リスク因子である加齢・高血圧・心不全・メタボリックシンドロームなどを合併している症例では，構造的リモデリングは心房細動の初発よりも前からすでにはじまっており，ある程度の構造的リ

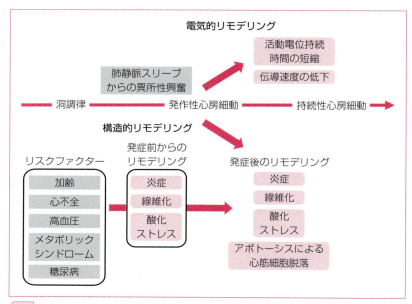

図1 電気的リモデリングを構造的リモデリング

　モデリングが進行しているところに肺静脈スリーブなどからのトリガー興奮がくることで心房細動が発症すると考えられる（図1）．もちろん心房細動自体が構造的リモデリングの促進因子であるので，発作性心房細動発症後は構造的リモデリングもさらに進行し，心房細動の慢性化を進める要因となる．

　構造的リモデリングのメカニズムには多くの研究があるが，多くの研究で認められるのは心房の炎症と線維化である．炎症の関与は，心房細動で高感度 CRP が上昇すること，血清 IL-6 濃度が上昇する報告があることなどから臨床的にも知られているが，圧負荷モデルマウスで心房へのマクロファージ浸潤がみられ[2]，メタボリックシンドロームモデルでも同様である．この炎症シグナルに引き続いて線維化が促進されることも報告されている．一方，心房への圧負荷・容量負荷がレニン・アンジオテンシン・アルドステロン系（RAS 系）を介して線維化を促進させる．さらに，心房筋で酸化ストレスが増大し，アポトーシスによる心筋の脱落が生じることも構造的リモデリングの主要な要因の一つである．

A-3 アップストリーム治療

　心房リモデリングのメカニズムのなかで RAS 系は重要な要素であり，これは心室リモデリングと類似点がみられる（**Q133** 参照）．そこで RAS 系の抑制によってリモデリングの進行を抑えることが心房細動治療に役立つのではないかと考えられた．心房細動が発症あるいは慢性化する前に，リモデリングの上流シグナルを抑制するという意味で，アップストリーム治療とよばれる．一方，心房細動そのものに対する抗不整脈薬などの治療をダウンストリーム治療とよぶ．RAS 系の抑制は，動物モデルでは効果が高く，臨床での有用性が期待された．しかし，多くの大規模研究では RAS 系の抑制による心房細動の再発予防や発症予防は失敗に終わっている[3]．動物モデルと臨床の違いは 2 点あり，一つは薬物の投与量，もう一つは治療開始時期である．特に後者は大きな問題である．動物モデルでは RAS 系の抑制を開始する時点では心房は健康であるが，

臨床例では図1のように心房細動発症前にすでに構造的リモデリングは進行していると考えられ，RAS系抑制による効果が部分的であったと考えられる．RAS系抑制による介入が新規心房細動発症を抑制した報告があること[4]なども，適切な時期に適切な対象を選んでアップストリーム治療を行えば，心房細動の発症予防に有効である可能性を示している．

文献

1) Wijffels MCEF, et al. Circulation 1995；92：1954-1968
2) Oishi S, et al. Journal of Pharmacological Sciences 2012；120：296-304
3) Investigators TG-A. N Engl J Med 2009；360：1606-1617
4) Wachtell K, et al. J Am Coll Cardiol 2005；45：712-719

（笹野哲郎）

Q132 心房細動のリスク因子とは？　どのように関与するのか？

心房細動は多因子疾患であり，複数のリスク因子が重なることによって発症する．リスク因子には，遺伝的要因を中心とする先天的リスクと，環境要因によって規定される後天的リスクがある．

A-1 先天的リスク

近年のゲノムワイド関連解析（genome-wide association study：GWAS）によって，心房細動と関連する遺伝子多型（single nucleotide polymorphism：SNP）が報告された．最初の報告は4q25領域のSNPが心房細動と関連するというものであった．その後，1q21，7q31，16q22の三つの領域におけるSNPと心房細動の関連が発表された．2012年に発表された日本を含む合計16集団のGWASのメタ解析であるCHARGE studyでは，上記の4領域を含む10個の領域が心房細動関連領域として報告された（表1）[1]．この10個の遺伝子領域の中で，最も心房細動との関連が強いのは，4q25領域であった．

この4q25領域の近傍には転写因子Pitx2が位置しており，遺伝子多型によってPitx2の機能変

表1　心房細動と関連をもつ遺伝子多型

遺伝子座	最も近傍にある遺伝子	マイナー対立遺伝子頻度(%)	相対リスク	p値
1q21	KCNN3-PMVK	29.9	1.18	2.0×10^{-14}
1q24	PRRX1	44.7	1.14	9.1×10^{-11}
4q25	PITX2	13.1	1.64	1.8×10^{-74}
5q31	WNT8A	17.8	1.15	3.2×10^{-8}
7q31	CAV1	40.4	0.88	9.6×10^{-11}
9q22	C9orf3	42.4	1.13	7.9×10^{-9}
10q22	SYNPO2L	15.8	0.85	1.7×10^{-8}
14q23	SYNE2	47.6	1.13	6.2×10^{-10}
15q24	HCN4	16.0	1.16	1.3×10^{-8}
16q22	ZFHX3	17.6	1.24	3.2×10^{-16}

(Mommersteeg MTM, et al. Circ Res 2007；101：902-909より改変)

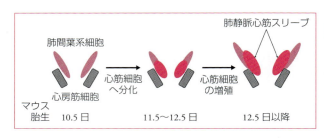

図1 Pitx2cと肺静脈心筋スリーブの形成
(胎生10.5日)肺静脈は，左心房に肺間葉系細胞が接続して肺静脈を形成する．
(胎生11.5〜12.5日)肺間葉系細胞の一部がPitx2cにより心筋細胞へと分化する．
(胎生12.5日以降)肺静脈内の心筋細胞がPitx2cにより増殖し，肺静脈心筋スリーブを形成する．
(Mommersteeg MTM, et al. Circ Res 2007；101：902-909 より改変)

化が生じている可能性がある．Pitx2は心臓の発生過程において左右を規定する遺伝子の一つとして知られており，Pitx2a-cのアイソフォームをもつ．左心房と肺静脈の接合部には，心筋細胞が袖のように延びており，心筋スリーブとよぶ．心房細動のトリガーとなる異所性興奮の約90％は肺静脈の心筋スリーブから発生する．この心筋スリーブの発生を，マウスを用いて検討した研究では，肺間葉系細胞が心房との接合部で心筋細胞に分化し，さらに肺静脈方向に増殖して心筋スリーブを形成することが示された．この心筋細胞への分化と，肺静脈方向への増殖の両者にPitx2が関与していた[2]（図1）．また一方，Pitx2は胎生期に存在する左側のペースメーカ細胞を抑制する働きもあり，Pitx2が欠損すると左心房に自動能が残存する．以上より，4q25領域の遺伝子多型は，Pitx2の機能に変化をきたし，肺静脈周囲心筋スリーブの形成あるいは左心房の異常自動能の点から，心房細動の遺伝的リスクになると考えられる．他の心房細動関連領域についても，それぞれ近傍に位置する遺伝子の機能解析などにより，心房細動を発症させるメカニズムに関する研究が進められている．

興味深いことに，この遺伝的リスクには人種差がみられる．4q25領域の遺伝子多型は人種を超えて共通する心房細動の最大のリスク因子であるが，CHARGE studyで示された10個の心房細動関連領域のなかで，日本人集団においても有意な関連を示したのは6個であった．今後の研究によって日本人に特有の遺伝的リスクが発見される可能性もある．

A-2 後天的リスク

心房細動は加齢とともに発症率が上昇する疾患であり，加齢に伴う心房の構造的変化がリスクの一つであることは明らかである．フラミンガム心臓研究(Framingham heart study)を始め，心房細動の新規発症とリスク因子を評価した疫学研究では，リスク因子として加齢・性別(男性)・高血圧・糖尿病・肥満・器質的心疾患がリスク因子として同定された．生活習慣病である高血圧やメタボリックシンドロームは心房細動のリスク因子であり[3]，閉塞性睡眠時無呼吸症候群も心房細動の大きなリスク因子である(**Q163** 参照)．また，血管内皮機能が低下していると心房細動の新規発症率が高いという報告や，高感度CRPが高値の場合心房細動発症リスクが高いという研究も報告されている．近年，血清中のマイクロRNAがバイオマーカーとして注目されているが，心房細動症例ではいくつかのマイクロRNAが増加あるいは低下していることが明らかになっている．血中マイクロRNAが心房細動の発症予測として利用できるかどうかは今後の研究が待たれるところである．

これらの後天的リスク因子の多くは，心房の炎症や線維化など心房リモデリングに関与すると考えられている．心房細動のトリガーとなる肺静脈心筋スリーブからの異所性興奮にもこれらの後天的リスク因子が関与する可能性があるが，その全貌は明らかではない．

A-3 心房細動の発症予測

上記の知見に基づいて心房細動の発症リスク層別化が可能となるか，現在研究が進められている．遺伝的リスクに関しては，最も相対リスクの高い4q25領域のSNPでも心房細動発症リスクが1.64倍になる程度であり，単独ではリスク層別化が困難である．一方，後天的リスク評価に関しては，フラミンガム研究より心房細動の発症リスクスコア化が試みられ，年齢・性別・Body mass index(BMI)・収縮期血圧・治療中の高血圧・PR間隔延長・臨床的に有意な心雑音・心不全，の8項目を用いたスコアリングが提唱されている[4]．これら先天的・後天的リスク因子評価を組み合わせることにより，より高い確度で心房細動の新規発症リスク層別化を行うことが期待される．

文献

1) Ellinor PT, et al.Nat Genet 2012；44：670-675
2) Mommersteeg MTM,et al.Circ Res 2007；101：902-909
3) Watanabe H,et al.Circulation 2008；117：1255-1260
4) Schnabel RB, et al.Lancet 2009；373：739-745

（笹野哲郎）

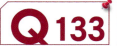

Q133 心室リモデリングと心室不整脈の関連は？

心筋梗塞発症後には，梗塞部・非梗塞部を含めて，心室の機能的・形態的変化が長期にわたって徐々に進行する．このような経時的変化は心筋梗塞に限ったものではなく，心筋症などによる心機能低下時や心不全時においても同様に，心室の機能と形態(構造)の変化が生じる．この変化を心室リモデリングとよぶ．心室リモデリングは，「心筋傷害の後に心室に生じる分子・細胞・間質レベルにおける変化で，心室のサイズや形態および機能の変化をきたす現象」として定義され，形態的には心筋梗塞部位の線維化・非薄化，非梗塞部位の肥大，左室径の拡大，などが特徴である[1]．

心室リモデリングは，心筋細胞・非心筋細胞における蛋白の発現変化と機能変化，および間質における膠原線維沈着などの構造的変化，に分けられる．これらは短期的には心機能低下に対する代償機構として働くが，長期的には心機能低下をむしろ増悪させる因子となる．心室リモデリングは，心室不整脈の基質として重要であり，その進行に伴い催不整脈性が増大する．また，心室リモデリングと密接に関連するものとして，心機能低下や心不全では交感神経活動が亢進しており，これも催不整脈性を増加させる[2]．

A-1 イオンチャネルの変化

心室リモデリングの際に影響を受けるのは，K^+チャネル，ギャップ結合チャネル，Na^+チャネルなどである．

1) K^+チャネル

心筋細胞には多くの種類のK^+チャネルがある．その中で，一過性外向き電流(Ito)の低下は，心肥大・心筋梗塞・頻脈性心不全モデルなどで共通して，かつ比較的早期からみられる現象であ

る．外向き電流である K⁺ 電流が減少するため，活動電位持続時間は延長し，心電図では QT 間隔の軽度延長がみられる．また，内向き整流性 K チャネル（I_{K1}）も減少することが報告されている．

K⁺ チャネルの発現低下は，再分極相の K 電流を減らし，活動電位持続時間を延長させる．これは早期後脱分極（EAD）の発生要因となる（**Q127** 参照）．また，活動電位持続時間の不均一性が増すことはリエントリーの成因となる．さらに，静止膜電位を維持する働きのある I_{K1} の減少は静止膜電位を上昇させ，異常自動能の原因となる（**Q126** 参照）．

2) ギャップ結合チャネル

ギャップ結合とは，細胞間の伝導を担うチャネルであり，隣接する細胞に発現したヘミチャネル同士が接合して，細胞間結合チャネルを形成する．ギャップ結合を構成するチャネルはコネキシン（Cx）である．コネキシンには多くのサブタイプがあり，心室筋では Cx43 が最も発現が多い．心室リモデリングに伴い，心室筋細胞では Cx43 の発現量が低下する．このギャップ結合チャネル発現低下は，細胞間伝導を抑制して伝導遅延を生じ，リエントリーの原因となる（**Q125** 参照）．

3) Na⁺ チャネル

心不全時やペーシングによる心室リモデリングモデルで，Na⁺ チャネルの発現低下，あるいはその開閉機構の変化により Na⁺ 電流が低下する．これも伝導遅延の一因となることが知られている．

A-2 構造的変化

心肥大・心不全モデルにおいて，組織の膠原線維産生をコントロールする組織メタロプロテイナーゼの発現と活性が亢進し，間質の線維化が進行する．線維化は細胞間伝導を遅延させてリエントリーの原因となる．また，線維芽細胞は筋線維芽細胞に分化し，ギャップ結合チャネルを発現して心筋細胞と電気的に結合することがある．筋線維芽細胞の静止膜電位は浅いので，心筋細胞の静止膜電位を上昇させ，伝導遅延や自動能の原因となる．

A-3 修飾因子

心不全を伴う病態では持続的に交感神経活性が亢進している．交感神経活動亢進は，心筋細胞の細胞内 Ca^{2+} 濃度を上げ，遅延後脱分極（DAD）の発生要因となる．また，リエントリー性不整脈においても，交感神経刺激時に頻拍が発生・持続しやすくなることがよく知られている．

A-4 リバースリモデリング

心室リモデリングに大きく関与しているのがレニン・アンジオテンシン・アルドステロン系（RAS 系）である．RAS 系の阻害薬は心室リモデリングを抑制し，生命予後を改善する．基本的に心室リモデリングは慢性進行性の病態であるが，ある程度進行した心室リモデリングであっても治療介入により元に戻す方向に働く（リバースリモデリング：reverse remodeling）ことが報告されており，RAS 系阻害薬などにはこのような作用が期待できる．また，心臓再同期療法（cardiac resynchronization therapy：CRT）も一部の心室リモデリングを改善するという報告もある．

文献

1) Cohn JN, et al. J Am Coll Cardiol 2000；35：569-582
2) Tomaselli GF, et al. Cardiovasc Res 1999；42：270-283

（笹野哲郎）

17章 心電図の基礎

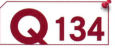 双極誘導と単極誘導とは？ 不関電極とは？

現在，臨床で用いられている標準12誘導心電図において，標準肢誘導（I，II，III）が双極誘導，胸部誘導（V1，V2，V3，V4，V5，V6）と単極肢誘導（aVR，aVL，aVF）が単極誘導である．

A-1 双極誘導とは？

双極誘導とは心臓より離れた場所に設置した二つの電極間の電位差を記録する誘導である．心電図はこの2極間における電位差の時間的変化を記録したものである．標準12誘導心電図では標準肢誘導の第1誘導（Iと表示，右手と左手の電位差を記録），第2誘導（IIと表示，右手と左足の電位差を記録），第3誘導（IIIと表示，左手と左足の電位差を記録）で用いられる．

A-2 単極誘導の原理と不関電極とは？

単極誘導は片方の電極を心臓の近くに置き，他方の電極を心臓から遠くに置いて，前者の電位変化を比較的純粋に記録するための誘導である．心電図に現れる曲線は，誘導する2点間の相対的電位差の時間的変化を記録したものである．そのため，誘導する2点（A，B）を選ぶ際に，A点の電位変化がB点に比べてはるかに小さい部位を選択すれば，B点のより純粋な電位変化を記録できる．

人体においても電位は起電力（心臓）より遠ざかるにしたがって小さくなるため，人体表面の電位は心臓興奮の時相によって刻々変化するが，心臓から遠いところでは近いところに比べ電位の変動範囲が小さい．すなわち，四肢の電位変動は心臓に近い前胸部に比べ変動範囲が小さいため，心臓前面胸壁と四肢に誘導電極を置けば前胸部の電位変動が比較的純粋に記録できる．これ

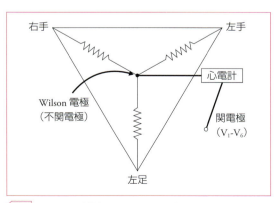

図1 Wilson誘導（胸部誘導の場合） 　　図2 Goldberger誘導（aVLの場合）

が単極胸部誘導の原理とされ，心臓の近くに置く電極を関電極，心臓より離れたところに置く電極を不関電極とよぶ．単極胸部誘導と同様な概念で四肢の電位を純粋に記録しようしたのが単極肢誘導である．単極誘導において胸部誘導では Wilson 電極（図1），肢誘導では Goldberger 電極（図2）を不関電極として用いて測定している．

参考文献
- 上田英雄，他．臨床心電図学．第 24 版，南山堂，1980
- 五島雄一郎，他．日本医師会（編），心電図の ABC．改訂 2 版，1999

（住吉正孝）

Q135 電気軸・移行帯の評価法とその意味は？

A-1 電気軸について

　標準肢誘導による電位の関係は正三角模型の原理により説明可能で，Einthoven により提唱された．すなわち，右上肢，左上肢，左下肢の胴体への付け根が正三角形をなし，その中心に心臓があると仮定して心臓の起電力の方向（ベクトル）を知ることができる（図1）．電気軸とは QRS の電気的興奮の方向（ベクトル）を表したもので，標準肢誘導から Einthoven の模式図を用いて求める．一般的にはⅠ誘導とⅢ誘導が用いられ，振幅は上向きの振れを（＋），下向きの振れを（－）として QRS の各振幅を計測して，ⅠおよびⅢについてその合計を求め，図2のように作図して決める．電気軸は－30～＋110 度を正常軸，－30～－90 度を左軸偏位，＋110～－90 度を右軸偏位，とされるが，簡易的には成人において－30～＋90 度を正常軸とみなして問題ない．すなわち，Ⅰ誘導が陰性であれば右軸偏位，Ⅰ誘導が陽性でⅡ誘導が陰性であれば左軸偏位と

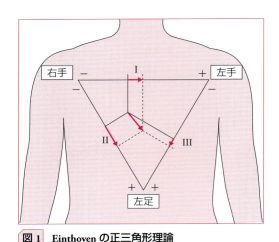

図1　Einthoven の正三角形理論

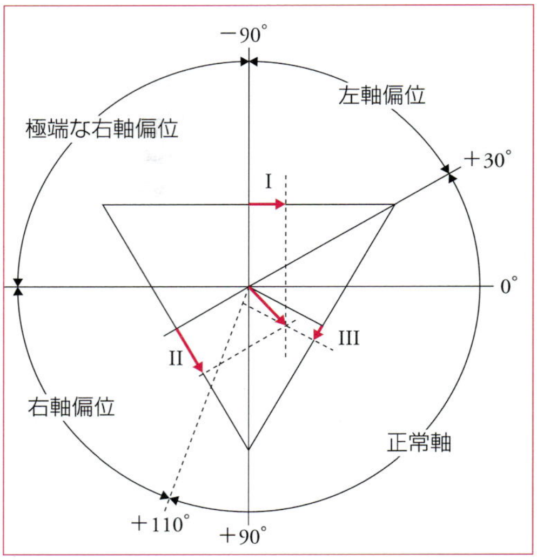

図2　電気軸の考え方

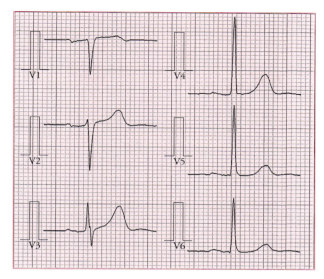

図3 胸部誘導の移行帯
健常成人男性の胸部誘導であるがRとSの比が逆転する移行帯はV2とV3の間にある．

なる．電気軸は心臓の位置の変化，心室の肥大，梗塞，線維化等により変化し，右室の負荷や肥大では右軸偏位，左室肥大では左軸偏位を示す傾向がある．また，心室内伝導障害（ヘミブロック）によっても変化し，左脚前肢ブロックでは−45度以上の著明な左軸偏位を，左脚後肢ブロックでは＋120度以上の著明な右軸偏位を呈する．

A-2 移行帯について

胸部誘導ではV1〜V6にかけて右室側から左室側に移動するためRとSの比が次第に大きくなり，V1，V2ではR＜SであるがV5，V6ではR＞Sとなる．この際にRの高さとSの深さがほぼ同じになる点を移行帯とよび，通常はV3付近にある（図3）．移行帯が左方（V4〜V6）に移動すれば時計方向回転（心尖部方向から見て），右方（V1〜V2）へ移動すれば反時計回転とよぶ．この移行帯は心臓の回転以外でも起電力の変化（肥大や梗塞など）や心室内伝導の異常で変化する．特に反時計回転では右室肥大，後壁梗塞，右脚ブロック，A型WPW症候群との鑑別が必要である．

参考文献
- 上田英雄，他．臨床心電図学．第24版，南山堂，1980
- 五島雄一郎，他．日本医師会（編），心電図のABC．改訂2版，1999

（住吉正孝）

Q136 aVR, aVL, aVF誘導の"a"って何？

A-1 単極肢誘導の"a"の意味は？

単極肢誘導において，電極を右手，左手，左足においてVR，VL，VFとして電位を記録するWilson誘導法がある（図1）．しかしながら，Wilson誘導ではたとえば左手の電位（VL）を記録す

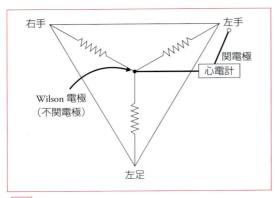

図1 Wilson 誘導（VL の場合）

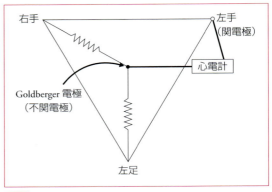

図2 Goldberger 誘導（aVL の場合）

る際に，結合電極（不関電極）に接合すべき電極と関電極の二つの電極を左手に設置する必要があった．それを改良したのが Goldberger 誘導法（図2）で，左手の電位を記録する場合，右手と左足の電極を1点に接続して結合電極とすることにより，左手の電極は関電極のみですみ，さらに VL の 1.5 倍に増幅した（argumented）電位が得られた．これを aVL と表記して臨床に応用した．aVR, aVF も同様な原理である．すなわち "aVR, aVL, aVF" の "a" は増幅した（argumented）という意味である．

参考文献
- 上田英雄, 他. 臨床心電図学. 第 24 版, 南山堂, 1980
- 五島雄一郎, 他. 日本医師会（編），心電図の ABC. 改訂 2 版, 1999

（住吉正孝）

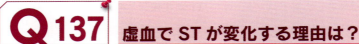

Q137 虚血で ST が変化する理由は？

A-1 心内膜側と心外膜側の活動電位の差に変化が生じるため —— 体表面で得られる心電図波形は，心内膜側と心外膜側における心筋細胞の活動電位の差から形成される

狭心症の際には ST が低下する．この現象については，心内膜側および心外膜側の心筋細胞の活動電位の差が体表面心電図を形作ることを知っていれば理解できる．図1 上段には正常時の心内膜・外膜側細胞の活動電位を，図1 下段には正常時の体表面心電図を示す．

心外膜側の心筋細胞のほうが活動電位の立ち上がりが遅く，かつ，活動電位持続時間が短いという性質をもっているため，心内膜側の活動電位から心外膜側の活動電位を引いた場合，正の方向（上向き）に触れる QRS 波，T 波が形成される．静止膜電位および脱分極時プラトー相の電位にそれぞれ差はない．しかし狭心症の場合，まず心内膜側の心筋細胞が虚血による障害を受けるため，心内膜側細胞の静止膜電位が浅くなる[1]（図2 上段）．また，脱分極時プラトー相の電位

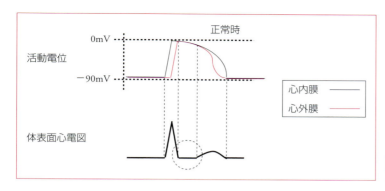

図1 正常時の心内膜・心外膜側細胞の活動電位と体表面心電図

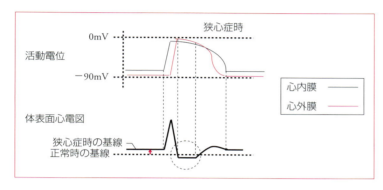

図2 狭心症時の心内膜・心外膜側細胞の活動電位と体表面心電図

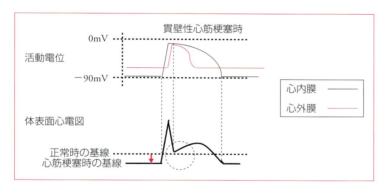

図3 貫壁性心筋虚血時の心内膜・心外膜側細胞の活動電位と体表面心電図

波高に関しては心内膜側で軽度低下する．このことより，心内膜側電位から心外膜側電位を差し引くと，体表面心電図において基線が正常時の基線より上昇するのに対して，ST部分は正常時の基線よりやや低下か同程度であるため，相対的にST部分が高度に低下しているように表されるのである（図2下段）．

それでは，心筋梗塞（貫壁性）に関しても同様の観点から考えてみる．貫壁性の急性心筋梗塞の場合，全層（心内膜・外膜側ともに）の心筋細胞が障害を受ける．ここで，ST変化に関して理解するために，心外膜側の障害がより強く表れると考える．このように考えた際，図3上段のように心外膜側の静止膜電位が心内膜側より浅くなるという現象が生じ，体表面心電図上，相対的にSTの高度な上昇が表れてくるのである．またその他の変化として，心外膜側の心筋細胞に豊富に存在するといわれるK_{ATP}チャネルが活性化することで心外膜側の活動電位持続時間が短縮

することにより，T 波の増高も現れる（K_{ATP} チャネル開口薬を投与したモデルで ST 上昇および T 波の増高がみられるとする報告がある[2]）．

文献

1) 山下武志．心筋細胞の電気生理学．第 1 版，メディカル・サイエンス・インターナショナル，2002；131-134
2) Yan GX, et al.Circulation 1999；100：1660-1666

（近藤秀和，髙橋尚彦）

Mini Lecture　貫壁性心筋虚血の際の心電図変化

　心電図変化を簡単に頭に入れてもらうために，貫壁性心筋虚血の際に心外膜側の障害のほうが強く現れると述べたが，その詳細について述べたい．実際は，貫壁性の心筋障害が起きると障害心筋とその周囲の正常心筋の間に電位差が生じる．その際，障害心筋の静止膜電位は浅くなるため障害心筋から遠ざかるほうへ（障害心筋（＋）→正常心筋（－））と電流が流れる．このため，障害心筋に近い体表面電極にとっては電流が遠ざかっていくほうに流れるため，脱分極時以外で基線が全体的に低下する．脱分極時はむしろ障害心筋のほうが起電力が低いため，正常心筋の電位波高のほうが凌駕し，電極に近づくほうへ（正常心筋（＋＋＋）→障害心筋（＋＋））電流が流れ，ST 部分は上昇する．この二つの変化により ST が上昇するという現象が生じるのである．

（近藤秀和，髙橋尚彦）

Q138　T 波の成因とその異常波形は？

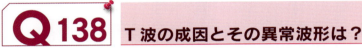

A-1　T 波の形成には心室筋の再分極相がおもに関与している ── T 波は再分極相を反映し，QRS 波の主軸と同方向を向く

　Q137 でも述べたように ST 部分のみでなく T 波も心内膜側の活動電位と心外膜の活動電位の差で形成されるため，再分極相における活動電位の差が大事である．正常時では，心外膜側が有する短い活動電位持続時間のために，ほとんどの体表面心電図誘導では QRS 波の主軸と同方向を向く T 波（多くは陽性の T 波）が認められる（図 1 上段）．

A-2　平低および陰性 T 波 ── T 波異常は様々な要因により，心筋イオンチャネルの機能・量・分布の変化が生じることによる

　ここで虚血，炎症，電解質異常，肥大などの要因で，心筋イオンチャネルに変化が生じ心外膜側心筋細胞の活動電位が心内膜側とほとんど同じとなった場合と，より延長している場合で考えてみると，図 1 下段および図 2 上段のように平低 T 波，陰性 T 波が形成される．QT 延長の場合は，心内膜側・心外膜側ともに活動電位持続時間が延長するために，QT 間隔が延長する（図 2 下段）．心筋梗塞超急性期に現れるテント状 T 波の成因に関しては Q137 の後半部分を参照していただきたい．

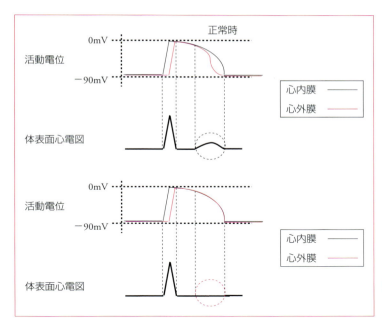

図1 正常T波および平低T波を呈する際の心内膜・心外膜側細胞の活動電位

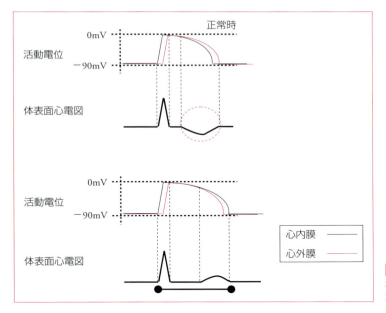

図2 陰性T波およびQT延長を呈する際の心内膜・心外膜側細胞の活動電位

(近藤秀和, 髙橋尚彦)

Mini Lecture　脱分極相の変化がT波に与える影響

　T波の成因には再分極相がおもに関与していると述べたが，実は脱分極相が関与することもある．心室内興奮伝導が変化すること（脱分極相の変化）がT波を変化させることがあるため，ここで説明する．図1のように，脚ブロックなどの影響で興奮伝導が低下し心外膜側の活動電位の立ち上がりが遅れたとすると，心外膜側の活動電位持続時間は短いままであるため，QRS幅の延長とともにT波の変化も認められる．このように，活動電位持続時間に変化がないのにもかかわらず，脱分極相が原因で生じるT波の変化を二次性T波変化とよぶ．

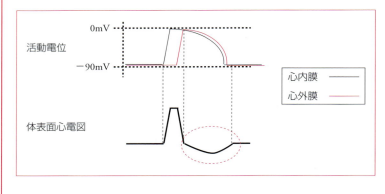

図1　脱分極異常で出現する陰性T波の際の心内膜・心外膜側細胞の活動電位

（近藤秀和，髙橋尚彦）

Q139　ベクトル心電図とは？

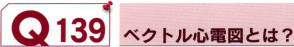

-1 心筋の脱分極が進行していく過程で生じる合成心起電力ベクトルの経時的な軌跡を示したものである —— 合成心起電力ベクトルの基点を一点に集め，先端の軌跡を描いたもので，立体的な特性がある

　ベクトル心電図は1920年にMannらが考案し，1936年にSchellongにより臨床に導入されたもので左右（X軸），上下（Y軸）および前後（Z軸）の心臓起電力成分を取り出し示すことができる．これらの直交3軸成分を表す心電図をベクトル心電図構成スカラー心電図とよぶが，詳細は次章に譲る．ここではまず，ベクトル心電図と標準12誘導心電図の関係に関して迫ってみたい．たとえば，体表面での標準12誘導心電図における電気軸は，ベクトル心電図における前面図（前額面）での平均QRSベクトルで示すことができ，正常値は−30度～＋90度である．図1左には，正常な心室筋の興奮過程とその過程におけるベクトルを示した[1]．心室興奮は右室前壁中隔が最も早く，中隔を経た後に両心室の自由壁に広がっていく．左室は右室と比べ非常に厚いため，右室の興奮が左室より少し先行するが，起電力は左室のほうがはるかに強くQRSベクトルは左後下方に向かっていく．ある興奮過程において瞬時に合成された一つのベクトルは図1左の矢印1から6のように心室内興奮過程の進行とともに順次大きさと方向を変えていくが，これらの瞬時ベクトルの一端を中心に置き他端の軌跡を描いたものがベクトル心電図QRS環である[1]（図1右上段）．QRS環の前面図を示し，12誘導心電図との関係を考えてみるとやはりⅠ，Ⅱ，aV$_L$，aV$_F$誘導方向へ向かう成分が大きいことが観察でき，この方向に位置する誘導ではおもに陽性波

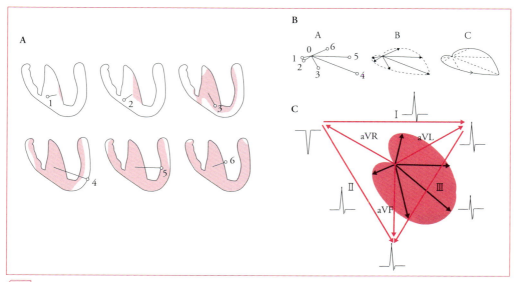

図1 前面図における心室興奮過程とベクトル心電図
(矢崎義雄(監),相澤義房(編),心電図を読む. Heart View 新装改訂版,メジカルビュー,2004;12-16／森 博愛,他:ベクトル心電図診断の実際.改訂版,医学出版社,1980;8-9, 119 より改変)

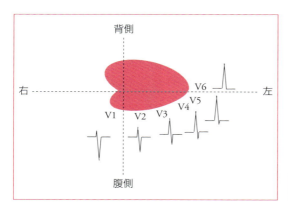

図2 水平面図におけるベクトル心電図と 12 誘導心電図胸部誘導の関係

(R波)が形成されることが理解できる[2](図1 右下段).ベクトル心電図 QRS 環水平面では 12 誘導心電図胸部誘導波形との関係が明らかになり,V_1 から V_6 誘導へ向かうにつれて誘導方向へのベクトルの和が増加してくるため,徐々に陽性 R 波が増高してくる(図2).

ベクトル心電図では,QRS 環だけではなく,心房の脱分極の過程をベクトル表示した P 環や心室の再分極の過程をベクトル表示した T 環も示すことができるため,これらの変化を正常時と比較すれば,12 誘導心電図による診断のみよりも診断精度が上がる可能性がある.図3 では正常時(上段)と左室肥大[1](下段)の際にみられるベクトル心電図を示した.

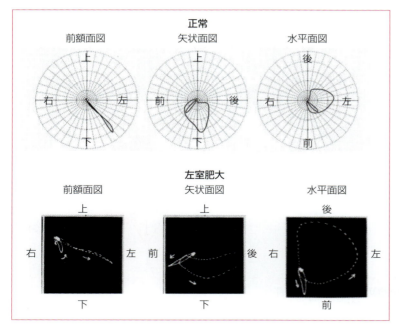

図3 正常時および左室肥大時のベクトル心電図

正常(上段)と比べ，左室肥大時(下段)は水平面図で前方に向かう中隔ベクトルは減少し，QRS環は左後方に大きく描かれている．前額面図ではやや反時計回転となり，矢状面図では後方偏位が著しい．
(森 博愛，他：ベクトル心電図診断の実際．改訂版，医学出版社，1980；8-9, 119 より一部改変)

文 献

1) 森 博愛，他：ベクトル心電図診断の実際．改訂版，医学出版社，1980；8-9, 119
2) 矢崎義雄(監)，相澤義房(編)，心電図を読む．Heart View 新装改訂版，メジカルビュー，2004；12-16

(近藤秀和，髙橋尚彦)

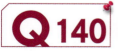 フランク誘導とは何か？ いつ使うのか？

A-1 ベクトル心電図のために作成された直行軸成分の三誘導である．現在でも加算平均心電図に用いられている

　フランク誘導とは，Ernest Frank により1950年代に考案された誘導法で，もともとはより正確なベクトル心電図記録のために作成された．ベクトル心電図では三次元的な心臓起電力の推移を三つの直行軸成分に分けて表すが，胸郭の形状，心臓の胸郭内での位置，心臓を取り囲む胸郭内組織の伝導不均一性などを考慮に入れなければ，正しく直行軸性分を表すことはできない．Frankは人体の胴体モデルを使用してこれを検討し，図1に示す7つの電極とそれらの抵抗網を用いれば，電気的ゆがみの少ない補正直交軸誘導を記録できることを報告した[1]．原著では，図1に示す7つの電極のうち5つは第五肋間の高さに置かれた胸部電極であり，正中線上の胸背部(EとM)，左右の中腋窩腺上(AとM)，およびAとEから水平面上でちょうど45度の角度となる部位(C)に装着される．残る二つは首の後ろ(H)と左足(F)に置かれる．これらにより記録される補正直行誘導は右から左に＋となるX軸，上から下に＋となるY軸，胸から背中に＋となるZ軸で表される．

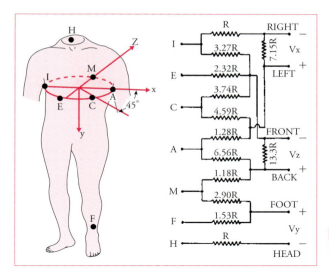

図1 Frankの原著に記載されている電極装着部位と抵抗網

（Frank E. Circulation 1956；13：737-749 より改変）

　ベクトルを考慮しないスカラー心電図として考えた場合，フランク誘導は数が三つしかないことから，たとえば心筋虚血部位の同定などの局面では感度が低いが[2]，その簡便性は魅力的である．一方，標準12誘導では四肢誘導にZ軸がないが，これは胸部誘導のV_2でほぼ代用可能であることが示されている[2]．さらに，フランク誘導の誘導ベクトルから数学的手法で12誘導心電図を表すDower matrixや，それとは逆に12誘導心電図からフランク誘導を求めるinverse Dower matrixも報告されている．

　現在では臨床的にベクトル心電図を記録する機会は減じたが，フランク誘導は加算平均心電図記録においてスタンダードな誘導法である．その際，多くの論文では原著とは少し異なり，X誘導を第四肋間の両側中腋窩腺の電極，Y誘導を胸骨柄の上面と腸骨稜または左足近位部の電極，Z誘導を第四肋間のいわゆるV_2の部位とその真後ろの背部電極で記録している[3]．

文献

1) Frank E. Circulation 1956；13：737-749
2) Weyne AE, et al. J Am Coll Cardiol 1991；18：1704-1710
3) Breithardt G, et al. J Am Coll Cardiol 1991；17：999-1006

（林　明聡）

Q141　ST-T変化の一次性，二次性とは？

A-1 一次性ST変化は活動電位波形の異常により，二次性ST変化は脱分極過程の異常により出現する

　ST-T変化には様々な原因がある．最も有名なものは心筋虚血に伴って生じる変化だが，ST上昇の原因だけをみてもそれ以外に早期再分極，心膜炎，心筋炎，左室肥大，左脚ブロック，高カ

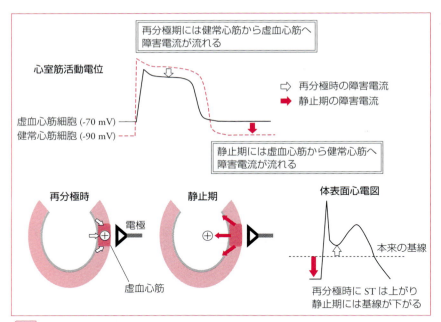

図1 一次性ST-T変化の代表である貫壁性心筋梗塞時のST上昇機序

リウム血症，Q波梗塞後，Brugada症候群など多くの疾患がある[1]．ST低下やT波の陰転化なども含めればST-T変化をきたす原因はさらに多いが，これらをその機序から一次性ST変化と二次性ST変化に分けることがある．

　一次性ST変化とは，心内の一部分において正常とは異なる活動電位波形が存在するために出現するST変化である．その代表例である貫壁性心筋梗塞時のST上昇を，図1 を用いて説明する．心筋虚血部位では健常部位に比べて静止膜電位が浅くなるために，静止期には虚血心筋から健常心筋に障害電流が流れる．この電流は虚血部位に対応する電極から遠ざかる方向へ向かうために，静止期には本来あるべき高さよりも基線が低下する．一方静止膜電位が浅くなる影響で活動電位の振幅は低くなり，再分極時には健常心筋から虚血心筋へと障害電流が流れる．これは対応する部位の電極へと向かうため，再分極時には本来の再分極時よりSTが上昇する．この静止期と再分極時の基線とSTの変異があわさることでST上昇の心電図となるわけだが，これは虚血心筋と健常心筋の間の活動電位波形の違いにより生じるST変化で，一次性のものである．Brugada症候群も右室流出路の心外膜側でspike and domeとよばれる活動電位波形を示すことにより，心内膜側の活動電位波形との間に極端な差が生じて右側胸部誘導でST上昇とT波陰転化をきたす一次性ST-T変化である（**Q99**参照）．また，血性カリウム値の異常な高値や低値も一次性ST-T変化をきたす．高カリウム血症においては，まず細胞外カリウム濃度の上昇に応じて，活動電位第3相で内向き整流K$^+$チャネル（I_{K1}）を介した外向き電流が増加して活動電位持続時間の短縮からテント状T波が出現する．さらに高カリウム血症が進行すると①拡張期の静止膜電位上昇，②活動電位の立ち上がり速度低下，振幅減高，持続時間短縮により，（活性化するチャネルは異なるものの）心筋虚血時の"障害電流"と類似の機序が起こりST上昇をきたす[2]．このほかには早期再分極（Brugada症候群に類似），心膜炎，心筋炎（心外膜側への炎症波及に伴う心室筋と心房筋の再分極異常），心臓肥大（心室肥大に伴う心内膜下心筋の相対的な虚血および肥大心

筋の再分極過程遅延による一次性変化と，脱分極過程の変化に伴う二次性変化の両方の機序による）．Q波梗塞後（壁運動低下部位周囲の正常心筋が過伸展されることで伸展感受性イオンチャネルが活性化し，活動電位プラトー相の振幅が低下してSTが上昇する[3]）などが一次性ST-T変化をきたす疾患としてあげられる．

　これに対して，脱分極過程が正常とは異なるためにST変化をきたすことを二次性ST変化という．先にあげた心臓肥大のほか，脚ブロック，心室期外収縮や心室頻拍，WPW症候群，心室ペーシング波形などがこれにあたる．

文献

1) 林　明聡．Mebio 2005；22：44-52
2) Pastor JA, et al. J Electrocardiol 2001；34：53-58
3) Gussak I, et al. Cardiology 2000；93：205-209

（林　明聡）

Q142 V_{3R-5R}，V_{7-9} はいつ使う？

A-1 心筋梗塞領域のより正確な評価や不整脈発生源の予測に使われる

　Willem Einthovenが心電図を世に顕したのは1903年だが，当初は今でいうI誘導，II誘導，III誘導のみしかなかった．現在標準的に行われている心電図記録法，すなわち10個の電極で12誘導を記録する方法は，1944年にアメリカ心臓病協会(AHA)によって提唱された．この記録法は比較的簡便に心臓の多部位の情報を得られるものの，右心室と左心室後壁側に対応する電極が乏しいために，これらの領域に関してはどうしても情報が不足する．それを補う手段として，右室誘導としてV_{3R}，V_{4R}，V_{5R}，後壁誘導としてV_7，V_8，V_9誘導を用いることがあり，通常の12誘導心電図にこれら6誘導をあわせて18誘導心電図ともよばれる[1]．図1に追加の6誘導の電極装着位置を示す．V_{3R}は$V_1(=V_{2R})$とV_{4R}の中間，V_{4R}は第五肋間の右鎖骨中線上，V_{5R}はV_{4R}と同じ高さの前腋窩線上に置かれる．これらはちょうど左胸のV_{3-5}の対側にくるわけである．一方V_7はV_{4-6}と同じ高さの後腋窩線上，V_8はV_7とV_9の中間，V_9はV_7と同じ高さの椎体左縁に配置される[1]．

　これらの補助的誘導は，おもに心筋梗塞発症時の心筋虚血部位の同定のために利用されてきた．右室誘導により右室梗塞の評価が可能であることはもちろん，急性心筋梗塞の時に下壁誘導と右室誘導でST上昇があれば左の回旋枝よりも右冠動脈の閉塞の頻度が高く，また左回旋枝の閉塞時には右冠動脈の閉塞時に比べ後壁誘導でST上昇を認める頻度が二倍以上となることも報告されている[1]．標準12誘導でST上昇がなくV_{7-9}のみでST上昇を示す後壁梗塞もあり，これらは右室誘導および後壁誘導の有用性を示している（一方で18誘導心電図には標準12誘導心電図を上回る有効性を認めなかったとする論文もあるが）．

　不整脈疾患に対するこれら補助的誘導の利便性に関しては，現時点ではわずかな報告があるのみである．Petrutiuら[2]は，心房細動中の両心房内興奮のdominant frequencyと後壁誘導を追加した体表面心電図の解析から，V_1誘導が右心房，V_9誘導が左心房内の興奮と最も相関することを

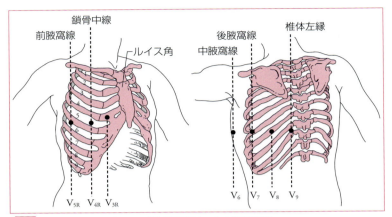

図1 右室誘導(V_{3R-5R})および後壁誘導(V_{7-9})の装着部位

示した．また最近Nakanoら[3]は，流出路起源の心室性不整脈の発生部位を，右室リードを用いて高い精度で判定しうることを示した．V_{3R}，V_{4R}，V_{5R}ですべてR＞Sの場合には左室流出路起源（感度100％，特異度100％），移行帯が変化するときには右室流出路中隔側起源（感度85％，特異度100％），すべてR＜Sの場合には右室流出路自由壁起源（感度100％，特異度85％）の頻度が高かったという．興味深いのは，この研究の右室誘導は標準12誘導心電図のQRSベクトルから数学的に合成された導出心電図であることである．この方法が実際に電極で記録される心電図とほぼ変わらない波形を提供してくれるのであれば，今後標準12誘導心電図にV_{3R-5R}，V_{7-9}を追加した18誘導心電図の各種不整脈に対する研究および臨床応用は広がっていくと思われる．

文献

1) Wung SF. Am J Crit Care 2007；16：63-71
2) Petrutiu S, et al. J Cardiovasc Electrophysiol 2009；20：1231-1236
3) Nakano M, et al. Europace 2014；16：1373-1378

（林　明聡）

18章 心電図の応用

Q143 QRS fragmentation の意義は？

様々な心疾患で QRS 波形が分裂した電位がみられることがあり，fragmented QRS（fQRS，多棘性 QRS，分裂性 QRS）と総称される．心電記録は過去には感熱紙を使用した熱ペン直記式記録であったが，近年デジタル化され，コンピュータ上で解析可能となり，細かな波形変化が捉えられるようになった．fQRS は心室興奮伝播のベクトル方向が様々な方向に変化していることを表し，加算平均心電図で捉えられる微小電位の基質よりも広い範囲の心筋障害を表すと考えられている．fQRS は心筋障害の指標と考えられることから，様々な心疾患で，診断率の向上，心不全・不整脈発生の予後予測が報告されている[1]．

A-1 まず，記録・評価法に注意する

通常のデジタル式 12 誘導心電図を用いて記録する．電気的ノイズを減らすために low pass filter を低く（高周波記録をカット）すると，細かな QRS 内の棘波が捉えられなくなるため，low pass filter はできるだけ高めの値とする必要がある．また，拡大して評価すると，かなり小さい変化やノイズを含めてしまう可能性があり，通常の記録感度，スピードで評価する．Das らの評価時の記録法を以下に示す[1]．フィルター 0.15-100 Hz, AC フィルター 60 Hz, 紙送り速度 25 mm/s, 感度 10 mm/mV．

A-2 どのように診断するか

fQRS は当初，正常の QRS 幅での評価基準が提唱されたが，のちに幅が 120 ms 以上の QRS 波形での基準も報告された．

- QRS < 120 ms：一誘導内の QRS 波形において二つの R 波（R'）が存在，R ないし S 波の Notching．
複数の R 波の存在（fragmentation）：これらの指標が連続した二つの誘導でみられるもの（図 1）．
- QRS ≧ 120 ms：3 以上の peak/notch が連続した二つの誘導でみられるもの．

A-3 各種心疾患で心事故の予測因子となる

1) 虚血性心疾患

fQRS 存在は心筋梗塞後の心筋線維化，心室瘤の診断が異常 Q 波の存在よりも感度・特異度ともすぐれていることが報告された．また fQRS の存在する誘導部位は心筋シンチグラフィや MRI で心筋障害部位と関連がみられている．予後に関しては，fQRS は全死亡，心臓死，心不全入院，不整脈イベントの予測因子となることが報告され，多枝病変や重症例とも関連するとされている．非 ST 上昇型急性心筋梗塞では fQRS の感度は 50% 程度だが，特異度は高く（96%），死亡

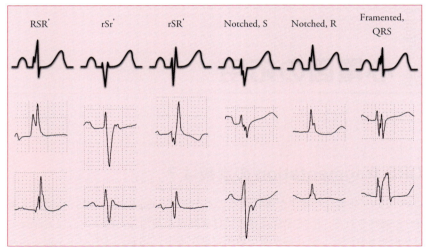

図1 fragmented QRS の例
心サルコイドーシスでみられた fragmented QRS の例を示す。

や心筋梗塞再発に関しての独立した予測因子となる．

2）拡張型心筋症

　fQRS は心室壁非同期収縮(dyssynchrony)との関連がみられる．予後については fQRS 陽性例では不整脈事故発生が多く，死亡率，不整脈イベントの予測因子となることが示されている．特に下壁誘導の fQRS は突然死，植込み型除細動器作動，総死亡との関連がみられている．

3）その他

　心サルコイドーシスでは fQRS は MRI での遅延造影と関連がみられ，診断率が高いとされる．不整脈源性右室心筋症では fQRS は ε 波よりも出現頻度が高いことが報告されている．

　Brugada 症候群では fQRS は失神再発と関連し，実験的に右室心外膜側心筋の伝導遅延が原因とされている．二次性 QT 延長症候群では，著明な QT 延長を示すものではトルサードドポアンツ(torsade de pointes：TdP)が出現したものでは fQRS の頻度が有意に高い[2]．

　これ以外にも様々な疾患で予後との関連が報告されているが，予後予測に関する意義については否定的な意見もあり，記録法や判定法が一定でない可能性もある．fQRS の概念が報告されて 10 年弱であり，今後も評価法の統一や大規模なデータが待たれる分野である．

文　献

1) Das MK, et al. Curr Opin Cardiol 2010；25：59-64
2) Take Y, et al. Indian Pacing Electrophysiol J 2012；12：213-225

（森田　宏）

Q144 QRS 幅は生命予後と相関する？

　心室興奮はヒス・プルキンエ系により速やかに両心室全体に伝播するため，正常では幅の狭い，立ち上がりがシャープな QRS 波として記録される．小児では心臓が小さいため，QRS 幅が

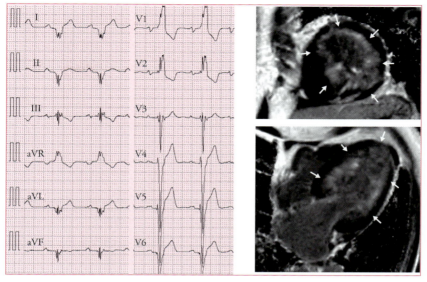

図1 65歳男性，肥大型心筋症
12誘導心電図で心室内伝導障害を認める．MRI画像では心内膜側を中心に広範な遅延造影(矢印)を認め，心筋障害が示唆される．

成人よりも狭く，4歳未満では90 ms，4〜16歳では110 msが上限とされる．16歳以上ではQRS幅の上限は110 msで，平均は95 msである[1]．洞調律でQRS幅が延長する状態としては，刺激伝導系である左脚，右脚の障害や，末梢のプルキンエ線維の広範な障害があり，後者ではしばしば心筋障害も併存し(図1)，心機能低下や心不全が合併する．

QRS幅と予後との関連は様々な心疾患で古くから報告されている．近年では特にQRS幅の延長した心不全患者で，心室収縮の機械的な非同期が心機能低下の一因となり，心臓再同期療法による収縮時相の短縮が心機能および予後の改善につながることが大きなトピックスとなった．

この項では，様々な基礎疾患におけるQRS幅の予後との関連について述べる[2]．

A-1 一般人の死亡率を予測する

平均年齢30歳の一般健常人を1948年より30年間経過観察したManitoba研究では，明らかな心疾患のないもので70名の突然死がみられた．この研究では健常男性では左脚ブロックがあると突然死リスクが13.8倍になることが報告された．虚血性心疾患のスクリーニングを行ったコホート研究でもQRS幅延長(≧120 ms)は年齢，性別，喫煙，高血圧，糖尿病，脂質異常症，ST低下，狭心症，負荷エコーの異常所見で補正しても，死亡率に関して独立した危険因子で，ハザード比1.8倍であった．

A-2 心筋梗塞後・虚血性心筋症の死亡率と関連する

心筋梗塞後の患者では，心拍数，房室ブロック，ヘミブロック，脚ブロック，ST偏位が生存率と関連することが知られている．再灌流療法が行われる以前は，脚ブロックの存在は生存率を低下させ，1年目の死亡率が20〜30%であった．また脚ブロックの有無にかかわらずQRS幅の延長は心筋梗塞後30日目の死亡率，突然死と関連がみられている．

血栓溶解療法を施行した場合でも，前壁梗塞患者でのQRS幅延長は30日後の死亡率と関連がみられている．またQRS幅が正常範囲内であっても，QRS幅が100 msのものは80 msの患者群よりも死亡率が1.6倍高い．

カテーテルによる再灌流療法以降も，QRS幅延長は予後と関連することが報告されている．75歳以下の急性心筋梗塞患者で，QRS幅が120 ms以上だと，死亡率が4倍にも上った．左脚ブロックの有無では，左脚ブロックを有する患者は病院内死亡率が5倍となることも報告されているが，これらの研究では突然死との関連はみられていない．心筋梗塞後に心機能低下を伴う場合，QRS幅延長は左室拡大，駆出率低下，心不全をしばしば合併し，心血管死，突然死とも関連がみられている．

治療手段にかかわらず，QRS幅の延長は心筋梗塞後の短期的・長期的な全死亡と関連し，突然死の増加とも関連する可能性がある．

A-3 拡張型心筋症の心臓再同期療法による改善を予測する

虚血性心筋症患者では，心室伝導障害，特に左脚ブロックは全死亡と，突然死の関連があることが知られている．心室内伝導障害や左脚ブロックは特に低心機能，非代償性心不全の合併が多く，突然死のみならず，全死亡が増加する原因となっている．こういったQRS異常を有する群では突然死も多く，植込み型除細動器治療で生存率が高いことも知られている．

虚血性心筋症と異なり，非虚血性心筋症ではQRS幅と突然死や心室細動との関連性はないようである．左脚ブロック，右脚ブロックの存在も不整脈イベントの予測因子とはならない．一方，QRS幅延長（≧110 ms）単独で突然死予測は出来ないものの，糖尿病，心係数，心臓MRIで求めた右室拡張末期容積といった因子と組みあわせることで，突然死予測が可能との報告されている．

QRS幅の延長は左室壁内での収縮タイミングのずれを生じさせ，心拍出量を低下させる．QRS幅の延長，特に左脚ブロックは心不全患者の左室機能低下と関連し，全死亡率を増加させる．両室ペーシングによる心臓再同期療法は，左室収縮の非同期性を改善し，心収縮性の改善が期待される．心臓再同期療法も行った臨床研究では，左脚ブロックの存在は心不全発生や死亡，心移植などとは関連せず，右脚ブロック患者よりも生存率がよいことが示されている．これは心臓再同期療法による予後改善効果が左脚ブロック患者でより著明であることを示しており，さらに左脚ブロックの中でもQRS幅が150 ms以上のもので予後改善効果が顕著であることもわかっている．

心筋梗塞後の患者ではQRS幅の延長は死亡率増加と関連するものの，突然死との関連性は明確ではない．非虚血性心筋症ではQRS幅延長と予後不良を結びつけるデータは少ないものの，しばしば低心機能で心不全を生じ，QRS幅延長の著明な左脚ブロックでは心臓再同期療法の治療効果が得られる．

文献
1) Surawicz B, et al. J Am Coll Cardiol 53：976-981，2009
2) Brenyo A, et al. Cardiol J 18：8-17，2011

（森田　宏）

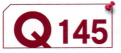**late potential（遅延電位）とは？**

加算平均心電図は，心電図波形を重ね合わせ，非常に微細な電位を検出する方法である．波形

を加算することで，電気的なノイズを減らし，QRS終末部の異常電位を判定する．近年周波数分析を行い，QRS区間内の異常電位を検出する方法も報告されている．

A-1 どのように記録するか

専用の心電計を用い，100〜500拍程度心拍を加算記録する．通常，記録誘導はX，Y，Z誘導で行い，各誘導記録を二乗，加算し，平方根を求めるベクトルマグニチュード法が用いられる．この合成されたQRS波形の幅（114 msを超える場合を異常），終末部の大きさ（RMS 40，20 μV未満を異常），持続時間（LAS 40，38 msを超える場合を異常）を計算し，心室遅延電位（ventricular late potential）の有無を判定する．基準値は使用する心電計の機種により異なる．

A-2 遅延電位の意味するもの

心筋梗塞や心筋症といった心疾患では瘢痕部位の内部や周辺領域では残存心筋が存在し，興奮伝播がこの部位に到達したときに，線維化により複雑に隔てられた心筋部位を伝導遅延を伴いながら興奮が進行していく．異常伝導を示す部位は，一方向性ブロックや，興奮伝播の回路を形成し，しばしばリエントリー性の心室頻拍を引き起こす．加算平均心電図の遅延電位の有無は確実に不整脈発生を予測するものではなく，むしろ基質が存在しないという陰性的中率が高いことが特徴といえる．

A-3 加算平均心電図を行うべき疾患

加算平均心電図は，心筋障害が存在する疾患で，心室不整脈の予測する一つの手段であり，様々な器質的心疾患が適応としてあげられる．心筋梗塞後，原因不明の失神，心筋症，非持続性心室頻拍などがあり，他にBrugada症候群のリスク評価法としても用いられる[1,2]．

1）心筋梗塞

心筋梗塞は1980年代より加算平均心電図で最も多く研究されている疾患である．加算平均心電図の心室不整脈発生の陽性的中率は20%程度であるが，陰性的中率は最大で97%である．多施設研究では心筋梗塞後の患者で遅延電位陽性ものは経過中の不整脈発生イベントが有意に多いことが示されている（図1）．一方，心筋梗塞で冠動脈形成術や冠動脈バイパス術を行った患者では遅延電位は経過中の心臓死や不整脈イベント発生と関連しないとの報告もみられ，有用性を否定する意見もある．

2）心筋梗塞後の非持続性心室頻拍

心機能との組み合わせると，心筋梗塞後の低心機能，非持続性心室頻拍を有する患者では，遅延電位陽性でかつ左室駆出率40%未満のものは経過中の不整脈死・心臓死・全死亡が有意に多い（MUSTT研究）．特にfQRSが115 ms以上，駆出率30%未満で，最も不整脈イベントが多いことが報告された．

3）原因不明の失神患者

失神の原因は様々なものがあるが，頻脈性不整脈は鑑別すべき疾患の一つとなる．心室不整脈は原因不明の失神の15〜35%を占めるとされ，遅延電位の存在は心室不整脈発生の基質が存在するかどうかを判定する有用なツールとなる．特に虚血性心疾患を基礎にもつ場合は加算平均心電図の陰性的中率は90%を超えると報告されている．

4）心筋症

拡張型心筋症では，しばしば線維化により脚ブロックや，非特異的伝導障害を合併する．遅延

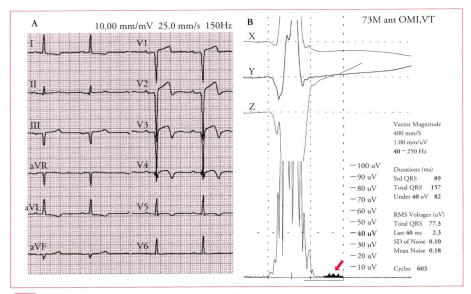

図1 陳旧性前壁中隔梗塞患者でみられた遅延電位
A：12誘導心電図のV1-3で異常Q波を認めるが，QRS終末部に異常な電位は認められない．B：加算平均心電図ではQRS終末部を超えた部位に微小な遅延電位を認める（↓）．この患者では持続性心室頻拍がみられた．

電位は23％の患者で捉えられ，心室頻拍との関連も報告されているが，拡張型心筋症患者で遅延電位が不整脈発生の予測に有用であるかどうかは定まった意見はない．

不整脈源性右室心筋症（arrhythmogenic right ventricular cardiomyopathy：ARVC）では右室内に比較的広範囲な心筋障害（脂肪変性，線維化）がおこり，通常の12誘導心電図でも右側胸部誘導で伝導遅延が確認できる場合が多い（ε波）．ARVCではしばしばリエントリー性心室頻拍が発生し，遅延電位を高率（73％）に認める．

様々な疾患で加算平均心電図の有用性が報告されており，心筋障害を示す指標であることから，病期の進行，心室不整脈と関連することが知られている．遅延電位は不整脈の発生基盤となる心筋障害の存在を示しており，陰性の場合に不整脈発生基質が少ないことを表していることを理解することが重要である．

文献

1) Klakowski P. Ventricular signal averaged electrocardiography. In: Malik M (ed), Risk of Arrhythmia and Sudden Death. BMJ Books, London, 2001；167-179
2) Berbari EJ. High-Resolution Electrocardiography. In: Zipes DP, et al. (eds), Cardiac Electrophysiology from Cell to Bedside. 5th ed, Saunders, Philadelphia, 2009；851-857

〈森田　宏〉

Q146 T波オルタナンス（TWA）の臨床的意義は？

A-1 心臓突然死の予知に活用される指標である

　T波オルタナンス（T-wave alternans：TWA）とは，形の異なるT波が1拍ごとに交互（ABABAB…）に出現する現象のことであり，心室の「再分極異常」を反映する[1]．致死性不整脈による心臓突然死の予知に活用されている非侵襲的検査指標の一つである．運動負荷中に記録した心電図を周波数領域（スペクトル）解析することで測定される．これをマイクロボルトTWA（M-TWA）と称しており，この指標を用いて多くのエビデンスが出されている．最近では，ホルター心電図波形を解析することで得られるTWAも臨床で活用されている．2012年度の診療報酬改定で，運動負荷を用いて行われるM-TWAが保険償還対象の医療技術評価法となった．

A-2 おもに器質的心疾患患者において活用される

　M-TWAは，心筋梗塞，心筋症（おもに虚血性心筋症），心不全などの心疾患を有する患者において多くのエビデンスを有する[1,2]．心筋梗塞後の患者においては，心機能の程度にかかわらず，心臓突然死もしくは致死性不整脈の予知に有用であることが示されている．低心機能患者に限定してM-TWAを評価した大規模臨床試験がいくつかあるが，いずれも総死亡あるいは心臓死の予知において，M-TWAが有用であることを示している．予知指標としてのM-TWAの特徴は，陰性的中率と感度が極めて高いことである．以前から，特発性の疾患においてはM-TWAは有用でないとされていたが，ホルター心電図を用いて24時間解析でTWAを評価すると，特発性の疾患でも有用であるとする報告が最近出されている．

A-3 非侵襲的に測定可能であり利便性が高い

　M-TWAは，エルゴメータやトレッドミルによる運動負荷を用いて非侵襲的に測定される（図1）．M-TWAの出現には心拍数閾値があるため，測定時には運動負荷で心拍数をある一定の値（110～120拍/分くらい）まで上昇させなければならない．M-TWAの判定は，X, Y, Z誘導あるいは隣り合う胸部誘導において交互電位（TWAの程度）が1.9μV以上で，かつ交互比（交互電位とノイズとの比）が3.0以上あり，これが心拍数110拍/分以下で出現し，かつ1分以上持続した場合を陽性とする．これらを満たさない場合を陰性，判定が困難な場合を判定不能とする．M-TWAは陰性的中率が高いため，測定結果が陰性であることに意義のある指標である．そのため，陰性と非陰性（陽性または判定不能）の二つに分けて結果を解釈する．TWAは，持続性心房細動例や期外収縮頻発例では，交互性の判定が困難になるため解析できない．また，高度徐脈患者やβ遮断薬服用患者では，目標値まで心拍数を増加できないため，このような場合も判定できない．

　先に述べたように，最近ではホルター心電図波形を解析することで得られるTWAもすでに臨床で活用されているが，この場合の陽性基準については暫定的に示されているに過ぎない．今後，前向きの大規模臨床試験でその有用性とともに，判定基準が明記されると考える．ホルター心電図でTWAを測定すると，ノイズが多く混入して判定をむずかしくするため，ホルター心電図装着中に6分間歩行を行うように指導し，その時のTWAを解析するような検査プロトコルが提案されている．

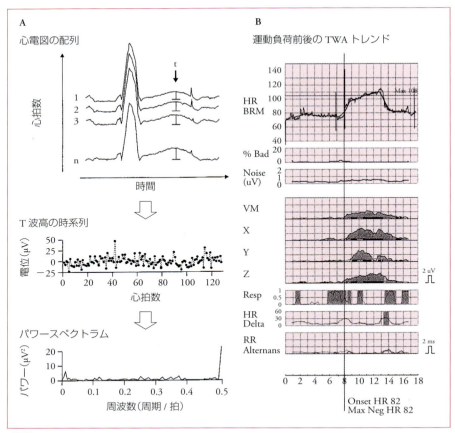

図1 運動負荷による **M-TWA** の検出プロセス(A)と測定結果のトレンドグラフ(B)
T波高の時系列を作成し，それをスペクトル解析する．オルタナンスの周波数は 0.5 であるため，この周波数のパワー値を計測し，それが一定の基準を越えると陽性と判定される．陽性基準を満たしているとトレンドグラフ上の各誘導で黒い領域が描写される．

文献

1) 池田隆徳：T-wave alternans(TWA)．田邉晃久(編)，心臓突然死を予知するための不整脈ノンインベイシブ検査．医学書院，2010；221-240
2) 池田隆徳：加算平均心電図・T wave alternnans．池田隆徳，他(編)，不整脈概論：専門医になるためのエッセンシャルブック．メジカルビュー社，2013；110-117

（池田隆徳）

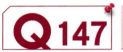 ホルター心電図はどこまで進んでいるか？

A-1 不整脈の検出率は通常の心電図より優れる

ホルター心電図は，心電図波形を 24 時間連続的に記録するため，不整脈を検出することにお

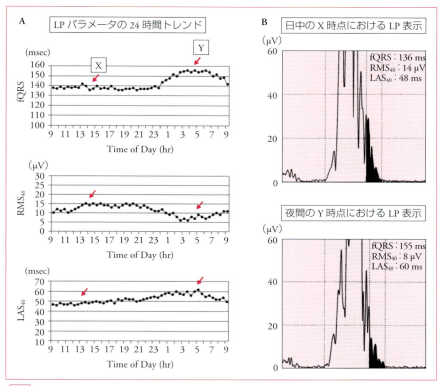

図1 ホルター心電図を用いて解析された心室 LP のトレンドグラフ（A）と X 時点および Y 時点における心室 LP の実表示

Brugada 症候群患者では，心室 LP の各パラメータ（fQRS，RMS_{40}，LAS_{40}）が日内変動する．そのため，心室 LP の判定も変動する．呈示したのは，日中は陰性であったものの夜間は陽性となっていた患者の記録である．

（Abe A, et al. Circ Arrhythm Electrophysiol 2012；5：789-795 より改変）

いては通常の心電図より優れる[1]．最近では，自覚症状が生じたときに胸に機器（小型心電計）を当てて記録するイベント心電図も臨床で用いられている．ただ，自覚症状がない患者においては，24 時間連続記録するホルター心電図のほうがイベント心電図よりも不整脈の検出率は高い．ホルター心電図では誘導数が 2～3 に限定されるため，以前は不整脈起源の同定や虚血性心疾患の部位診断に活用できなかったが，最近では 12 誘導を備えたホルター心電図も使用できるようになり，診断精度が格段に向上している．

A -2 致死性不整脈のトリガーの検出に活用される

持続性心室頻拍や心室細動などの頻脈性心室不整脈や，洞不全症候群（徐脈頻脈症候群）や完全房室ブロックなどの徐脈性不整脈が検出された場合，不整脈自体が致死性の高いものであるため，その場合はすぐに治療が行われる．致死性ではないが，将来，致死性となる可能性があるかどうかを調べる目的でもホルター心電図が用いられる[1]．心臓突然死の多くは心室不整脈，特に心室細動によって引き起こされるため，そのトリガーとなる心室期外収縮の重症度や非持続性心室頻拍（nonsustained ventricular tachycardia：NSVT）の有無をホルター心電図で評価する．特にNSVT は，古くから心臓突然死の予知指標として活用されてきた指標であり，予知指標としての

エビデンスレベルは高い．心筋梗塞後や心筋症などの器質的疾患患者のみならず，特発性の疾患でも活用されている．

A-3 心臓突然死の予知指標の測定にも活用される

以前から，ホルター心電図は自律神経活動異常を反映する心拍変動(heart rate variability：HRV)指標などの心臓突然死の予知指標の測定に用いられてきた．近年では，再分極異常を反映するT波オルタナンス(T-wave alternans：TWA)，脱分極異常を反映する心室遅延電位(late potentials：LP)，HRVと同様に自律神経活動異常を反映する心拍タービュランス(heart rate turbulence)などの指標もホルター心電図波形を利用して計測できるようになっており，心臓突然死の予知に活用されている[1,2]．

TWAについては，modified moving average(MMA)法とよばれる手法を用いて，ホルター心電図波形を簡易に時系列(タイムドメイン)解析することで連続的にTWAを解析したMMA-TWAや，特許の関係からMMA-TWAと異なるタイムドメイン解析でホルター心電図波形を解析したT-wave variability(TWV)とよばれる指標もある．さらに，ホルター心電図波形を周波数領域(frequency domain：FD)解析で検出するFD-TWAも使用されている．これらのTWA指標を用いて心筋梗塞や心筋症などの器質的心疾患患者での有用が現在評価されている．

心室LPについては，これまで加算平均心電計を用いて心筋梗塞患者や不整脈源性右室心筋症患者で評価されてきたが，ホルター心電図を用いて24時間評価することが可能になってからは，おもにBrugada症候群や早期再分極(J波)症候群などの特発性疾患患者において活用されている．これらの特発性の疾患は高リスク患者ほど特徴的な心電図波形が日内変動することから，1点記録で評価するよりも24時間の多点記録で評価したほうが診断精度が高まることによる．

文献

1) 池田隆徳．ホルター心電図による心イベントの予測．井上　博(編)，Medical Topics Series 不整脈 2013．メディカルレビュー社，2013；177-190
2) 池田隆徳．不整脈患者に対するアプローチ：検査とその意義—非侵襲的検査．川名正敏，他(編)，循環器病学：基礎と臨床．西村書店，2010；394-408

(池田隆徳)

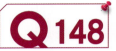

QT dispersion は結局のところ有用か？

A-1 QT dispersion は致死性不整脈の予知に活用される指標である

QT dispersion(QTD)はQT間隔指標の一つであり，心室の再分極時間の空間的なばらつきを反映する指標である[1]．12誘導心電図におけるQT時間の最大値と最小値の差で測定される．心室細動などの致死性心室不整脈の予知に有用であるとの報告が，以前数多く出された．12誘導心電図を記録するだけで測定できることから，一時期は最も活用頻度の高かった心電図予知指標である．多くの自動解析心電計や解析ソフトも開発され実臨床で用いられた．しかし，近年はT波オルタナンスや心拍タービュランスなどの他の新しい心電図予知指標の台頭があり，またQT

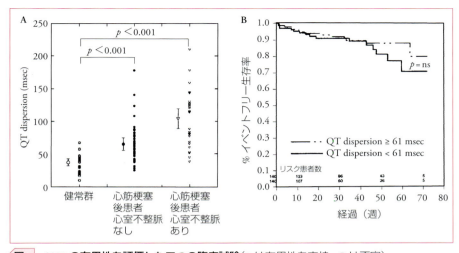

図1 QTDの有用性を評価した二つの臨床試験（Aは有用性を支持，Bは否定）
Aでは心筋梗塞後患者は健常者と比しQTDが増大しており，さらに心室不整脈を合併した心筋梗塞後患者はそうでない心筋梗塞後患者よりも増大している．一方，BではQTDを60 msecのカットオフ値で前向きに調査したところ，QTDは心筋梗塞後患者の不整脈イベントの予測に有用でないことが示されている．
（A：Perkiomaki JS, et al. J Am Coll Cardiol 1995；26：174-179，B：Zabel M, et al. Circulation 1998；97：2543-2550 より改変）

間隔指標のなかでもQT/RRスロープ解析やT peak-end時間解析などのほうが，心臓突然死に対しての予知精度が高いことが示され，徐々に使用頻度は減ってきた．

A-2 近年のガイドラインでは予知指標から除かれている

心筋梗塞後患者における心室性不整脈の発生予測とQTDの関連性を評価した報告が，1990年代前半から中頃を中心に数多く出された．それらの多くは後ろ向き研究であるが，QTDの増大が心室頻拍または心室細動などの重症心室不整脈あるいは心臓死の予知に有用であるとしている（図1A）．しかし，1998年にQTDの心筋梗塞後患者での有用性を評価したはじめての前向き研究の結果（図1B）が出されると，一変してQTDは致死性不整脈あるいは心臓死の予測に有用ないとする研究報告が相次いだ．2006年に出された心室不整脈と心臓突然死の予防に関するACC/AHA/ESCガイドラインにおいても，QTDは心筋梗塞後をはじめとする器質的心疾患患者のリスク層別化指標として取り扱われていない．

A-3 有用である可能性は十分にあると考える

QTDの臨床的有用性は，その基準に依存している可能性がある[2]．最初に心筋梗塞後患者において有用でないとした報告をみると，60 msecをカットオフ値としている．もう少し高め，すなわち65 msecや70 msecと定義した場合の有用性は明らかでない．QTDが心室不整脈の予知に有用とした報告の多くは，カットオフ値を高めに設定していたこともそれを裏づける．また，健常者の上限についても，50 msecとする報告もあれば65 msecとする報告があるように，この曖昧な基準がQTDの予知指標としての有用性を妨げる結果となっているのかもしれない．明らかに増大（たとえば>75 msec）すれば，心室不整脈の発現や心臓死の予知に活用できる可能性は秘めている．心筋梗塞以外の疾患，たとえばQT延長症候群については，QTDの有用性を否定する報告は出されていない．ガイドラインにおいても，考慮すべき指標の一つとしてあげている．

文献

1) 池田隆徳. 虚血とQT間隔. 犀川哲典, 他(編), QT間隔の診かた・考え方. 医学書院, 2007；220-232
2) 池田隆徳. 不整脈患者に対するアプローチ：検査とその意義—非侵襲的検査. 川名正敏, 他(編), 循環器病学：基礎と臨床. 西村書店, 2010；394-408

(池田隆徳)

Q149 P波加算平均心電図の臨床的意義は？

A-1 心房で生じる不整脈の基質を探る検査法である

複数の体表心電図を加算平均することで，本来，心内からしか記録することのできないような微小な電位を検出する検査法がある[1]．これが加算平均心電図検査(signal-averaged electrocardiography：SAECG)である．一般に，心室の脱分極波形であるQRS波を加算平均することが多いが，心房の脱分極波形であるP波を加算平均して調べることがある．これをP波加算平均心電図(P波SAECG)とよぶ．SAECGはおもに，記録した脱分極波形の終末部で記録される微小な遅延電位の存在を確認することに用いられる．この遅延電位のことをレイトポテンシャル(late potential：LP)と称する．心房LPが検出されると，心房に「脱分極異常(伝導遅延)」が存在すると判断される[1,2]．持続性心不整脈のメカニズムはリエントリーであるが，リエントリーが成立するには一方向性ブロックと伝導遅延の存在が必要である．一方向性ブロックは結果として形成されるものであるため確認することはできないが，伝導遅延の存在はLPの有無で確認することができる．心房LPが認められると，心房内でリエントリー不整脈が生じる基質が存在すると解釈される．

A-2 非侵襲的に測定可能であり利便性が高い

P波SAECGは非侵襲的な検査法であり，同じように心房の受攻性を評価する観血的な心臓電気生理学的検査に比べて利便性は高い．心房LPの検出は，まずP波を基点として心電図波形を同期させる．通常，洞調律時のP波を150心拍以上加算し，フィルタリングした後，P波の空間マグニチュード心電図を作成する．測定するパラメータは，P波終末部20 msecのRMS電位(RMS_{20})とフィルター処理されるP波の持続時間(f-P)である．RMS_{20}が2.3～3.5 μV以下で，f-Pが120～135 msec以上であれば陽性とすることが多い(図1)．しかし，一定の基準はいまだ設定されていない．心房LPのこれらのパラメータについては，心室LPのようにf-QRS, RMS_{40}, LAS_{40}のような世界的に共通の呼び方や略語がない．本項で用いたRMS_{40}, f-Pはあくまでも便宜上の呼称(略語)である．

A-3 おもに発作性心房細動の予測に活用される

P波SAECGは，おもに発作性心房細動の診断あるいは発作の予測に活用されている．その理由は，発作性心房細動を有する患者では心房LPが検出されやすいことによる．孤立性の発作性心房細動のみならず心不全患者の発作性心房細動の予測や，発作性から慢性心房細動への移行の予測にも有用とされる．RMS_{20}とf-Pの判定基準は報告によって様々であるが，RMS_{20}が低値で，f-Pが長い患者でその可能性が高い．発作性心房細動においては時間領域(タイムドメイン)

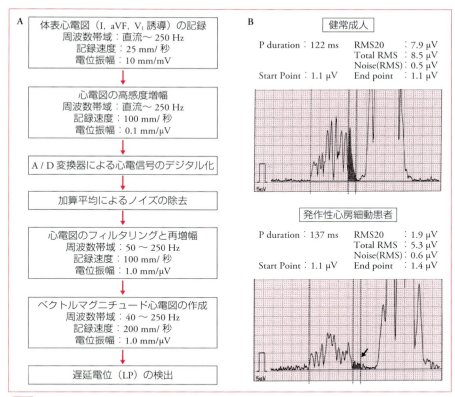

図1 P波 SAECG により心房 LP が検出されるまでの原理(A)と I, aVF, V₁ 誘導を用いて記録した心房 LP の実例(B)

複数の体表面心電図の P 波を同期させ，それを加算平均し，ベクトルマグニチュード心電図を作成することで，心房 LP は検出される．B 上は健常成人，下は発作性心房細動患者で記録された P 波 SAECG の記録である．発作性心房細動患者では P 波の終末部に心房 LP（矢印）が記録されているが，健常成人ではそれがない．

解析のみならず，周波数領域（スペクトル）解析でも評価がなされており，後者も有用であると報告されている．IC 群抗不整脈薬（ピルジカイニド）投与前後で心房 LP を評価した報告があるが，心房 LP が薬物の効果判定に応用できることを示す内容となっている．f-P の初期成分を検討することにより，洞不全症候群の診断や発作性心房細動患者の洞結節機能の評価に応用できる．f-P の初期成分が低電位で，その持続時間が長い患者では洞結節機能が低下していることが示されている．

文献

1) 池田隆徳．加算平均心電図法．村川裕二（編），新 目でみる循環器病シリーズ 1「心電図」．メジカルビュー社，2005；174-187
2) 池田隆徳．検査編：加算平均心電図・T wave alternnans．池田隆徳，他（編），不整脈概論：専門医になるためのエッセンシャルブック．メジカルビュー社，2013；110-117

（池田隆徳）

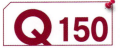 チルト試験の適応は？　どの程度有用か？

A-1 自律神経反射が関与する失神を総称して反射性失神という

　失神の発生に自律神経が密接に関与する血管迷走神経性失神，排尿，咳嗽，嚥下，食後などの特定の状況で発症する状況失神，恐怖，疼痛，驚愕など情動ストレスにより惹起される情動失神および頸動脈洞症候群を反射性失神と総称する．誘因となる刺激の種類や圧受容器，中枢への神経求心路は異なるが，共通して脳幹の循環中枢に刺激が達し，遠心路として交感神経緊張が低下し末梢血管の拡張が起こり，同時に遠心路としての迷走神経の亢進が起こる．その結果，血圧低下と徐脈により脳血流は低下し失神に至る（図1）．失神発作時の状況から反射性失神の診断は可能だが，失神の診断と治療効果の判定および機序の解明にチルト試験が用いられる[1]．

A-2 失神の診断・治療ガイドライン（2012年改訂版）

　診断としてのチルト試験の適応として，以下の失神および病態がクラス分けされている[2]．

1) **クラスI**
   - ハイリスク例（たとえば外傷の危険性が高い，職業上問題がある場合）の単回の失神と，器質的心疾患を有しないもしくは器質的心疾患を有していても，諸検査で他の失神の原因が除外された場合の再発性失神に対するチルト試験
   - 血管迷走神経性失神の起こしやすさを明らかにすることが臨床的に有用である場合のチルト試験

2) **クラスIIa**
   - 血管迷走神経性失神と起立性低血圧の鑑別
   - 明らかな原因（心停止，房室ブロック）等が同定されているが，血管迷走神経性失神も起こしやすく治療方針への影響が考えられる例
   - 運動誘発性あるいは運動に関係する失神の評価

3) **クラスIIb**
   - てんかん発作と痙攣を伴う失神の鑑別
   - 再発性の原因不明の意識消失の評価
   - 精神疾患を有する頻回の失神発作例の評価

A-3 チルト試験の適応

　失神発作時の状況から反射性失神を疑うことができる．反射性失神を疑う臨床的に有用な所見は①前兆としての腹部不快感，②顔面蒼白，③意識回復後の悪心や発汗，④前失神状態の既往，等である．このような病歴から神経調節性失神という診断も可能ではあるが，疑わしい場合にはチルト試験が診断に有用である．

A-4 チルト試験の評価

　ESCガイドライン2009では，器質的心疾患を有しない例において，反射性の低血圧・徐脈が誘発され失神が再現される場合に血管迷走神経性失神と診断する．器質的心疾患を有する例においても反射性の低血圧・徐脈が誘発され失神が再現される場合は血管迷走神経性失神と診断する．

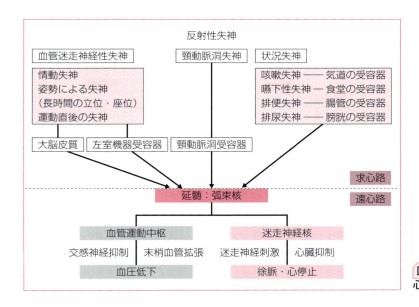

図1 反射性失神；求心路と遠心路

ただし器質的心疾患を有する例においては，不整脈や他の心血管系失神の原因の除外が必要である．

A-5 チルト試験の判定と感度と特異度

　チルト試験の判定は神経反射による前駆症状や失神を伴う血圧低下と徐脈を認めた場合に陽性とする．傾斜角度60〜80度，負荷時間10〜20分の条件で，反射性失神に対するチルト試験の感度（陽性率）は6〜42%と高くはないが，特異度は90〜100%と高率である．イソプロテレノール負荷を併用した場合，感度は60〜87%と上がるが，特異度は45〜100%となり偽陽性率も高くなる[3]．そのほかニトログリセリン，硝酸イソソルビド，ATP等が負荷試験として用いられている．

文献
1) Task Force for the Diagnosis and Management of syncope, et al. Eur Heart J 2009；30：2631-2671
2) 井上　博，他：失神の診断・治療ガイドライン（2012年改訂版）．2012；http://www.j-circ.or.jp/guideline/pdf/JCS2012_inoue_h.pdf
3) Almquist A, et al. N Engl J Med 1989；320：346-351

（丹野　郁）

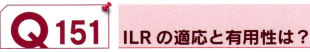

Q151　ILRの適応と有用性は？

A-1 ILRとは何か？

　ILRとは，植込み型ループ式心電計（implantable loop recorder）のことで，胸壁皮下に植込むことが可能な超小型心電計で，ループメモリーとなっており，上書きしながら常時心電図を記録する

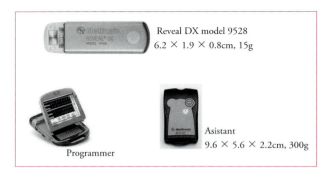

図1 ILRシステム

ことができる(図1)．約3年間の電池寿命を有し，失神症状出現時に患者自身あるいは他者によりイベント記録を行うことにより，数分前にさかのぼって心電図が保存される．また，あらかじめ設定された心拍異常(徐脈，心停止，頻脈等)が発生した場合には心電図が自動的に保存される．失神の原因診断に極めて有用な手段である．

A-2 誰がILRの適応か？

失神の診断が明らかであればILRの適応はない．しかしながら種々の検査をしても，失神の診断がつかない症例がある．心原性失神で不整脈が関与する場合には，全般性脳血流低下による症状と心電図異常の関連を証明することが重要であり，ILRはその一助となる．特に①原因不明の失神患者で，失神の頻度が数か月から数年に一回の場合，②突然死の危険因子を有する患者で，失神が突然死の前兆と断定できない場合，などがあげられる．

失神の診断・治療ガイドライン(2012年改訂版)では，植込み型ループ式心電計の適応として以下をあげている[1]．

クラスI
1. ハイリスク所見はないが，心原性以外の原因が否定的で，デバイスの電池寿命内に再発が予想される原因不明の再発性失神患者の初期段階での評価
2. ハイリスク所見を有するが包括的な評価でも失神原因を特定できず，あるいは特定の治療法を決定できなかった場合

クラスIIa
1. 頻回に再発あるいは外傷を伴う失神歴がある反射性(神経調節性)失神の疑いを含む患者で，徐脈に対するペースメーカ治療が考慮される場合

A-3 ILRにより何がわかるか？

Brignoleらは，種々の検査で失神の原因が同定できなかった患者506例に対してILRを用いたところ，176例(35%)で失神時の心電図が記録できた，と報告している．176例中99例(56%)は心停止症例，19例(11%)は頻脈症例，残り58症例(33%)は失神時に心電図異常を認めなかった．種々の検査をしても診断のつかなかった症例の約1/3例で診断が可能であった[2]．

A-4 いつILRを植込むか？

失神が疑われる患者に考えられる種々の検査を行い，それでも失神の原因が不明の場合はILRを植え込むという考え方がある．一方，種々の検査は省略し，早期からILRを植込むという考

え方もある．失神と ILR の心電図記録の関連を明らかにできれば，余分な検査を省略できる．医療費が高騰している先進諸国においてはこのような考え方がある．より少ない検査で診断し治療を開始する．効率を重視した治療法である[3]．

A-5 ILR 使用時の注意点は？

まず記録時間である．現在わが国では ILR2 機種が使用可能であるが，イベント時に ILR アシスタントを使って，心電図を保存しようとした場合に，記録保存できる時間が最長でそれぞれ 6 分 30 秒と 4 分である．したがってイベント後，その時間内に ILR をアクティベートしないとイベントと関連した心電図が保存できない．イベント時に不整脈が出ていた場合にはオートトリガー記録により心電図が保存される可能性はあるが，イベント時と心電図の関連を重視するならば，イベント後に素早く ILR をアクティベートすることが必要である．

ILR はわずか 5 cm の電極間の双極電極による心電図である．体位により影響を受ける．立位，座位，仰臥位，側臥位などにより QRS の電位波高は変化する．センシングはオートゲインとなっているが，QRS 波の電位が低過ぎる場合は，筋電図などをセンシングすることもある．また電位が低すぎて，Asystole と診断されることもある．オートトリガー記録保存による心電図異常の場合は必ず心電図の実記録を確認する必要がある．

ILR は診断のための機種である．したがって次のイベントが起きるまで待つことになる．失神の原因が致死性不整脈であった場合には，ILR 植込み中に突然死となる可能性がある．植込むべきは，ILR か？ ICD か？失神患者に遭遇したときは極めて重大な判断を迫られることがある．

文 献

1) 井上 博，他：失神の診断・治療ガイドライン（2012 年改訂版）．2012；http://www.j-circ.or.jp/guideline/pdf/JCS2012_inoue_h.pdf
2) Brignole M, et al. Europace 2009；11：671-687
3) Task Force for the Diagnosis and Management of syncope, et al. Eur Heart J 2009；30：2631-2671

（丹野　郁）

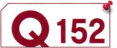

心臓自律神経機能を心電図から評価できる？

心臓は交感神経と副交感神経（迷走神経）の自律神経支配を受ける．したがって自律神経の変化は心電図に投影される可能性がある．心臓の中で自律神経支配が豊富な場所は洞結節である．洞調律のリズムを解析することにより心臓自律神経機能の評価が可能である[1]．

A-1 心拍変動とは？

自律神経のゆらぎによる心拍数の周期性変動を心拍変動とよび，古くから心筋梗塞後の突然死との関連性が示唆され，突然死予知法としての臨床的意義が検討されてきた．実際には，ホルター心電図などの長時間心電図記録における RR 間隔をコンピュータ解析することによって，周期性を検出，評価するものである．

A-2 解析方法

心拍変動解析には心電図 R 波頂点を検出して作成された RR 間隔の時系列データを使用するが，時間領域解析（time domain analysis）と周波数領域解析（frequency domain analysis）がある．

時間領域解析は洞調律時 RR 間隔の変動の量を評価するもので，時間の経過に従って RR 間隔の平均，標準偏差および分布等を算出する．心疾患の予後推定に使われるのは，SDNN（24 時間すべての RR 間隔の標準偏差）と SDANN（すべての 5 分ごとの RR 間隔の平均の標準偏差）である．

周波数解析は，時系列データに含まれる周期的な変動成分の特徴を評価するものである．周波数解析の方法には，高速フーリエ変換（fast Fourier transform：FFT），自己回帰モデル（autoregressive analysis：AR）と最大エントロピー法（maximum entropy method：MEM）などがある．時系列データに FFT を行うことにより，高周波成分（HF：high frequency component $>0.15Hz$）と低周波成分（LF：low frequency component $0.04〜0.15$）の二つのピークが認められる．HF 成分は迷走神経活動を反映し，LF 成分は交感神経と迷走神経によって媒介され，LF/HF 比を交感神経活動の指標または交感神経と副交感神経のバランスと報告されている．

A-3 虚血性心疾患における検討

時間領域解析として最も広く用いられている SDNN は，洞調律心拍（N）における 24 時間の平均 NN 間隔の標準偏差（正常値：$141±39$ msec）である．心筋梗塞後例（n＝808）を SDNN100 msec 以上，50〜100 msec，50 msec 以下の 3 群に分けて 4 年間追跡調査したところ，SDNN 50 msec 以下の群では 100 msec 以上の群と比べ死亡率は 5.3 倍高く，SDNN の低下は心筋梗塞後の独立した予後規定因子であった[2]．その他，心筋梗塞後の死亡または不整脈事故例では退院時の SDNN や SDANN（5 分ごとの NN 間隔の平均値の標準偏差，正常値：$127±35$ msec）が有意に低下していたとの報告や，平均 21 か月の追跡で SDNN 70 msec 以下の群では心臓死の相対危険度は 5.3 倍であったとする報告がある．心筋梗塞後の予後不良例では HF 成分が低下しているという報告もある[3]．これらは副交感神経系の反応性が交感神経系の反応性に比べて低下していることを示唆している．

A-4 長時間心電図から得られる心拍変動の意義

自律神経には安静時の基礎活動に加えて，外からの刺激に応じて反応する反射性応答がある．長時間心電図の RR 間隔から得られたデータは自律神経の基礎活動と反射性応答の両者が含まれている．

文献

1) Circulation 1996；93：1043-1065
2) Kleiger RE, et al. Am J Cardiol 1987；59：256-262
3) Bigger JT Jr, et al. Circulation 1992；85：164-171

（丹野　郁）

Q153 不整脈診断における運動負荷心電図の適応・意義は？

A-1 運動負荷と不整脈・突然死

安静時には認められない不整脈を運動中に突発的に生じる患者に遭遇することはまれではない．運動に伴う交感神経過緊張は，異常自動能を亢進させ，遅延伝導を介したリエントリーの形成を促し，また頻脈それ自体による催不整脈作用を生じる．それら頻脈性不整脈は運動中の突然死の原因の一つになる．したがって無症候であっても競技に参加する運動選手には，器質的心疾患の除外と運動負荷試験による不整脈の評価は必須であろう[1,2]．さらに競技施設にはAEDを常備し，スタッフは使用法を熟知しておく必要がある．

A-2 運動中に心室頻拍を生じた不整脈原性右室心筋症（ARVC）

競泳の選手（18歳男性）．これまでも運動中の不整脈を指摘されたが無症状であり放置した．安静時は洞徐脈とV1-3でT波陰転を認めた．運動中から回復期にかけて右室流出路起源の非持続性心室頻拍（nonsustained ventricular tachycardia：NSVT）が頻発した．心エコーでは右室径の拡大，右室造影で心室瘤を流出路に認めた．ARVCに伴う心室頻拍と診断した．一般に右室起源心室期外収縮は予後良好と考えられるが，運動選手などの場合は器質的心疾患の合併を考慮した詳細な検討が必要である．

A-3 Naチャネルブロッカーにより運動負荷試験中に心室細動となった肥大型心筋症

突然死の家族歴を有する肥大型心筋症（非閉塞性）の60歳男性．発作性心房細動の予防を目的にシベンゾリン300 mg/日を内服中であった．心房細動発作の際にトレッドミル負荷試験が行われた．ブルース6分で心房細動頻脈から突然QRS幅が延長してsine wave様の心室頻拍が生じ，心室細動に移行した（図1）．電気的除細動により洞調律に服した．器質的心疾患症例に対してのNaチャネルブロッカー投与は，頻脈時に催不整脈作用を生じる危険性があり注意が必要である．この例は運動負荷試験が洞調律時ではなく心房細動発作時になされたため，過度の頻脈が誘発され催不整脈作用が顕性化したものと考えられる．このような例には，アミオダロンとβ遮断薬の併用が勧められる．本例は突然死の家族歴も考慮してさらにICDが装着された．

A-4 運動負荷試験中に波形の変化するwide QRS頻拍を生じた1：1房室伝導の心房粗動

大動脈弁狭窄症に対して7年前に大動脈弁置換術を受けた59歳男性．トレッドミル負荷4分でwide QRS頻拍が生じた（図2）．頻拍中のRR間隔は240 msと短く，左脚ブロック下方軸から右脚ブロック上方軸と変化した．波形変化にもかかわらず頻拍周期は一定であったこと，また途中にnarrow QRS波形で同じ周期の興奮を認めたこと，さらに安静時の心電図に周期240 msの心房粗動を認めたこと（aVL，III誘導）などから，運動負荷を契機に生じた1：1房室伝導の心房粗動による変行伝導が，これらwide QRS頻拍の原因と診断できた．三尖弁輪と心房切開線を含むdual-loop reentryの心房粗動であり，アブレーションによる回路の離断で根治できた．

症例で示したごとく不整脈診断における運動負荷試験の適応は広く，その意義は高い．負荷試

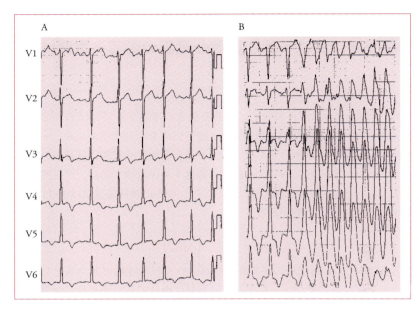

図1 Naチャネルブロッカーにより運動負荷試験中に心室細動となった肥大型心筋症

A：コントロール，B：トレッドミル，胸部誘導のみを示す．頻脈性心房細動に伴う変行伝導と心室頻拍の鑑別は時に困難なことがあり注意が必要である．

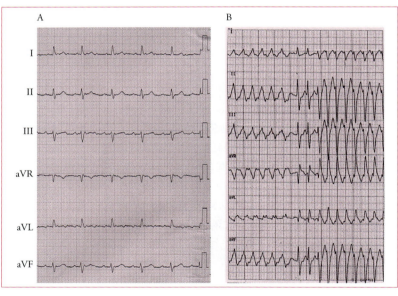

図2 運動負荷試験中に波形の変化する wide QRS 頻拍を生じた1：1房室伝導の心房粗動

A：コントロール，B：トレッドミル，四肢誘導のみを示す．運動誘発性心室頻拍と診断される中に，本例のような心房粗動1：1房室伝導が紛れることがある．負荷前の心房粗動のリズム診断の重要性が改めて確認された．

験に際しては，危険な不整脈が誘発される可能性があり，除細動器を含め常に十分な準備を行う必要がある．

文献

1) La Gerche A, et al. JACC Cardiovasc Imaging 2013；6：993-1007
2) Rowin EJ, et al. Am J Cardiol 2012；110：1027-1032

（藤木　明）

Q154 cardiac memory（心臓の記憶）とは？

A-1 cardiac memory（心臓の記憶）とは

　徐脈性不整脈に対してVVIペースメーカを装着した症例でも，完全にペースメーカに依存せずに，植込み後も自己調律を認めることがある．その際，T波にペースメーカ挿入前には認めなかった特徴的な変化（おもに陰転化）が生じる（図1）．この現象を，あたかもペースメーカ刺激による心室興奮様式の変化を心臓が覚えているために生じる再分極の電気的変化としてcardiac memoryとよんだ．心室ペーシング以外には間欠性の左脚ブロック，WPW症候群でも同様の現象が観察される．これらの現象の背景には再分極に関連したイオンチャネルのリモデリングの関与が指摘される[1]．

　記憶の様式には短期と長期のものがあり，短期は情報伝達の変化，長期は遺伝子発現の変化に基づくとされる．ペーシングによる影響は，その頻度が興奮様式の変化の大きさに関連する．興奮の変化がもたらすストレッチが大きいほど，ペーシングによるリモデリングも大きくなる．正常調律のT波形には，心室の心尖部と心基部の活動電位持続時間（action potential duration：APD）の差，右室と左室の差，心内膜と心外膜の差が関与し，心室ペーシングによりこれらの関係に変化が生じることが，T波形変化の原因となる．心室刺激の頻度と持続時間がcardiac memoryに影響することから，蓄積効果があると考えられる．頻拍発作などの後の時間単位の効果を短期記憶とよぶ．一方，ヒトの右室心尖部ペーシングによる長期記憶に対する検討では，長期間（1か月）のペーシングで，刺激部位の近くでAPDが延長したため，心尖部と基部間，左右心室間の再分

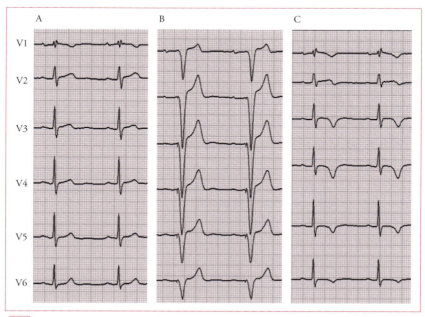

図1 心室ペーシング後のT波に生じた変化からcardiac memoryが示唆される
A：Before PM implantation, B：VDD pacing, C：Sinus rhythm
胸部誘導を示す．発作性房室ブロックの72歳女性に対してVDDペースメーカを装着した．術前には陰性T波は認められなかった．房室ブロックが生じる頻度が増加するにしたがって，心室ペーシングの頻度も増えた．その後房室伝導回復時の洞調律心電図で，それまでに認めなかったT波陰転を広範囲に認めた．

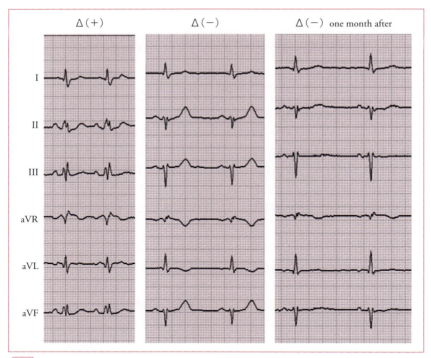

図2 WPW症候群アブレーション後のcardiac memoryによる一過性のT波形変化
左室側壁の顕性WPW症候群の78歳男性に対してアブレーションを行った翌日の心電図で，AVL誘導に陰性T波と下壁誘導のT波の増高を認めたが，1か月後にはT波変化は消失した．

極の空間的不均一性が増大した[2]．

WPW症候群のアブレーション治療後の検討でも，副伝導路の心室付着部位の活動電位持続時間の延長を反映したT波の変化を，副伝導路離断直後から認め，約1か月間で消失した（図2）．心室ペーシングの長期記憶と同じパターンであり，イオンチャネルの発現変化を介しての現象と考えられる．

cardiac memoryによるT波変化の原因として一過性外向き電流Itoの減少が指摘されている[1]．これはItoのチャネル発現を調節する蛋白合成の変化に起因するという．またICaやIKrの関与，さらに細胞間の電気的接合を調節するCX43の変化も報告されている．

A-2 cardiac memoryの臨床的意義

これらの興奮様式の変化により生じる活動電位持続時間の変化は，器質的心疾患を有する症例では不応期の不均一性を増大させ，催不整脈作用に注意が必要である．特に心不全症例に利用される心室再同期療法（CRTD）や，抗不整脈薬投与症例での心室ペーシングのQT時間へのcardiac memoryを介した影響に注意が必要であろう．

文献

1) Rosen MR, et al. J Physiol 2006；570(Pt 2)：209-218
2) Marrus SB, et al. Circ Arrhythm Electrophysiol 2012；5：773-781

（藤木　明）

Q155 低電位差の臨床的意義は？

　心電図における低電位の定義は一般に四肢誘導で 0.5 mV，胸部誘導で 1.0 mV 未満とされる．低電位と関連する病態には，肥満，胸水，心嚢水，浸潤性心疾患，びまん性の心筋壊死，肺気腫，気胸，肺浸潤，肺うっ血，甲状腺機能低下症などがある．

A-1 原因不明の心嚢水貯留を生じた 87 歳男性

　半年前に腹部大動脈瘤に対してステントグラフト内挿術を受けた．その後心嚢水が徐々に貯留した．胸部 X 線写真で心拡大，心エコーでも心嚢水の大量の貯留が確認できた（図1）．心電図は四肢誘導，胸部誘導ともに低電位の基準を満たした．利尿薬に反応しないため心嚢ドレーンを挿入して 1,030 mL の血性心嚢水を排出した．心嚢水が排出された後の心電図と胸部 X 線写真を示す（図2）．心拡大の消失と，四肢誘導に比べ胸部誘導で電位振幅の増加をより大きく認めた．ドレーン抜去後，再度心嚢水貯留を認めたため，胸腔鏡下心膜開窓術を行ったところ，その後は心嚢水貯留を認めない．心嚢水貯留の原因については，感染症，悪性腫瘍，膠原病，内分泌疾患などはいずれも否定的で原因は特定できなかった．

　様々な疾患のために全身性浮腫をきたした症例の体重変化と心電図変化を比較した検討では，体表 12 誘導心電図の QRS 波の振幅を合計したものと体重は有意な負の相関を示した．体表心電図に電位変化が生じている際の心腔内電位には増減なく，全身性浮腫においても心嚢水と同様に，心筋の起電力の電位差に対するシャント効果による低電位化が生じるものと理解できる．

A-2 慢性閉塞性肺疾患の重症度と心電図所見

　重症の慢性閉塞性肺疾患 63 例と中等までの 83 例の心電図所見を比較した[1]．右房負荷，右室肥大，右脚ブロック，時計回転などの所見は重症例で高頻度に認められた．四肢低電位は重症例の 24% で中等例では 11% に認められた．これは心臓と体表までの間の肺の含気量が増大するこ

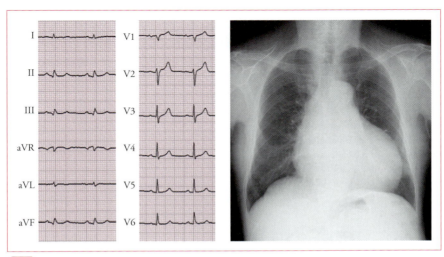

図1 心嚢水貯留による心電図と胸部 X 線写真
四肢誘導と胸部誘導で低電位化を認める．

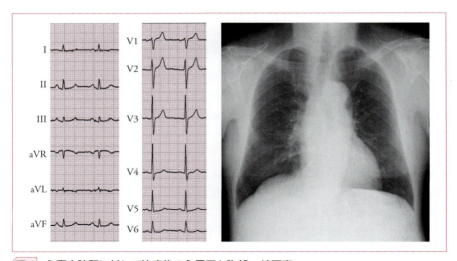

図2 心嚢水貯留に対して治療後の心電図と胸部X線写真
心嚢水は減少して胸部誘導の低電位は改善したが，四肢誘導の変化はわずかであった．

とにより，心筋の起電力が体表まで反映されがたくなったためと考えられる．

A-3 心アミロイドーシスにおける低電位の意義

　心アミロイドーシスにおいては，アミロイドの心筋への浸潤とともに低電位化が進行する．未治療のアミロイドーシス337例を対象に心電図変化を検討した[2]．低電位の定義を四肢で0.5 mVと胸部で1.0 mVとすると27%，四肢のみ0.5 mVとすると67%の心アミロイドーシスが該当した．定義により感度と特異度は大きく異なり，心エコーなどを含めた総合的検討が必要である．

A-4 心疾患のない例の低電位と死亡率の関係

　平均年齢60歳の心疾患を有しない健常者6,440名のうち，低電位の条件を満たした89例（1.4%）の予後を13.8年にわたって検討した[3]．低電位群の死亡率は非低電位群の2倍多かった（51.1 vs 23.5/1,000人−年）．この低電位による死亡率の増加はBMIや喫煙，血圧，脂質異常症，糖尿病，悪性腫瘍，肺疾患，そのほかの心電図異常と独立した因子であった．機序には不明瞭な点が残るが，通常の検査で心疾患が指摘できない低電位症例についても継続的な注意が必要なことを示唆する．

文献

1) Holtzman D, et al. Ann Noninvasive Electrocardiol 2011；16：30-32
2) Mussinelli R, et al. Ann Noninvasive Electrocardiol 2013；18：271-280
3) Usoro AO, et al. Am J Cardiol 2014；113：1514-1517

（藤木　明）

19章 不整脈の管理

Q156 不整脈専門医への紹介の基準は？

　なぜ専門医に紹介するのか？　専門医は不整脈そのもの治療すべきかどうかをまず判断する．治療が必要であれば不整脈薬の種類と量の選択，アブレーションの適応決定と実施，デバイス植込みの適応決定と実施が可能である．同時に不整脈をきたす原因疾患があるのではないかという視点で，器質的心疾患の診断が可能である．

A-1 徐脈

　徐脈の程度をみるために24時間ホルター心電図を記録する．徐脈による脳や全身の乏血状態が疑われれば治療を要するので，専門医に紹介する．

A-2 期外収縮

　動悸，胸部不快感など自覚症状があれば，日常生活指導を含め治療を考慮する．症状と同時に重症度診断のために，24時間ホルター心電図を記録する．1日の期外収縮の総数，連発の有無，出現時間帯などを調べる．著者は，無症状で1日100個以内であれば「心配ありません」と患者には説明する．一般に心室性のほうが上室性より，相対的に"重症"の可能性が高い．

A-3 上室性頻脈

　心房細動が疑われたら，抗凝固療法，洞調律維持治療，心拍調節治療の必要性について専門的見地が必要である．特に血栓形成リスクの高い患者では，脳血栓予防の観点からワルファリン，新規経口抗凝固薬（NOAC）の投与が重要となる．洞調律維持が重要な患者では，心房細動そのものを治癒できるカテーテルアブレーションを発症1年以内に紹介する．発作性上室頻拍は，発作時の心電図が記録できれば心電図を添えて紹介する．動悸が急に発作的に発生し，動悸が急に止まることを患者が訴えれば，それだけで発作性頻拍症の可能性は高く，専門医に紹介してもよい．

A-4 心室性頻脈

　心電図，ホルター心電図にて3連発以上の非持続的心室頻拍が出現していれば専門医に紹介する．

A-5 不整脈の基質の存在（図1）

　頻脈はないが心電図でデルタ波（WPW症候群），右胸部誘導のST・T異常（Brugada症候群），QT間隔の延長（QT延長症候群）があれば専門医を受診させる．異常Q波も心室頻脈の基質となり，虚血心，肥大心を考慮する．まれではあるが，イプシロン波（不整脈源性右室心筋症＝ARVC，サルコイドーシス），QT短縮（先天性QT短縮症候群）についても無症状であっても専門

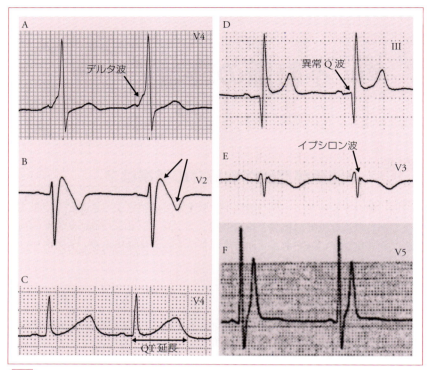

図1 不整脈の基質の存在を考慮すべき心電図

A：デルタ波の存在；WPW症候群，B：ST上昇とT陰転；Brugada症候群，C：QT間隔の延長；先天性QT延長症候群，D：異常Q波；肥大型心筋症，E：QRS波のイプシロン波；SRVC，F：QT間隔の短縮；先天性QT短縮症候群

医へ紹介を考慮する．

（平尾見三）

Q157 心房期外収縮：PACはどの程度まで経過観察してよい？

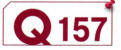-1 心房期外収縮を起こしうる内服薬剤や基礎疾患を除外する．無症候性であれば基本的に経過観察でよい

　まず他科/他院で処方されている内服薬（喘息治療薬など）が心房期外収縮の誘因になっていないか鑑別する．睡眠不足やストレスで心房期外収縮（premature atrial contraction：PAC）が頻発する可能性もあり，あらゆる場合の二次的な徴候がPACである可能性を考える．心房期外収縮を起こす基礎疾患/病態として高血圧・貧血・脱水以外に肺性心・心筋症・弁膜症・甲状腺機能亢進症・ジギタリス中毒・感染などがあげられる．

1）Blocked PAC

　図1にBlocked PACのパターンを示す．Blocked PACは変行伝導の延長線上となる現象である．両脚もしくはそれより上位の共通伝導路に機能的ブロックが生じ心室への伝導が起こらな

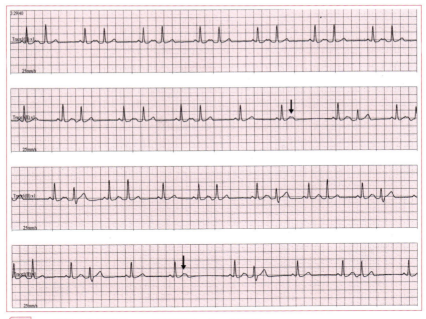

図1 30歳台女性患者のPAC出現時モニター心電図
頻発するPACに対してnarrow QRSもしくは変行伝導によるwide QRSが続くパターンと，矢印で示すPACに対してBlocked PACとなっているパターンが混在している．

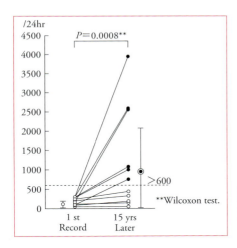

図2 加齢による心房期外収縮(PAC)数の変化
60歳以上の健常成人にホルター心電図検査が行われ15年後に再検された．全例で15年後PAC数が増加した．
(Tasaki H, et al. Int Heart J 2006；47：549-563)

い．本現象が出現する際に患者は"脈が遅い"ことを訴え，受診される可能性がある．

2) 有症候性PAC

Blocked PACによる徐脈も含め，有症候性である場合はホルター心電図で心房期外収縮の出現時と症状出現時が一致するか否か確認する．基礎疾患が除外され，心房期外収縮の出現時と症状出現時が一致する場合には出現時が労作時なのか，安静時なのか，昼間・夜間であるかを考慮し要治療と判断されれば心機能確認後薬物治療を行う．

3) 頻発するPAC

上室期外収縮(≒心房期外収縮)出現数が多いほど将来の心房細動発生率が高くなるという報告

がある[1]．よって，長期的には心房期外収縮が多く認められる患者や高齢者では，心房細動への移行を念頭にそれぞれの患者に応じた定期的フォローを考慮する．図2に加齢による心房期外収縮（PAC）数の変化を示す．対象は最初のホルター心電図施行から15年後に再度ホルター心電図施行可能であった60歳以上の健常成人15名（平均年齢70歳；女性10名）．心疾患がないことまた既往がないこと，および心拍数や調律に影響する内服薬がないことが再度確認されたのち，15年後ホルター心電図が再検された．最初のホルター心電図において，心房期外収縮数は全例で300/日であったが，15年後ほとんどの対象でPAC数が有意に増加したという[2]．

文献

1) Binici Z, et al. Circulation 2010；121：1904-1911
2) Tasaki H, et al. Int Heart J 2006；47：549-563

（蜂谷　仁）

Q158 心室期外収縮：PVCはどの程度まで経過観察してよい？

A-1 筆者は無症状の心室期外収縮患者において①5000/日以下の頻度，②心機能正常，③連結期短縮がない場合（後述）には半年から1年に1度程度の経過観察でよいと考えている

1）必要な検査

すなわち検診で指摘されたのみで症状を伴わない患者ではホルター心電図と心エコー所見/BNP値が経過観察を含めた治療方針を決める．

① PVC数が全心拍数の10～20％以上である患者では将来心機能が低下する可能性が報告[1,2]されており（図1），またすでに

② BNP高値となっている患者[3]では治療適応となりうる．

2）PVCによる頻拍誘発性心筋症

動悸症状があまり感じられない場合に心室期外収縮による頻拍誘発性心筋症で受診される場合がありうる．その場合は労作時息切れが主訴となり，厳密には無症状ではないが，期外収縮そのものによる症状はほとんどないと考えられる．心室期外収縮による頻拍誘発性心筋症は①期外収

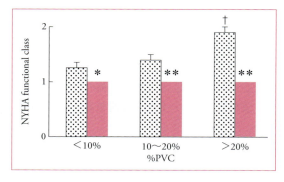

図1 カテーテルアブレーション前（点棒グラフ）と6か月から12か月後（黒棒グラフ）のNew York Heart Association（NYHA）心機能分類の変化

アブレーション前ではPVCの頻度が増すとともにNYHA心機能分類は悪化を示したがアブレーション後ではいずれのグループにおいても有意に改善した．**$p<0.01$，*$p<0.05$ 各PVC頻度別グループにおけるアブレーション前との比較．†$p<0.05$：アブレーション前PVC＜10％，10～20％グループとの比較．

（Takemoto M, et al. J Am Coll Cardiol 2005；45：1259-1265）

縮の頻発による相対的徐脈が原因である説，②脚ブロック（右室流出路では左脚ブロック）による dyssynchrony の関与，などが指摘されてきた．その機序はいまだ不明な点が多いが左室収縮能低下に，期外収縮の負荷に加え期外収縮の長い連結期，非持続性心室頻拍の存在，多形性であること，右室流出路起源であることの関連性があげられている[4]．

3）有症候性 PVC

患者が有症状の場合には基本的に治療対象となりうる．重要なことは症状が期外収縮によるものか診断しておくことである．ホルター心電図を施行する，あるいは労作時の症状であれば運動負荷試験を行い，期外収縮に一致して症状が出現するか確認する．ホルター心電図では症状が出現する生活パターンでの記録が望ましく，体外式ループレコーダーなどの長時間記録型心電図も有用と考えられる．

4）悪性不整脈のトリガーとなる PVC

心室細動のトリガーとなる右室流出路起源心室期外収縮が報告されているが[5,6]，良性のタイプとの鑑別は現時点で困難とされている．すなわち連結期が短いものは悪性不整脈のトリガーとなりやすいが，Noda らの報告では連結期は平均 409 ms と必ずしも短縮していない[5]．

文献
1) Takemoto M, et al. J Am Coll Cardiol 2005；45：1259-1265
2) Fenelon G, et al. Pacing Clin Electrophysiol 1996；19：95-106
3) Sekiguchi Y, et al. J Cardiovasc Electrophysiol 2005；16：1057-1063
4) Munoz FDC, et al. J Cardiovasc Electrophysiol 2011；22：791-798
5) Noda T, et al. J Am Coll Cardiol 2005；46：1288-1294
6) Haïssaguerre M, et al. Circulation 2002；106：962-967

（蜂谷　仁）

Q159 心不全時の不整脈管理はどうする？

A-1 心不全における不整脈治療の問題点

重症心不全例では，心筋の壊死，線維化，肥大あるいは心拡大などを背景に様々な電気生理学的異常が発生して，心房細動や致死性心室不整脈が高頻度に合併する．心房細動は心不全の増悪とともに頻度が増し，また，心房細動の合併は心不全の増悪因子となって悪循環を形成する．また，心室細動や心室頻拍を原因とする突然死は，ポンプ失調とともに心不全例の重要な死因である．一方，心不全例での抗不整脈薬療法の限界は多くの臨床試験でも指摘され，現在，臨床で使われている抗不整脈薬では心機能への悪影響や，催不整脈作用などを介した予後の悪化が問題となる．

A-2 心房細動

1）心不全と心房細動の関係

心房細動の発生そのものが心機能低下を惹起する理由としては以下の点が考えられる．
① 不規則な RR 間隔による心拍出量の低下
② 頻拍持続時に引き起こされる頻拍誘発性心筋症

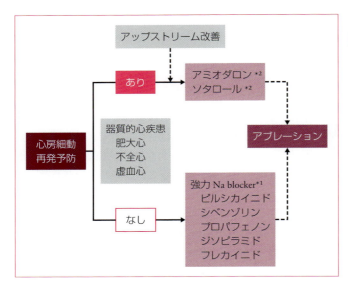

図1 心房細動の再発予防
点線は考慮を要する部分．Na blocker：Naチャネル遮断薬．
＊1：Naチャネル遮断薬以外に，持続性心房細動の除細動がベプリジルで成功した場合には同剤を再発予防に使用することもある．アミオダロンやソタロールも除細動後の持続性心房細動の再発予防に有効なことがある．
＊2：アミオダロンは肥大型心筋症が心不全に伴う心房細動以外の例には保険適応が認められていない．ソタロールは虚血性心疾患に伴う心房細動の再発予防に効果を示すが，保険適応は認められていない．またベプリジルやアプリンジンが心機能低下例において有効とする報告もある．
(循環器病の診断と治療に関するガイドライン(2012年度合同研究班報告)．(班長：井上 博)：心房細動治療(薬物)ガイドライン(2013年改訂版)．http://www.j-circ.or.jp/guideline/pdf/JCS2013_inoue_h.pdf(2014年10月閲覧))

③心房収縮の消失や心房心室の同期性欠如による血液の左室流入の減少(特に，拡張障害を伴う心不全では影響が大きい)

④アンジオテンシンIIやノルエピネフリンなどの神経ホルモン系の賦活化

2) リズムコントロールとレートコントロール

低心機能例における心房細動に対して，リズムコントロールとレートコントロールとを検討した前向き試験としてはAF-CHF試験[1]とDIAMONDの二つがあるが，観察期間内の死亡率はリズムコントロールとレートコントロールとで有意差はなかった．この理由としては，薬物の副作用と洞調律維持の効果が相殺されている可能性が考えられ，実際わが国のAF治療(薬物)ガイドライン(2013年改訂版)[2]でも器質的心疾患(肥大心，不全心，虚血心)を有している症例でI群薬は使用されず，アミオダロンを中心としたIII群薬が推奨されている(図1)．

心不全例に合併した心房細動治療にあたっては，現状では副作用回避に注意を払いながらアミオダロンで経過をみるか，それでも洞調律維持が困難な場合にはジギタリスあるいは少量のβ遮断薬によるレート治療が望ましい．少なくとも，生命予後を改善させるための抗不整脈薬を用いた積極的なリズムコントロールは，現時点では否定的と考えられる．

3) 非薬物治療

レートコントロールもむずかしい治療抵抗性心房細動の場合には，肺静脈隔離術あるいは房室結節アブレーション後の両心室ペーシングという選択肢も考慮すべきである．これにより，運動耐用能，左室駆出率，QOLが改善するという報告もある．

4) 抗凝固療法

心房細動に加えて心不全も存在する場合には，特に抗凝固療法が重要となる．ワルファリンや新規抗凝固薬(ダビガトラン，リバーロキサバン，アピキサバンなど)の併用を考慮する．

A-3 致死性不整脈

1) 心室頻拍・心室細動の停止

心臓突然死は心不全患者の死因の1/3を占め，そのほとんどが心室頻拍・心室細動(VT/VF)を

原因とする．VFおよび血行動態が破綻する持続性VTには，電気的除細動が最も有効である．電気的除細動抵抗性のVT/VFに対しては，リドカインに比し，アミオダロンあるいはニフェカラントの有用性が示されている．

2）心室性不整脈の予防薬

予防薬としてはβ遮断薬が心不全患者の生命予後を改善するのみならず，心臓突然死も予防することが示されている．β遮断薬は，電気的リモデリングの改善とともに不全心の構造的リモデリングをも改善し，これらが不整脈抑制に作用すると考えられる．心不全を対象とした大規模臨床試験から明らかになった心臓突然死を減少させるβ遮断薬は，メトプロロール，ビソプロロールおよびカルベジロールである．抗不整脈薬では，アミオダロンが数々の大規模臨床試験から突然死予防薬として位置付けられている．

3）非薬物治療

アミオダロンの心臓突然死予防効果には限界があり，ハイリスク例に対しては植込み型除細動器（implantable cardioverter defibrillator：ICD）が有効とされる．ただし，ICDには不整脈予防効果がないため，アミオダロンにはICDへの付加治療としての役割もある．心室不整脈の抑制，上室不整脈の予防，房室伝導の抑制からICDショック作動の抑制，ならびに不適切作動の回避が期待できる．

文献

1) Roy D, et al. N Engl J Med 2008;358：2667-2677
2) Inoue H, et al. Circ J 2014;78：1997-2021

（五関善成）

Mini Lecture　短時間作用型β遮断薬

ランジオロールは，ヒトでの血中薬物濃度半減期が約4分の短時間作用型β1遮断薬であり，2013年11月に『心機能低下例における頻脈性不整脈（心房細動，心房粗動）』の効能・効果が追加され，心不全増悪急性期などにおける頻脈性不整脈（心房細動・粗動）のレートコントロールに使えるようになった．血圧低下などの副作用はあるが，1 μg/kg/分の速度で静脈内持続投与を開始し，心拍数と血圧をモニターしながら徐々に増量していくことで，比較的安全に使用できる．日本循環器学会と日本心不全学会は，ランジオロールを急速なレートコントロールが必要な症例やジギタリス薬投与が困難な慢性透析，高度腎機能障害例などでの使用を推奨している．ただし，薬価が高いため漫然と投与することは控え，現実的には24〜48時間程度を目安に他のβ遮断薬への切り替えを考慮する必要がある．

（五関善成）

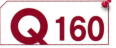

抗不整脈薬を開始したらどの程度の間隔でフォローアップする？

A -1 抗不整脈薬フォローアップの特殊性

抗不整脈薬の特徴として不整脈の種類によって治療薬が異なり，かつ抗不整脈薬は他の薬剤と比べ副作用が多い点がある．特に不整脈の治療薬でありながら，別の危険な不整脈（QT延長，心室細動，洞機能不全の顕性化など）を誘発する催不整脈作用とよばれる副作用は大きな問題で

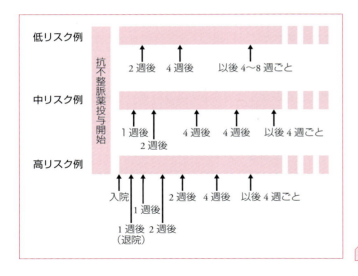

図1　リスク別フォローアップ間隔の例

ある．また，不整脈は薬剤で100%抑えられるわけではなく，抗不整脈薬の有効率は高くても70〜80%といわれている．さらに，抗不整脈薬には陰性変力作用を有するものも多く，投与後心機能が悪化する場合もある．したがって，適切な薬物治療のためには，投与した薬剤が効いているかどうかに加え，催不整脈作用や心機能低下を中心とした副作用の有無に注意することが重要である．

A-2 リスクに応じたフォローアップ間隔

1) 低リスク例での基本的なフォローアップ方法

抗不整脈の種類によっても多少差はあるが，筆者は抗不整脈薬使用開始時，半減期の4〜5倍の時間が経過して定常状態に到達したと考えられる時点で1回血中濃度測定と心電図検査を行い，安定後はこれらを1〜2か月ごとに外来で行っている（図1）．

外来では患者の状態を観察し，心電図，脈拍，血圧，心胸比を定期的に調べる．またPQの延長，QRS幅の増大，QTの延長，徐脈，血圧低下等の異常所見が認められた場合には，直ちに減量または投与中止を考慮する．

2) 高リスク例で入院のうえでの内服開始を考慮する場合

①器質的心疾患の存在とその重症度．特に心機能低下例（EF30%以下）では心不全を容易に誘発しやすいので注意．

②不整脈の種類，病因と随伴症状．特に致死性心室不整脈や，失神など重篤な症状を伴う不整脈が対象の場合は入院のうえ投薬開始が望まれる．

3) 中リスク例で短い間隔でのフォローアップを考慮する場合

一般的に器質的心疾患を有さない正常心機能の症例に比べ，器質的心疾患例，特に冠動脈疾患や左室機能低下例にI群薬を使用した場合には催不整脈の危険性が増加する．

また，下記の例では催不整脈作用や心機能低下が出現しやすいので，少なくとも投与開始直後は1〜2週間間隔でのフォローアップが望まれる．

①複数の抗不整脈薬の併用

②他のQT延長をきたす薬剤（ある種の抗菌薬や向精神薬など）の併用

③基礎心疾患があり，心機能低下例（EF40%以下）
④心室内伝導障害例
⑤洞機能低下例
⑥低K血症

A-3 その他フォローアップ間隔に影響する事項

1）高齢者

抗不整脈薬の催不整脈作用によるものと疑われる症例の多くは高齢者であり，その多くが成人の常用量を投与されていた．高齢者では腎機能や肝機能が低下し体重が少ない傾向があるなど，薬物の血中濃度が異常に高くなり，高いまま持続するおそれがある．さらに基礎心疾患，心不全等のリスクを抱えている場合が多い．高齢者への抗不整脈薬の投与にあたっては，入院させて投与を開始もしくはしばらく1～2週間ごとに外来で経過観察することが望ましく，投与量も成人の常用量でなく少量から開始することが必要である．

2）併用薬

抗不整脈薬服用患者ではワルファリンなどの抗凝固薬や，ジギタリス製剤などの強心剤を併用している場合が多い．アミオダロンなどのように，PT-INRやジギタリス濃度を増加させる傾向にある抗不整脈薬を開始すると，PT-INRやジギタリス血中濃度の思いがけない高値を経験するので，注意が必要である．このように，注意すべき併用薬がある場合にも，抗不整脈薬投与開始1～2週間後に併用薬に応じた安全性の確認をすることが必要である．

3）携帯型心電図

抗不整脈薬の有効性の評価は通常自覚症状の有無や，受診時心電図・外来でのホルター心電図にて行われることが多い．しかし，不整脈の頻度が少ない場合には限界がある．その際には携帯型心電図などを併用し，不整脈が起きたときに自分で記録してもらうことで，より確実な効果判断と，外来受診間隔の延長につなげられると思われる．

（五関善成）

Q161 抗不整脈治療はいつ，どのように中止する？

抗不整脈治療が中止可能かどうかは，使用目的によって異なる．器質的心疾患に合併した致死性不整脈に対する治療と特発性の心室性期外収縮に対する治療とでは，同列に考えることはできない．また心房性不整脈は致死性不整脈ではないため，治療目的の中心は自覚症状軽減であり，環境要因が変われば，発症頻度の軽減により中止可能となることもありうる．

A-1 器質的心疾患に合併した心室性不整脈

器質的心疾患に合併した心室不整脈は，常に突然死のリスクをもっているが，抗不整脈薬による突然死予防についてはエビデンスがなく，多くの大規模臨床試験におけるICDとの比較試験ではいずれも劣っていた．抗不整脈薬の使用は，持続性心室頻拍または心室細動例に対する二次予防としてICD植込み術が施行された後の，頻拍発作頻度を軽減するために用いられる状況が最も一般的である[1]．

心筋梗塞例では，亜急性期，慢性期と経過し，心筋障害が固定化されリモデリングが完成した時点で，不整脈発作頻度が減少すると考えられるため，ICDのバックアップがあれば，いったん減量・休薬を考慮することもよいであろう．逆にICDバックアップがない状況であれば，抗不整脈薬の減量・休薬は慎重にならざるをえない．一次予防としての，心室期外収縮または非持続性心室頻拍に対する抗不整脈薬の投与は，エビデンスがなく[2]推奨されないため，急性期に一時的に使用したとしても中止を検討できる．

拡張型心筋症，肥大型心筋症，心サルコイドーシス等の心筋疾患における抗不整脈薬の使用も心筋梗塞例と同様に考えればよい．βブロッカー療法やRAS系阻害薬の使用により心機能改善が得られた場合には，抗不整脈薬の減量，休薬を考慮可能であるが，ICDバックアップがない場合には慎重に判断する．

A-2 器質的心疾患のない特発性心室不整脈

器質的心疾患のない特発性心室不整脈は，突然死のリスクが少なく，ストレス，飲酒，喫煙等の環境因子によるところも多いため，症状が軽快すれば，一度抗不整脈薬の中止を検討することが可能である．休薬後に再発や症状の増悪を認める場合には，抗不整脈薬の再開が必要となるが，将来にわたり継続内服が必要となる可能性を考えると，カテーテルアブレーションも考慮するべきと思われる．

A-3 上室不整脈

基礎心疾患に合併した発作性心房細動/心房粗動，心房頻拍では，心機能の改善や血圧コントロールの改善等により，抗不整脈薬を中止しても発作がでない可能性があると同時に，抗不整脈薬そのものが致死性不整脈の発症という催不整脈作用をきたす可能性もあるため，いったん減量休薬を考慮することが望ましい．しかしながら，頻拍の再発により心機能低下や心不全の増悪をきたす可能性もあり，慎重な判断する．一方器質的心疾患や心不全の合併を認めない場合には，日常生活のストレスの改善や血圧コントロールの改善等により症状の軽減が認められれば，抗不整脈薬の減量を考慮するが，投薬中止による再発の可能性は比較的高い．

持続性心房細動に対する除細動後の再発率は，20〜36%と報告されているが，除細動を施行した直後は再発の可能性が高い．これには心房の電気的リモデリングが関与しているが，洞調律復帰後2〜4週間で回復するため，除細動直後に抗不整脈薬で洞調律を維持することには意味がある．Kirchhofらの報告(Flec-SL)では，電気ショック後の短期間(4週間)のフレカイニドの投与は未投与群に比し再発が少なく，長期間(6か月)の投与と比べ，持続性心房細動の再発または死亡の発生において非劣性であったとしている[3]．したがって除細動後1年以上再発を認めない例もあり休薬を試みてもよい．心室性催不整脈リスクが高い例や心房細動再発リスクの低い例では，抗不整脈をいったん中止するメリットは高いと考えられる一方，器質的心疾患の存在は再発の予測因子でもあり，心房細動の血行動態における重要性から判断する必要がある．また心房細動の再発時には投薬を再開するか，カテーテルアブレーションも選択肢となりうる．

発作性上室頻拍は，年齢変化により房室伝導が変化すれば，発作が持続しなくなる可能性はあるもののまれと考えられる．カテーテルアブレーションによる根治が得られる疾患であり，再発予防の持続的投薬が必要な場合には，積極的にカテーテルアブレーションを考慮すべきと考える．

先天性QT延長症候群，カテコラミン誘発性多形性心室頻拍に対するβブロッカー等の治療については，遺伝的背景が存在するため安易な休薬は危険と考えられる．ICD植込み例において

も，ショック治療後にトルサードドポアンツが頻発する可能性もあり，継続することが望ましい．

文献
1) Connolly SJ, et al. JAMA 2006；295：165-171
2) Bardy GH, et al. N Engl J Med 2005；352：225-237
3) Kirchhof P, et al. Lancet 2012；380：238-246

（吉田明弘）

Q162 アミオダロン投与時の注意点は？

　アミオダロンは，心房不整脈にも心室不整脈にも広く用いられる最も強力な抗不整脈薬であるが，間質性肺炎等の重篤な合併症も少なからず発生するため，もろ刃の剣となる．したがって使用には慎重にならなければならないが，血行動態の破綻する不整脈が繰り返す場合には，ほかにかわる薬が少なく，アミオダロンをうまく使いこなせることが，臨床上極めて重要である．

A-1 投与開始時，肝障害と肺機能に注意する

　アミオダロンは肝代謝され胆汁を介した糞排泄が主排泄経路であるため，肝障害が強い患者に対する投与には注意が必要である．アミオダロン投与を考慮する患者背景には，慢性心不全を合併していることが多いため，うっ血肝や多剤投与による薬剤性の肝障害の起こりやすい素地がある．アミオダロンはN-デスエチル体に代謝されるが，このN-デスエチル体にも薬理学的作用があり，さらに全身の脂肪組織に蓄積するため，消失半減期が19～53日と極端に長い薬である．そのため，アミオダロンの血中濃度以上に薬物作用が増強する可能性があり，副作用の発現により注意が必要である．

　アミオダロンには急性肝障害や劇症型肝障害の報告があり，時に致死的となるため，肝障害を合併している例での投与には慎重を要する．また間質性肺炎も時に致死的となるため，投与前に閉塞性肺疾患等の肺疾患の合併を認める場合には投与を避けた方がよい．

　致死性不整脈に対する治療はICDが第一選択となるが，発作頻度を軽減し，QOLを改善させるのに，抗不整脈薬の使用は少なからず必要である．この場合，催不整脈作用が比較的少ないアミオダロンが最も多く使用されるが，ICDのバックアップがあれば，ソタロールやその他の抗不整脈薬の使用も可能である[1]．またアミオダロンによる副作用が出現した場合には，他の抗不整脈薬への中止変更を考慮するが，心不全を合併した心房細動に対してアミオダロンを使用している場合には，ソタロールの効果は限定的である．またICDのバックアップのない状況下では，ほかの抗不整脈薬の使用は催不整脈作用の出現の可能性があり，使用がためらわれる．アミオダロンの副作用が出現した場合には，使用中止によって起こる不整脈の重篤化の可能性と，継続による副作用の許容範囲を検討し方針を決定しなければならない．

A-2 投与開始時の副作用

　アミオダロンの副作用は，使用開始早期に出現するものと，比較的時間がたってから出現するものに分けられる．早期に出現する循環器系の副作用は，おもにアミオダロンのNaチャネルと

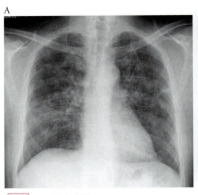 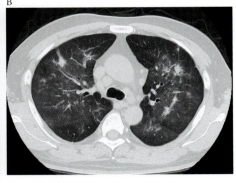

図1　間質性肺炎
左室機能低下と心不全を合併した心房細動に対し，アミオダロン 200 mg で開始となり，8 か月後より 100 mg まで減量されていたが，11 か月後労作時の呼吸苦を訴え来院した．胸部単純写真(A)にて，びまん性の網状斑状影を認め，胸部 CT(B)にて中枢から拡がる傾向のあるスリガラス影＋一部濃度の高い斑状影の地図上にも見える分布を認めた．アミオダロンによる間質性肺炎と診断し，メチルプレドニゾロン 100 mg 3 日間投与を開始し，自覚症状，Xp の改善を認め，以後 40 mg で継続となった．その後ほぼ肺炎像は消失し，外来にてプレドニゾロンを漸減した．

しての作用によるもので，房室ブロック，洞徐脈がみられるが，時に下位中枢の補充収縮も抑制され心停止をきたすこともあり，心電図モニターによる監視が必要である．デバイスのバックアップがあれば，安心であるが，右室ペーシングが出現すれば dyssynchrony が生じることもあり，その場合アミオダロンを中止するか，CRT へのバージョンアップを行うか病状から判断する．また静注薬の使用では，血圧低下や心源性ショックといった血行動態の破綻も少なからず経験する．また心不全による肝うっ血や多剤使用により肝予備能が低下した状態での投与は，肝障害をきたすことも少なくない．軽度であれば，経過観察可能であるが，中等度以上であれば，中止を考慮する．時に劇症型で発症し致死的な経過をたどることもありうる[2]．

A-3 慢性期の副作用

　遅れて出現するものとしては，甲状腺機能障害の頻度が高い．多くは甲状腺機能低下症として出現するが，亢進症として発症することもある．甲状腺機能低下症は，甲状腺ホルモンの補充にて投与継続が可能である．甲状腺機能亢進症の場合には，潜在的な甲状腺機能亢進症の合併がアミオダロンの含有するヨードにより顕在化する場合(I 型)と破壊性甲状腺炎による場合(II 型)に分けられ，I 型ではチアマゾールを，II 型ではプレドニゾロン投与の投与が勧められる．甲状腺亢進症は，経過とともに低下症へ移行することが多い．

　間質性肺炎は最も重篤な副作用の一つである．ほかの間質性肺炎に比べ多彩な病像を呈し，必ずしもびまん性の間質陰影だけではなく，偏在したスリガラス影で発症することが多い．また発症様式も徐々に発症する場合だけでなく，急速に進行し重篤化することも少なくない(図1)．徐々に進行する場合には，アミオダロンの減量や休薬にて改善することも多いが，急速に呼吸困難が進行する場合には，早期にステロイド治療を開始しなければならない．アミオダロンの消失半減期は 19～53 日と非常に長く，体内(おもに脂肪組織)に蓄積するため，中止しても薬剤の肺障害は遷延する．ステロイド投与は症状が軽快しても数か月継続しなければならず，ステロイド減量中の再然も少なからず経験し，十分なケアが必要である．早期発見としては，呼吸苦や咳の

自覚症状に留意する．肺機能検査における%DLcoの低下や血液検査におけるKL-6やSP-Dの上昇も重要であるが，必ずしも発症前に上昇するとは限らず，自覚症状があった場合に胸部単純写真とこれらの検査をあわせて発症の診断に用いる．

文献
1) Connolly SJ, et al. JAMA 2006；295：165-171
2) Chan AL, et al. Int J Clin Pharmacol Ther 2008；46：96-101

（吉田明弘）

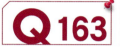 睡眠時無呼吸と不整脈の関係は？

　睡眠時無呼吸症候群（sleep apnea syndrome：SAS）は夜間の呼吸停止による低酸素血症を繰り返し，日中の眠気や活動低下をきたす症候群である．SASは呼吸停止のメカニズムによって閉塞性と中枢性に分類されるが，頻度が高いのは閉塞性SAS（obstructive SAS：OSAS）である．OSASは種々の循環器疾患と関連することが知られており，不整脈も高率に合併すると報告されている．

A-1 閉塞性睡眠時無呼吸症候群が心血管に与える影響

　OSASの病態は，気道の閉塞により10秒以上持続する無呼吸・低呼吸イベントが反復して起こるというものである．これらの閉塞性無呼吸によって，心血管系には以下の反応が生ずる．夜間無呼吸イベント中に生じる現象として，①胸腔内圧低下による心房および心室への伸展刺激，②一過性のPaO_2低下，$PaCO_2$上昇の2点があげられる．さらに無呼吸からの回復時には，③一過性の交感神経活動亢進をきたし，反射性の頻脈・血圧上昇を引き起こす．無呼吸イベントの度にこれら一連の反応が生じることにより，心血管系に反復した負荷がかかる．さらに，日中に起きる変化として，④睡眠の質の低下に伴う慢性的な精神的ストレス増大，⑤日中の持続的な交感神経活動亢進が持続的な心血管負荷を引き起こす．この両者の因子が不整脈をはじめとする心血管疾患の発症率を増大させる（図1）．OSASは多くの心血管疾患のリスク因子となり，高血圧・脳血管疾患・虚血性心疾患・心房細動・心臓突然死などとの関連が報告されている．

A-2 睡眠時無呼吸に合併する徐脈性不整脈

　夜間無呼吸イベント中は，低酸素血症および副交感神経活動亢進によって一過性徐脈がみられることが多い．頻度としては洞徐脈・洞停止の頻度が高く，次いで一過性房室ブロックが生じると報告されている．OSASに合併した徐脈性不整脈症例に対して電気生理学的検査を施行しても，洞結節機能や房室結節機能が障害されていることはまれであり，ほとんどが副交感神経活動亢進により生じた機能的なものである．健常者でもレム睡眠期に副交感神経活動が亢進して徐脈を伴うことは以前から報告されており，OSAS症例でも徐脈はレム睡眠時に多い．これらの徐脈性不整脈はOSASの治療により改善することが多く，ペースメーカ植込みを必要とする症例は少ない．

A-3 睡眠時無呼吸と心房細動の関連

　OSASと心房細動の関連は多くの研究で明らかにされている．OSAS症例の心房細動合併率が

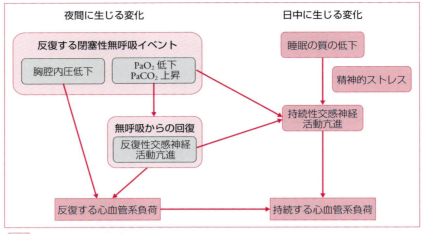

図1 OSASが心血管に与える影響

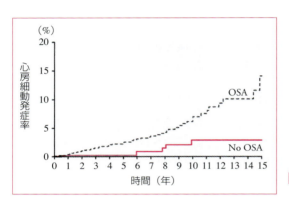

図2 OSAS症例の心房細動リスク
(Gami AS, et al. J Am Coll Cardiol 2007；49：565-571)

非OSAS症例に比べ有意に高い，あるいは心房細動症例の中にはOSASが多く認められる，などの横断研究も多く報告されているが，OSAS症例をその後追跡調査すると心房細動の発症率が有意に高いことから，OSASそのものが心房細動のリスクファクターであると考えられる（図2）[1]．さらにOSASに対する治療を行うと，心房細動の発症が抑制されることも同じ研究で認められた．OSASが心房細動を発症させるメカニズムとしては，急性期反応として胸腔内圧低下による心房伸展が催不整脈性を増大させること，および慢性期反応として心房への伸展刺激が心房の炎症を惹起し心房リモデリングを誘導することなどが報告されている．重症OSASを合併した症例では心房細動に対するカテーテルアブレーション後の再発率が高いことも報告されており，心房細動の予防・治療においてOSASの診断と治療は重要といえる．

A-4 心臓突然死リスクとしての睡眠時無呼吸

OSAS症例は，心血管イベントの発症率が高いことが知られているが，心臓突然死についても重症OSAS症例では有意に高いことが近年示された[2,3]．一日の中で心血管イベントが発症する時間帯を検討すると，非OSAS症例では午前中（午前6時〜午後2時）に最も多いのに対し，OSAS症例では夜間（午後10時〜午前6時）に最も多くみられると報告されている．以上より，OSASの心臓突然死には，夜間の無呼吸低呼吸発作が直接的に関与していると考えられるが，そ

の詳細なメカニズムはまだ明らかにされていない．

文献

1) Gami AS, et al.J Am Coll Cardiol 2007；49：565-571
2) Gami AS, et al.J Am Coll Cardiol 2013；62：610-616
3) Marin JM, et al.Lancet 2005；365：1046-1053

（笹野哲郎）

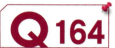

ブルガダ型心電図を健診でみたらどうする？

A-1 Brugada（ブルガダ）型心電図とは？

　Brugada型心電図は，2002年に報告された"Proposed Diagnostic Criteria for the Brugada Syndrome"[1]に基づき，Type 1～3に分類される．自然発生型および薬物誘発性Type 1心電図（上位肋間での心電図を含む）のみが治療の適応となりうる．

　健診で施行される12誘導心電図は通常肋間での記録であり，見つかるBrugada型心電図のほとんどはType 2または3である．

A-2 健診でBrugada型心電図を見つけたら

　健診でBrugada型心電図を見かけたら，健診施設はまず循環器内科の受診を勧めることが必要である．外来受診の際は，激しい動悸発作や失神発作の有無，45歳以下の若年での突然死の家族歴の有無を聴取する．

1）失神発作，突然死の家族歴がない場合

　これらがいずれもない場合は，発症し突然死するリスクは少なく，現在の日本のガイドラインでの植込み型除細動器（ICD）の適応もクラスIIb以下であり（表1），さらなる精査は不要である．

表1　ICD植込みの適応

クラスI	・心停止蘇生例． ・自然停止する多形性心室頻拍・心室細動が確認されている場合．
クラスIIa	・Brugada型心電図（coved型）を有する例*で，以下の3項目のうち，2項目以上を満たす場合． ①失神の既往． ②突然死の家族歴． ③心臓電気生理学的検査で心室細動が誘発される場合．
クラスIIb	・Brugada型心電図（coved型）を有する例*で，上記の3項目のうち，1項目のみを満たす場合．

*：薬物負荷，1肋間上の心電図記録で認めた場合も含む．
循環器病の診断と治療に関するガイドライン（2011年度合同研究班報告）．（班長：青沼和隆）：QT延長症候群（先天性・二次性）とBrugada症候群の診療に関するガイドライン（2012年改訂版）http://www.j-circ.or.jp/guideline/pdf/JCS2013_aonuma_h.pdf（2014年11月閲覧）

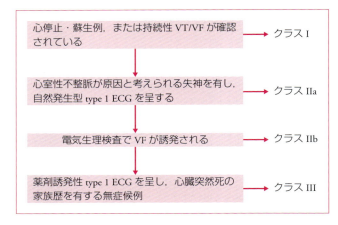

図1 HRS/EHRA/APHRS Expert Consensus Statement に基づく Brugada 症候群に対する ICD の適応
(Priori SG, et al. Heart Rhythm 2013；10：1932-1963 より改変)

2）失神発作を認める場合

　失神の原因精査が必要であり，てんかん，神経調節性失神など失神をきたす他の疾患の鑑別診断を行い，他の失神の原因を除外することが肝要である．あわせて健診時の心電図で自然発生型 Type 1 心電図を呈していない症例では，自然発生型あるいは薬物誘発性 Type 1 心電図を呈するかどうかを精査する必要がある．Brugada 型心電図は心電図の形態が日内変動，日差変動を呈することが明らかになっている．そこで上位肋間の V1，V2 誘導を含め，複数回 12 誘導心電図やホルター心電図を施行し自然発生型 Type 1 心電図の有無の精査を行う．

　他の失神の原因がなく自然発生型 Type 1 心電図を呈する症例は，さらに突然死の家族歴があれば日本のガイドライン上 ICD のクラス IIa 適応となり ICD の植込みを検討する．突然死の家族歴がなくても HRS/EHRA/APHRS Expert Consensus Statement[2]に基づく ICD のクラス IIa 適応となり（図1），ICD の植込みを検討してもよいであろう．これは電気生理学的検査（electrophysiologic[al] study：EPS）での VT/VF の誘発性の意義が否定的であり，また近年この Expert Consensus Statement での ICD クラス II 適応の日本人での妥当性が証明されたためである[3]．

　他の失神の原因がなく薬剤誘発型 Type 1 心電図を呈する症例は，突然死の家族歴が予後の規定因子としての重要性を示すエビデンスは少ないが，現時点では日本のガイドラインに従い，突然死の家族歴があれば日本のガイドライン上 ICD のクラス IIa 適応となり ICD の植込みを検討する．突然死の家族歴がない場合 EPS での VT/VF 誘発性の意義が否定的であり[3]，経過観察でよいと思われる．

3）失神の既往がなく若年での突然死の家族歴を認める場合

　突然死の家族歴および EPS での VT/VF の誘発性いずれも予後の規定因子としての重要性を示すエビデンスが乏しく，経過観察でよいと思われる．

4）Type 1 心電図を認めない症例

　自然発生型および薬物誘発性 Type 1 心電図を認めない症例は，非 Brugada 症候群と考え対応する．

文献

1) Wilde AA, et al. Circulation 2002；105：2514
2) Priori SG, et al. Heart Rhythm 2013；10：1932-1963
3) Takagi M, et al. Heart Rhythm 2014；11：1716-1720

〈髙木雅彦〉

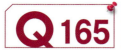 **Early Repolarization（早期再分極症候群）を健診でみたらどうする？**

A-1 early repolarization とは

　early repolarization（ER）は従来，正常亜型と考えられていたが，2008年に Haïssaguerre らによって心停止から蘇生した特発性心室細動（idiopathic ventricular fibrillation：IVF）症例に ER が多く認められることが報告されて以来[1]，同様に IVF 症例に ER が多く認められること，また一般健常人の中でも ER が認められる症例の中に予後不良な症例が存在することが報告され，再注目されている．ただし，報告によって ER の定義が異なり，また早期再分極パターン（ER pattern），早期再分極症候群（ER syndrome），J 波症候群，J point elevation など各報告でいろいろな表現が用いられ，定義・用語が混乱したが，2013年 HRS/EHRA/APHRS Expert Consensus Statement[2] によって早期再分極パターン（ER pattern），早期再分極症候群（ER syndrome）の定義が推奨された（表1）．現時点ではこの Expert Consensus Statement による ER の定義に基づいて診断したほうがよいと思われる．

A-2 ER のリスク評価法は？

　ER を認める症例のリスク評価法はいまだ確立していないが，表2 に示すような指標が報告されている．ER に伴う ST の形態は2011年の Tikkanen らの報告[3] の定義に準じて，horizontal/descending ST-segment は J 点終末から100 ms 以内に0.1 mV 以下の ST 上昇を認めるもの，ascending ST-segment は J 点終末から100 ms 以内に0.1 mV 以上の ST 上昇もしくは持続的に0.1 mV 以上の ST-T 上昇を認めるものと定義された（図1）．しかし，これらの指標は特に無症候例での有用性は確立されておらず，今後の検討課題である．

A-3 健診で ER を見つけたら

　健診で ER を見かけたら，健診施設で症状の有無の確認ができない場合はまずは循環器内科の

表1　早期再分極症候群と早期再分極パターンの定義

- ER syndrome は，心室細動/多形性心室頻拍から蘇生した既往のある患者において，下壁または側壁誘導の隣接する2つ以上の誘導において，1mm 以上のJ点の上昇を認める場合に診断される．
- ER syndrome は，突然死をきたした症例のうち，生前に上記と同じ所見を有する心電図を認め，剖検で異常を認めなかった場合に診断されうる．
- ER pattern は，上記と同じ心電図所見と認めるが，心室細動/多形性心室頻拍の既往がない場合に診断されうる．

（Priori SG, et al. Heart Rhythm 2013；10：1932-1963 より改変）

表2　早期再分極症候群のリスク評価（高リスクとなりうる指標）

- 心室細動，心停止既往例
- 原因不明の失神例
- 下壁誘導，あるいは下壁および側壁誘導のJ点または ST-segment の上昇が > 0.2 mV
- ER に伴う ST の形態が horizontal/descending ST segment．
- 徐脈や長いポーズ後にJ波の増高を認めるもの

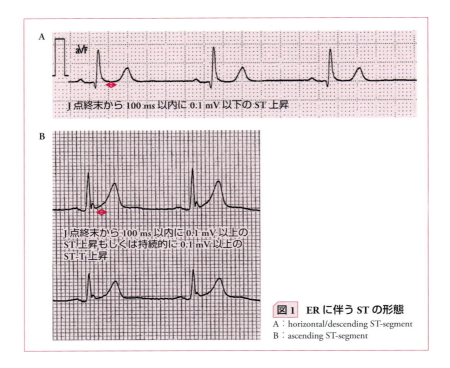

図1 ER に伴う ST の形態
A：horizontal/descending ST-segment
B：ascending ST-segment

受診を勧めることが望ましい．外来受診の際は失神発作の有無を聴取する．心停止既往例，心室細動既往例ではもちろん ICD 植込みが必須であるが，健診で見つかる症例ではこのような症例はまれと考えられる．精査のうえ，ほかに原因のない失神発作を認め，かつ下壁誘導または広範囲の誘導に 0.2 mV を超える J 点の上昇を認め horizontal ST を伴う症例では ICD の適応を考慮してもいいかもしれない．EPS の有用性についても明らかなエビデンスはない．

無症候例は，現時点では大部分の症例は予後良好であり，リスク評価法も確立していないためむやみに積極的な精査，加療を行わないことが望ましい．

文献

1) Haïssaguerre M, et al. N Engl J Med 2008；358：2016-2023
2) Priori SG, et al. Heart Rhythm 2013；10：1932-1963
3) Tikkanen JT, et al. Circulation 2011；123：2666-2673

（髙木雅彦）

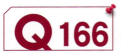

Q166 陳旧性心筋梗塞患者で非持続性心室頻拍がみられたら？

A-1 症状がない場合

心筋梗塞の既往をもつ症例に発生する非持続性心室頻拍はほとんどが無症状である．無症候性であっても低心機能症例においては，非持続性心室頻拍が予後不良の予測因子であることが示さ

れている．Multicenter unsustained tachycardia trial（MUSTT）において，無症候性の非持続性心室頻拍を有する左室駆出率40%以下の冠動脈疾患症例では，電気生理学的検査で持続性心室頻拍や心室細動が誘発される症例は予後が悪いことが示された[1]．

また，Multicenter automatic defibrillator implantation trial（MADIT）では，左室駆出率35%以下，非持続性心室頻拍を有し，電気生理学的検査で持続性心室頻拍，または心室細動が誘発された冠動脈疾患症例において，植込み型除細動器が予後を改善することが示されている[2]．

したがって，左室駆出率35〜40%以下で無症候性の心室頻拍を有する症例では，電気生理学的検査で持続性心室頻拍や心室細動が誘発されれば植込み型除細動器を考慮すべきと考える．ただし左室駆出率30%以下の場合や，左室駆出率35%以下でNYHAⅡあるいはⅢ度の心不全を有する場合には，非持続性心室頻拍の有無にかかわらず突然死リスクが高いことが示され，植込み型除細動器による予後改善も示されている．

心機能がよい症例の予後は良好であり，薬物による無症候性非持続性心室頻拍の抑制による予後のさらなる改善はなく，むしろⅠ群抗不整脈薬により不整脈を抑制しても予後を悪化させることが示されており[3]，禁忌とされている．左室駆出率が40%以上あり心不全のない症例では無症状の非持続性心室頻拍に対する抗不整脈薬治療は基本的に不要である．

A-2 症状がある場合

自覚症状がありQOLに影響するような場合には非持続性心室頻拍の治療を考慮する．

心筋梗塞例症例における非持続性心室頻拍には，心筋梗塞に関連するものばかりでなく，器質的心疾患のない症例に発生する特発性心室頻拍も生じ得る．特発性心室頻拍は心室流出路を起源とすることが多く，その場合には左脚ブロック＋下方軸型のQRS波形を示す．心筋梗塞に関連した心室頻拍は梗塞領域やその周辺から発生することが多く，それに一致したQRS波形を示す．

心筋梗塞に関連する非持続性心室頻拍の場合，治療の第1選択はβ遮断薬を中心とする薬物療法である．原疾患に対してβ遮断薬が投与される例が多いが，投与されていない場合や投与されていても用量が不十分である場合には，まずは十分量のβ遮断薬を投与する．無効例では抗不整脈薬を考慮する．Ⅰ群抗不整脈薬は予後を悪化させる[3]ため投与を避ける．ソタロールとアミオダロンは予後を悪化させるエビデンスがなく投与可能である．心不全のある場合にはソタロールの使用は避け，アミオダロンを第1選択とする．左室駆出率が35〜40%以下の場合は無症候性の場合と同様に突然死リスクを評価して植込み型除細動器を考慮する．

一方，心筋梗塞とは無関係の特発性心室頻拍はカテーテルアブレーションの有効性が高いため，第1選択であるβ遮断薬の効果が不十分な場合カテーテル心筋焼灼術を考慮する．

文献

1) Buxton AE, et al. N Engl J Med 2000；342：1937-1945
2) Moss AJ, et al. N Engl J Med 1996；335：1933-1940
3) The cardiac arrhythmia suppression trial（cast） investigators. N Engl J Med 1989；321：406-412

（宮内靖史）

Q167 開心術に合併する不整脈とその対応は？

　開心術に合併する不整脈には，術後早期に発生する周術期不整脈と，遠隔期不整脈に分けられ，これら二つは意義や治療の面で大きく異なる．周術期不整脈は上室性・心室性不整脈ともに頻度が高く，死亡率の上昇，入院期間の延長の因子となるため適切な予防と治療が必要である．術後遠隔期には心房細動や心房頻拍などの上室不整脈が発生し，特に心房頻拍や薬物療法によるコントロールが困難な症例が存在する．

A-1 周術期に発生する上室不整脈への対応

1) 頻度・原因・意義

　心臓手術周術期には心房細動が10～65％で発生する．その頻度は手術の種類によって異なり，冠動脈バイパス術（coronary artery bypass grafting：CABG）後では5～70％（平均26％），開心術では33～49％と高頻度である．ほとんどが手術7日以内に発生し，2～3日後の発生頻度が最も高いとされている．周術期心房細動の原因は，手術後の炎症，交感神経活動の亢進，血行動態の悪化，電解質バランスの変化と考えられている．高齢者，高血圧，慢性閉塞性肺疾患，心不全症例では発生頻度が増加する．また，術中に長時間の大動脈遮断を行った症例，術後に肺炎を併発した症例も頻度が増加する．周術期心房細動のほとんどが2週間以内に消失するが，発生例においては死亡率の上昇（9.7％），入院期間の延長やICU滞在期間の延長，周術期心筋梗塞や心不全の発生頻度が増加するため，その予防と適切な治療が重要である．

2) 予防と治療

　β遮断薬は種類を問わず予防に有用である（平均77％抑制）．特に術前からの投与により高い効果（82％抑制）が得られるため，低血圧や徐脈で使用できない場合以外は，術前から使用すべきである．徐脈症例では心房ペーシングの併用により投与することが可能で，ペーシング自体による頻拍の予防効果との相乗効果が期待できる．ジゴキシンやベラパミルは心房細動の発生自体は抑制しないが，発生時の心拍数コントロールの薬剤としては有用である．

　抗不整脈薬としてはアミオダロンが術前からの経口服用や術後の静注薬投与により，心房細動の発生を26～45％抑制することが示されている．ソタロールも術後心房細動の発生を抑制するが，その効果はβ遮断作用によると考えられている．Naチャネル遮断薬ではプロカインアミドやプロパフェノンの有用性が少数例で報告されているが，陰性変力作用を有するため心機能低下例では注意が必要である．抗炎症作用をもつとされるスタチンやn-3不飽和脂肪酸の予防効果も示されている．

A-2 周術期に発生する心室不整脈への対応

　心臓手術後に持続性心室頻拍や心室細動が発生する頻度は2％以下と低いものの，補助循環を必要とする低心拍出状態や冠動脈バイパス術後のグラフト不全例に発生することが多いため予後は非常に悪く，出現時には除細動やアミオダロン・ニフェカラント・β遮断薬などの薬物で対処しつつ原因を究明しその対策を行うことが重要である．

　一方，およそ50％の症例で非持続性心室頻拍（nonsustained ventricular tachycardia：NSVT）が出現するが，NSVTは予後とは無関係であり，リズム不整により大動脈バルーンパンピングの効率が悪化する症例や，わずかな血行動態の悪化により臓器虚血が引き起こされるような症例以外は治

療する必要がない．

A-3 遠隔期に発生する上室不整脈への対応

1）病態・病因

　開心術を行う症例では，長年にわたる原疾患による心房圧負荷・容量負荷によって心房筋が障害されている．そこに心房切開を行うと，切開線が伝導障壁となり，その周囲を旋回するリエントリー性の心房頻拍が発生する．心房中隔欠損などの先天性心疾患の手術では右房自由壁の切開線周囲を旋回する心房頻拍，また僧房弁膜症手術においては，上方経中隔アプローチによる手術が行われた症例において同様の心房頻拍が発生する．僧帽弁手術の通常のアプローチとして用いられる右側左房切開では心房頻拍の発生はまれである．

2）治療

　心房頻拍に対する抗不整脈薬としては，アミオダロンやベプリジルなどのIII群抗不整脈薬が最も有効である．しかし無効例も多く，また心房頻拍はβ遮断薬やカルシウム拮抗薬による心拍数コントロールがむずかしいことが多く，薬物療法でのコントロールが困難なことがある．そのような場合にはカテーテル心筋焼灼術を行う．三次元マッピングシステムを用いて頻拍回路を同定し焼灼部位を決定する[1]．切開線周囲のリエントリー性心房頻拍は比較的治療が容易であるが，障害心筋を基質とした複数の頻拍が出現する症例は治療しきれないことがある．薬物療法やカテーテルアブレーションが無効な場合には，ペースメーカを植込みと房室結節アブレーション（Pace and Ablate）をせざるを得ないこともある．

文献

1) 宮内靖史．心房粗動・心房頻拍に対するカテーテルアブレーション．池田隆徳，他(編)，1冊でわかる不整脈のカテーテル・デバイス治療．第1版，南江堂，2010；57-92

〔宮内靖史〕

20章　デバイス治療

Q168　ペースメーカはどういう機能があるのか？どういう種類があるのか？

A-1　ペースメーカの本体とリードおよびプログラマー

　ペースメーカは通常，胸部に植込まれる．ヨウ素リチウム電池などが利用され，電池寿命は10年前後である．

　リードには，心筋リードと心内膜リードがある．心筋リードの使用は，心臓手術後患者，小児に限定されており，一般的には心内膜リードが使用されている．心内膜リードは，鎖骨下静脈穿刺もしくは，橈側腕頭皮静脈（cephalic vein）の切開法にて経静脈的に挿入し，右室心尖部および右心耳に留置するのが一般的であるが，血行動態や心房細動予防の観点より中隔に留置されることもある．ペースメーカ本体は，前胸部皮下，大胸筋筋膜上に植込まれるので，開胸手術は不要である（図1）．リードの構造には，単極と双極があり，単極の場合，ペースメーカ本体が不関電極となる．単極リードは，構造が単純である利点があるが，筋電位や電磁波などの干渉を受けやすい．一方，双極リードは干渉を受けづらいが，構造が複雑で，径が太く，故障しやすい可能性がある．リードの固定には，先端にヒゲの付いた tined 型と，ねじ込み式の screw-in 型がある．

　プログラマーを用いることにより，ペーシング出力，感度などの設定を外部より変更することができる．電池残量や設定された条件を引き出すこともできる．ホルター心電図記録機能も備わっており，ペースメーカ本体のメモリーに残された記録をみることができる．

A-2　ペーシング刺激閾値

　心筋を興奮させるのに必要な最小の刺激の強さを刺激閾値という．エネルギーは電圧，電流，

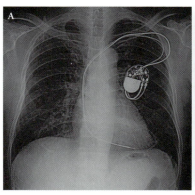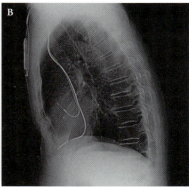

図1　ペースメーカ植込み症例の胸部X線写真
A：正面，B：側面　心室電極は右室心尖部に，心房電極は右心耳に留置され，左前胸部皮下，大胸筋筋膜上にペースメーカ本体が植込まれている．

刺激時間により決まる．永久ペースメーカでは，電流を変化させ電圧を設定値に維持する定電圧方式がとられている．刺激時間を延長していくと，電圧，電流閾値は低下していくがその効果は徐々に減弱し，刺激時間を延長しても電流，電圧閾値は低下しなくなる．0.5 msec 付近で効率が最もよく 2 msec を超える設定は電池の無駄遣いとなるだけである．ペーシング出力は通常，閾値の 2 倍以上の安全域を確保して設定する．

刺激閾値はペースメーカ植込み後 1 ～ 2 週間は上昇する．その後，低下し 2 ～ 3 か月で定常状態に達するが，植込み時の 2 倍前後まで上昇することを考えておく必要がある．閾値の上昇は電極と接した部分の炎症，線維化によるものと考えられ，電極先端よりステロイド薬が溶出する電極により，閾値の上昇は抑えられるようになった．

A-3 センシング閾値

ペースメーカが自己の心拍を認識するうえで必要とされる最低の電位の高さを，センシング閾値という．実際には，自己の心室，心房波を認識し，T 波や筋電位や雑音と区別するために波高だけではなく，バンド・パス・フィルターやスルー・レートが設定されているが，変更できるのは波高のみである．

感度設定が高過ぎると，自己心拍を認識できないアンダーセンシングの危険があり，低過ぎると，筋電位，雑音を自己心拍と誤認識するオーバーセンシングの危険がある．ペースメーカの感度は，安全域を確保してセンシング閾値の 2 分の 1 以下に設定する．

A-4 心拍応答機能

必要に応じて，ペーシング心拍数を増加させる機能が心拍応答機能である．センサーとして，体動，分時換気量，QT 時間が実用化されている．体動感知型は反応は速いが，心拍数は体動のみで決まるものではなく，非生理的センサーである．分時換気量，QT 時間は生理的センサーであるが反応が遅い．そこでこの 2 種類のセンサーを組み合わせた dual sensor（二重感知器）が実用化されている．

A-5 ペーシングモード

レート固定式にペーシングすると，自己心拍と競合して，かえって不快感を与えたり，自己心拍の T 波上にペーシングスパイクが重なり（spike on T），心室細動を誘発する危険がある．自己心拍を優先し，競合を防ぐ機能をデマンド機能という．デマンド機能には，抑制型（inhibition）と同期型（trigger）がある．自己心拍が検出された場合，次の刺激を取り消すのが抑制型である．抑制型では，オーバーセンシングが起こったときに心停止が起こる危険がある．感知された自己心電位に対し，同時に刺激を与えることにより無効刺激として，結果的に競合を防ぐのが同期型である．オーバーセンシング時にもペーシングがされるので心停止を防げるが，自己心拍が続いてもペーシングが続くので電池が消耗される．心房と心室の間で同期を行うのが追従（tracking）機能である．心房ペーシングもしくは心房感知の後，設定された atrioventricular（AV）delay（心電図の PQ 間隔にあたる）の間を置いて心室ペーシングがされる．

複雑になったペースメーカの機能を表示するために，ICHD（Inter-Society Commission for Heart Disease Resource）コードが用いられる（表 1）．

表1 ICHD(Inter-Society Commission for Heart Disease Resource)コード

1文字目	2文字目	3文字目
ペーシング部位	センシング部位	モード(デマンド機能)
A：心房 V：心室 D：心房心室両方 O：いずれも含まない	A：心房 V：心室 D：心房心室両方 O：いずれも含まない	I：抑制機能 T：同期機能 D：抑制および同期機能 O：いずれも持たない
ペースメーカを心室，心房いずれにも使用できる場合，ペースメーカの機能としては，A，Vの代わりにSを用いることがある		心拍応答機能を有する場合末尾にRを付けるのが一般的である

A-6 生理的ペーシングと非生理的ペーシング

正常では，心房，心室の収縮が規則正しく繰り返されることにより，心臓のポンプ機能が保たれる．心房，心室の協調性の有無により，協調性のある生理的ペーシング(AAI，DDD，VDDなど)と協調性のない非生理的ペーシング(VVIなど)に分けられる．心房の心拍出量に対する寄与は20～30%であり，心房心室協調性のない非生理的ペースメーカではこの部分が失われ，生理的ペースメーカにより心機能は改善する．心室から心房へ，逆行性の伝導があると，心房収縮が心室収縮に重なり，心機能が障害され，心房負荷が高まり，心房細動が発生しやすくなる．ペースメーカによりかえって不快症状が起こることをペースメーカ症候群という，非生理的ペースメーカで起こることが多く，心房収縮と心室収縮がばらばらになるために血行動態が変動したり，室房逆行性伝導による心機能低下が原因となる．

ペースメーカ植込み症例，特に洞不全症候群(sick sinus syndrome：SSS)においては，しばしば心房細動が合併する．生理的ペースメーカに比べ非生理的ペースメーカにおいては，心房細動・塞栓症の発生頻度が高い．

参考文献
・石川利之．心臓ペーシングのすべて．改訂2版，中外医学社，2012

(石川利之)

Q169 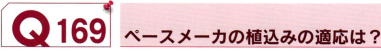ペースメーカの植込みの適応は？

A-1 ペースメーカ植込みの適応[1]となる疾患

ペースメーカ植込みの適応を示す．

(1) クラスI：有益であるという根拠があり，適応であることが一般に同意されている
(2) クラスIIa：有益であるという意見が多いもの
(3) クラスIIb：有益であるという意見が少ないもの
(4) クラスIII：有益でないまたは有害であり，適応でないことで意見が一致している

ペースメーカ植込みの適応となる疾患には，房室ブロック，洞不全症候群(SSS)，徐脈性心房細動(atrial fibrillation bradycardia)がある．可逆的原因による場合は植込み適応とならない．
　ペースメーカの適応を決めるうえで最も重要なことは，自覚症状の改善と事故の予防である．そこで，病歴の聴取が極めて重要である．標準12誘導心電図，胸部X線撮影(心拡大とうっ血)，運動負荷検査(虚血の有無と運動耐応能)，心エコー(基礎心疾患および心機能)などの基本的検査が重要であるが，発作的に心停止が起こる場合，発作時の心電図を記録することは困難である．発作時の心電図を記録するためにはホルター心電図記録が最も有用である．無拘束下での心拍数をみることで，徐脈の程度や心拍応答機能(運動時の脈拍の上昇)を確認できる．それでもなかなか発作時の心電図を記録できない場合，植込み型ループ式心電計が有用である．
　徐脈性不整脈に対する電気生理学的検査の感度は低く，診断的価値は低い．特に洞不全症候群のペースメーカ植込み適応は自覚症状による．電気生理学的検査により洞不全症候群のペースメーカ植込み適応を決定することはできない．

A -2 房室ブロックのペースメーカ植込み適応

　日本における房室ブロックのペースメーカ植込み適応を以下に示す[1]．

房室ブロック
Class I：
1. 徐脈による明らかな臨床症状を有する第2度，高度または第3度房室ブロック
2. 高度または第3度房室ブロックで以下のいずれかを伴う場合
    (1) 投与不可欠な薬剤によるもの
    (2) 改善の予測が不可能な術後房室ブロック
    (3) 房室接合部のカテーテルアブレーション後
    (4) 進行性の神経筋疾患に伴う房室ブロック
    (5) 覚醒時に著明な徐脈や長時間の心室停止を示すもの

Class II a：
1. 症状のない持続性の第3度房室ブロック
2. 症状のない第2度または高度房室ブロックで，以下のいずれかを伴う場合
    (1) ブロック部位がHis束内またはHis束下のもの
    (2) 徐脈による進行性の心拡大を伴うもの
    (3) 運動または硫酸アトロピン負荷で伝導が不変もしくは悪化するもの
3. 徐脈によると思われる症状があり，他に原因のない第1度房室ブロックで，ブロック部位がHis束内またはHis束下のもの

Class II b：
1. 至適房室間隔設定により血行動態の改善が期待できる心不全を伴う第1度房室ブロック

　自覚症状を伴う場合は，房室ブロックのタイプにかかわらずペースメーカの植込み適応となる．房室ブロックは自覚症状がなくとも事故を起こすことがあり，無症状であってもペースメーカ適応になることがある．恒久的3度房室ブロックは自覚症状，ブロック部位にかかわらずペースメーカの植込み適応となる．覚醒時に房室ブロックによる3秒以上の心停止が認められた場合

は自覚症状の有無にかかわらずペースメーカの植込み適応となる．症状のない1度房室ブロックとAH（心房-ヒス束間）ブロックで起こるWenckebach型2度房室ブロックには原則として，ペースメーカ植込みは不要であるが，ヒス束以下のブロックで起こるMobitz II 型2度房室ブロックにはペースメーカ植込みが必要である．右脚ブロックと左脚ブロックが混在する交代性脚ブロックはHVブロックによる完全房室ブロックに進展する危険性が高く，ペースメーカの植込み適応となる．運動中ではむしろ房室ブロックは改善することが多いが，運動やアトロピン負荷により悪化する場合はヒス束以下のブロックで，ペースメーカが必要であることが多い．房室ブロックの原因が薬剤による場合であっても，その薬剤が必要不可欠の場合はペースメーカ植込み適応となる．

A-3 洞不全症候群のペースメーカ植込み適応

日本における洞不全症候群のペースメーカ植込み適応を以下に示す[1]．

洞機能不全症候群
Class I：
1. 失神，痙攣，眼前暗黒感，めまい，息切れ，易疲労感等の症状あるいは心不全があり，それが洞結節機能低下に基づく徐脈，洞房ブロック，洞停止あるいは運動時の心拍応答不全によることが確認された場合．それが長期間の必要不可欠な薬剤投与による場合を含む

Class II a：
1. 上記の症状があり，徐脈や心室停止を認めるが，両者の関連が明確でない場合
2. 徐脈頻脈症候群で，頻脈に対して必要不可欠な薬剤により徐脈を来たす場合

Class II b：
1. 症状のない洞房ブロックや洞停止

潜在性の洞不全症候群はまれではなく，必ずしも治療を必要としない．まれに突然死もあるが洞不全症候群の生命予後は比較的良好とされており，ペースメーカ植込みの適応を決定するためには徐脈に基づく自覚症状の有無が最も重要である．特に，失神に伴う事故予防（転倒，転落，交通事故など）が重要である．洞不全症候群は本来，自覚症状がなければ治療の必要性はないとされている．しかし，現在ではよくても将来にわたって事故が起こらないとは保証できない．4〜5秒以上の心停止をみた場合，疾患の進行性の問題もあり，はっきりした自覚症状がなくても事故予防のためにペースメーカが植込まれることが多い．徐脈を起こす薬を使用していないにもかかわらず，1日総心拍数85,000以下の徐脈は異常である．1日総心拍数65,000拍前後より要注意であり，1日総心拍数50,000拍前後になると心拡大と運動耐容能の低下が避けがたい．

洞不全症候群患者は高率に心房細動を起こす．その結果脳梗塞を起こしやすいので，その予防も重要である．心房細動に使われる薬の多くは洞機能を抑制するため，ペースメーカの植込みなしに使用することは危険である．心停止による失神が薬剤による場合であっても，その薬剤が必要不可欠の場合はペースメーカ植込み適応となる．

A-4 徐脈性心房細動のペースメーカ植込み適応

日本における徐脈性心房細動のペースメーカ植込み適応を以下に示す[1]．

徐脈性心房細動

Class I：
1. 失神，痙攣，眼前暗黒感，めまい，息切れ，易疲労感等の症状あるいは心不全があり，それが徐脈や心室停止によるものであることが確認された場合．それが長期間の必要不可欠な薬剤投与による場合を含む

Class II a：
1. 上記の症状があり，徐脈や心室停止を認めるが，両者の関連が明確でない場合

ペースメーカ植込みの適応の決定には徐脈に基づく自覚症状の有無が最も重要である．

文献

1) 循環器病の診断と治療に関するガイドライン（2010年度合同研究班報告）．（班長：奥村　謙）：不整脈の非薬物治療ガイドライン（2011年改訂版）．http://www.j-circ.or.jp/guideline/pdf/JCS2011_okumura_h.pdf（2014年9月閲覧）

（石川利之）

Q170 ペースメーカが作動すると心電図ではどのようになるか？

A -1 ペーシングスパイクと自己波形とは異なるP波，QRS波が認められる

通常ペースメーカが作動すると心電図にて，スパイク波形が認められるので自己脈とは鑑別がつくことが多いが，出力が低く設定されていたり，心電計のフィルターの強さやベクトルの方向によってはスパイク波形が認められにくいこともある．生理的な心臓の興奮に比べ，ペースメー

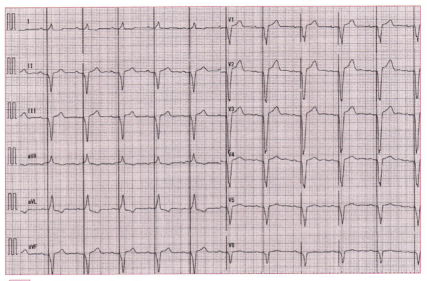

図1 右室心尖部ペーシング
I, aVR誘導以外はQSパターンとなっている．

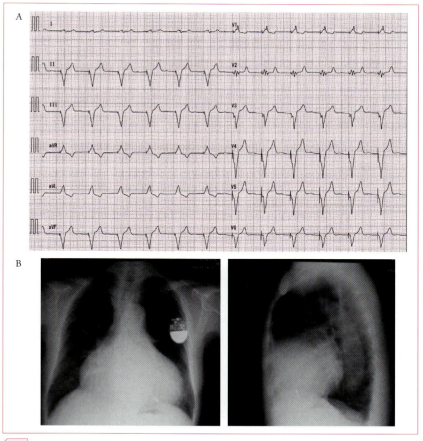

図2 右脚ブロック波形を呈する右室ペーシング
胸部X線にみられるように(B)右室が大きく心室リードが後方を向いて固定されている(側面像)．よってV1リードでは向かってくるベクトルをみるためにQRS波が上方を向いていると思われる．

カから発せられた刺激により起こる心筋の興奮は非生理的であるため，当然ながら自己脈とは興奮パターンが異なる．

　心房ではリード留置部位によりP波の平均ベクトルが変化する．最も頻度が多い右心耳に心房リードが留置された場合，洞調律のP波に比べ若干ベクトルが上方に向くことが多いので下壁誘導では軽度P波高が低くなる．またBachmann束から離れており，左房までの距離的も長いため，P波幅も広くなる．右心耳留置に比べ心房中隔に留置された場合は，左房までの伝導時間が短くなるためP波幅は狭くなり，時に洞調律時より狭くなる．心房中隔留置では高位中隔であればベクトルが下方に向くため，下壁誘導で陽性となり，時に洞調律時よりP波が高く記録される．一方低位中隔に留置された場合は下壁誘導で陰性あるいは非常に低いP波が記録される．

　右心室リードは通常心内膜に留置され，心室の興奮は心内膜からはじまるのであるが，正常のプルキンエ系を介する興奮とは異なるため，QRS幅は延長する．最も多い心尖部留置では前胸部誘導は少なくともV3～4くらいまではほぼQSパターンを示し，四肢誘導ではI, aVR誘導以外は陰性のことが多い(図1)．近年心尖部ペーシングの弊害が指摘されるようになり，心室中隔留置が提唱されているが，心室中隔留置といっても所詮はヒス・プルキンエ系を直接捕捉できる

わけではないので，正常 QRS 波形よりは幅の広いものとなる．基本的には心尖部であろうと中隔であろうと左脚ブロック波形となるが，右室心尖部が左室全面まで巻いているような状態では V1 誘導で R 波が高くなるような症例も認められる（図 2）．

左室リードは冠静脈を介して心外膜に留置され，心室の興奮は刺激伝導系からの興奮と異なり心外膜から興奮する．よって左室ペーシング波形は幅が広く，WPW 症候群のデルタ波のように立ち上がりが遅い波形となることが多い．右室ペーシングとは異なり，通常右脚ブロックとなり，I 誘導は S 波が深くなる．

（三橋武司）

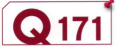

ペースメーカがうまく作動しないときの心電図はどうなるか？

A-1 「感知不全」と「ペーシング不全」がある

ペースメーカがうまく作動しないというのは大きく分けると感知不全とペーシング不全がある．このような状態に陥るのは，本体の機械的異常が原因となることは非常にまれで，一般には不適切な設定やリードトラブルによって起こることが多い．つまりペースメーカ本体は適切に作動していると判断しているので，イベントとして記録が残らないことが多いので注意が必要である．

感知不全にはアンダーセンシングとオーバーセンシングがある．ペースメーカは興奮が感知あるいはペーシングが行われるとそこから設定されたタイマーが作動し，そのタイマー以内に興奮波を感知できない場合は刺激を放出する．よってアンダーセンシングが起こるとタイマーが作動しないわけであるから，あらかじめ設定された最低心拍数よりも早いタイミングでペーシングが出力される可能性がある．これが心室で起こると時に T 波のタイミングでペーシングが行われ，R on T となり多形心室頻拍を誘発し致死的となることもあるが，波高の高い心室でアンダーセンシングが起こるのはまれで，リード断線時など特殊な場合である．一方心房ではもともと波高が低く，また心房細動時にはさらには波高が減高するためしばしばアンダーセンシングが起こる．この場合心房細動になっても DDD モードから DDI モードに変わるモードスイッチが行われなく，上限心拍数に近い心室ペーシングが行われたり，心房細動中にもかかわらず心房ペーシングが行われてしまう．

オーバーセンシングはその逆で何らかのシグナルを感知し，タイマーがそのタイミングでリセットされてしまう現象である．よって最低心拍数より遅いタイミングまでペーシングされない

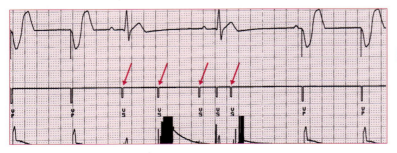

図1 心室リード断線によるノイズのオーバーセンシング

心室リード断線によるノイズを矢印のごとく心室波と誤ってセンシングしてしまい，ペーシングが抑制されている．設定は VVI60 である．幸いなことに自己脈があるため心停止にはなっていない．

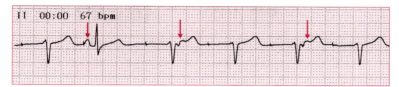

図2 心房のペーシング不全
矢印にP波を示すが，最初の矢印のP波はスパイクを伴っており，ペーシングされている可能性が高いが，それ以外のスパイクにはP波が伴っておらず，全く別個にP波が認められる．

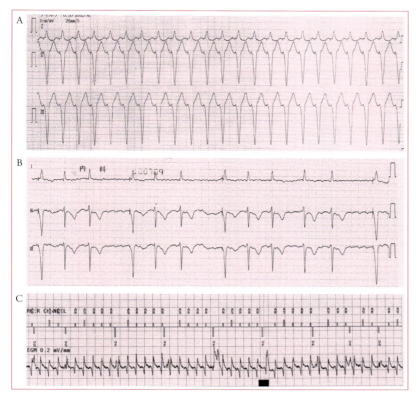

図3 心房粗動に伴う上限心拍数に近い心室ペーシング
本例は房室中隔欠損症術後の患者である．動悸を主訴に外来を受診した(A)．若年であったためペースメーカの設定はDDD50-150としていた．設定をDDI50と設定すると心電図はBのようになり，動悸は消失した．心内心電図(Cの下段が心房電位)では心房電位がほぼ規則正しい心房粗動であった．

(図1)．オーバーセンシングされるシグナルが少ない場合は，臨床的に問題となることは少ないが，リード断線などのように持続してオーバーセンシングされるシグナルが認められる場合はペーシングが抑制され，心停止となりうる．アンダーセンシング，オーバーセンシングいずれにしても適切な感度の設定とその原因を見つけ対処することが大切である．

ペーシング不全はリードの問題と心筋そのものの問題で生じる．心電図としてはスパイクが認められるが，それに伴う脱分極波(P波ないしはQRS波)が認められない(図2)．前項で述べたように12誘導心電図ではスパイクが見えない場合もあり，オーバーセンシングと鑑別が必要になる場合もある．

設定された最低心拍数より遅いタイミングでペーシングが行われているのは明らかに異常でオーバーセンシングかペーシング不全が考えられ，至急何らかの対処が必要である．一方，早いタイミングでペーシングが行われている場合は前述のようにペースメーカ本体は正常作動として作動していることが大部分である．鑑別のためにはこの場合は一番単純なVVIモードにすることでペースメーカの挙動がわかることがある(図3)．

(三橋武司)

Q172 ペースメーカ植込み患者のST-T変化はどう診断する？

A -1 二次性ST-T変化が起こる

　虚血性変化などによって起こるST-T変化は，静止膜電位の変化により起こる（一次的変化）．それに対して伝導障害が発生するとQRS幅の延長に伴いST-T部分やT波が二次的に変化する（ventricular gradient）．伝導障害に伴って起こる二次的ST-T変化がある場合に一次的変化の判定は時にむずかしくなる．

　ペースメーカ植込み患者，特に右心室ペーシングが行われている患者は原則的に左脚ブロック波形となる．通常左脚ブロックも心室ペーシング患者もⅠ, aVL, V5,6誘導ではT波が陰転化し，それに引っ張られるようにST部分は低下する．V1,V2誘導では逆にT波は上向きとなり，ST部分は上昇する．下壁心筋梗塞のST上昇は注意をすればわかる場合もある（図1）が，微妙な変化にとどまる場合もあり疑ってみないと見逃す可能性もある．臨床症状が重要で，以前の心電図があれば参考になる（図2）．

　一方，一過性虚血によるST低下は左脚ブロック患者と同様でかなり絶望的である．連続的な記録があれば多少参考になるが，ST低下の程度だけで特に虚血性心疾患を診断することはむずかしい．逆にこれらの誘導でT波が陽転化している場合は何らかの異常を疑い，心エコーなどで壁運動を評価する必要がある．

　参考までにST-T変化だけでなく，QRS波形にも注目が必要である．左脚ブロックでは興奮開始時の小さなQ波は消失していることが多く，左側胸部誘導でQ波を伴っていたり，R波の上行脚にノッチを認める場合は陳旧性心筋梗塞などの心筋壊死所見を示唆する．

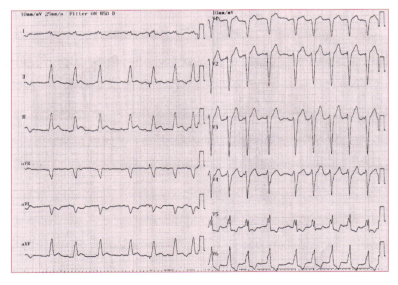

図1　心室ペーシング患者が下壁心筋梗塞を合併した心電図
86歳の男性で1年前に高度房室ブロックに対して，DDDペースメーカ植込みがされていた症例．1時間以上持続する非典型的胸痛のため来院．わずかながらⅡ, Ⅲ, aVF誘導でST上昇が認められる．Ⅰ, aVL, V5, 6誘導のST部分も低下して見えるが，いずれにしても微妙な変化である．ちなみにこの時は心房細動で心房のアンダーセンシングがあり，モードスイッチが入っていないようである．

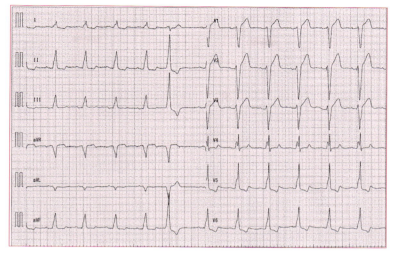

図2 図1と同じ症例の発症前の心電図

図1と比べるとST上昇の差異がわかりやすい．本例は左回旋枝不完全閉塞による心筋梗塞であった．また高齢なためか症状も非典型的であったため診断確定に苦慮した症例である．

（三橋武司）

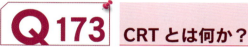

CRTとは何か？

A -1 心不全治療のための心臓ペーシング法である

　心臓再同期療法（cardiac resynchronization therapy：CRT）とは，心室内伝導障害を伴う心不全患者に対するペースメーカ機能を用いた心不全治療の一方法である．

　心不全は様々な基礎疾患（虚血性心疾患，高血圧性，拡張型心筋症など）により心臓のポンプ機能が低下するために様々な症状を伴う症候群である．心不全患者では心室内伝導障害が多く存在すること，また心室内伝導障害のある心不全患者の予後が悪いことが疫学調査にてわかっている．イタリアの5,517名の心不全レジストリーでは，心室内伝導障害が左脚ブロック25.2％，右脚ブロック6.1％，非特異的心室内伝導障害6.1％の割合で存在し，左脚ブロックが死亡と突然死の予知因子であったと報告されている[1]（図1）．Shamimらは心不全患者を心電図のQRS幅で3群に分けて（120 ms＜，120〜160 ms，160 ms＞）36か月間の予後調査を行った．結果，QRS幅が広いほど予後は悪かった[2]．

　心室内伝導障害（特に左脚ブロック）があると，右脚を伝わった電気興奮が右心室側から先に心筋を収縮させて，左心室の側壁側は遅れて収縮する（心室内同期不全）．その結果，心室内伝導障害は以下のような影響を血行動態に与える．①心室中隔壁運動の異常，②左室拡張期充満時間の短縮，③左室dP/dtの低下・脈圧の低下，④僧帽弁逆流時間の延長，⑤左室駆出率・心拍出量の低下が起こる．これらの現象の結果，心不全が増悪する．

　心臓再同期療法とは，右心房・右心室・左心室側壁にペーシングリードを留置し，左心室中隔壁と左心室側壁を同時にペーシングすることで心室内同期不全を改善する治療方法である．多くの症例では左心室側壁に冠状静脈経由でペーシングリードを留置する（図2）．

　この治療方法によって前述した心室内伝導障害による悪影響が改善され，その結果心不全も改

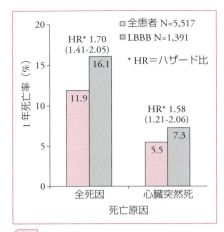

図1 左脚ブロック症例の1年死亡率

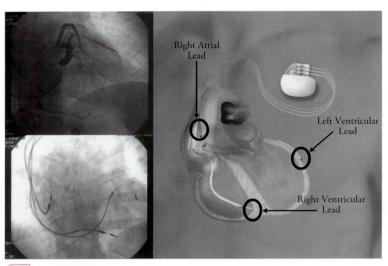

図2 心臓再同期療法
cardiac resynchronization therapy：CRT

善する[3].

文献

1) Baldasseroni S, et al. Am Heart J 2002；143：398-405
2) Shamim W, et al. Int J Cardiol 1999；70：171-178
3) Abraham WT, et al. N Engl J Med 2002；346：1845-1853

（安藤献児）

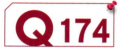 CRTを植込むと臨床上何が期待できるか？

A-1 心不全が改善する

　前述のように心臓再同期療法は，心不全があり心室内伝導障害のある患者に対して効果があるが，すでに多数の臨床試験が心臓再同期療法に関して行われている．臨床試験のエントリー基準は，基本的に洞調律で，β遮断薬やACE阻害薬・ARBを含む十分な薬物療法にもかかわらず軽症から重症（NYHA機能分類 II～IV度）の心不全症状があり，心電図のQRS幅が120～130 ms以上に延長しており，そして左室駆出率は35％以下である．ほとんどの臨床試験においてCRT群で対照群よりも有意に良好な結果となっている．

　MIRACLE試験[1]は，最適な薬物療法にもかかわらずNYHA機能分類 III～IV度の心不全症状を有する低心機能患者（左室駆出率35％以下）で，心電図のQRS幅130 ms以上を有する患者を，CRT治療群と対照群に分け6か月間フォローアップした．主要エンドポイントは，①NYHA機能分類，②QOLスコア，③6分間歩行距離であり，そのすべてが有意にCRT治療群で改善された．

　COMPANION試験[2]では，NYHA機能分類 III～IV度・左室駆出率35％以下・QRS幅120 ms以上の心不全患者が，至適薬物療法群（n=308），CRT群（n=618），CRT-ICD群（n=595）の3群に割付けられた．この試験の主要エンドポイントは全死亡＋全入院であったが，CRT群，CRT-ICD群はともに至適薬物治療群と比較して有意にイベントを低下させた．また2次エンドポイントの中の一つが全死亡であった．全死亡に関しCRT群は至適薬物治療群と比較し全死亡を低下させる傾向はあったが有意ではなかった．一方CRT-ICD群は至適薬物治療群と比較して心不全死に加えて不整脈死を減少させることにより，有意に全死亡を減少させた．

　その他の臨床試験もまとめると心臓再同期療法を行うことで臨床上**表1**のことが期待できる．

表1　CRTの効果

①全死亡が改善する
②心不全再入院が減少する
③NYHA機能分類・QOLスコアが改善する
④運動耐応能が改善する（6分間歩行距離・最大酸素摂取量）

また臨床検査の結果として下記のことがわかっている．
①左室リバースリモデリング（LVEDV・LVESV・LVEDD・LVESDの減少）
②左室駆出率の増加
③僧帽弁逆流の減少
④BNP値の減少

文献
1) Abraham WT, et al. N Engl J Med 2002；346：1845-1853
2) Bristow MR, et al. N Engl J Med 2004；350：2140-2150

（安藤献児）

Q175 CRT が有効な症例(responder)は？その予測は可能か？

A-1 左脚ブロックの症例で CRT は有効である

　心臓再同期療法におけるレスポンダーの定義は文献によって様々である．NYHA 機能分類の改善，QOL スコアの改善，運動耐応能の改善，心不全入院や死亡を考慮した clinical composite score を採用するものと心エコーにおける評価によるものが大別される．心エコーによる評価では，術前に比して術後 6 か月での左室収縮末期容量が 15% 以上減少した症例をレスポンダーとすることが多い．いずれの評価でも，一般的にレスポンダーの比率は 60% 程度である[1]．日本における CRT の前向きレジストリー研究(J-CRT：レスポンダーを左室収縮末期容量が 15% 以上減少した症例と定義した)では，レスポンダーがノンレスポンダーに比して有意に死亡や心血管イベントによる入院が減少した[2]．

　問題は CRT のレスポンダーの予測が可能かどうかである．2000 年台半ばに CRT のレスポンダーを選別するために心エコーによる新しい評価方法が多数試された．しかしながら 2008 年に PROSPECT 試験の結果が発表され，各種心エコーの指標が CRT のレスポンダーの選別に有効でないことが明らかになる[1]．J-CRT も同様な結果で心エコーの各種パラメータはレスポンダーを予知できなかった．

　一方，以前より心電図の QRS 幅が延長するほど(特に 150 ms 以上)CRT の効果が高いことが指摘されてきた．さらに強い因子として左脚ブロックの症例において，CRT の効果が出ることが判明してきた．MADIT-CRT 試験のサブ解析では，左脚ブロックの症例において CRT は死亡＋心不全イベントを有意に減少させたが，右脚ブロックや非特異的心室内伝導障害の症例では減少させなかった．

　以上の臨床試験の結果より，現在では CRT の効果は左脚ブロックの症例において有効であるとの認識が一般的となった．

文献
1) Chung ES, et al. Circulation 2008；117：2608-2616
2) Seo Y, et al. Circ J 2011；75：1156-1163

（安藤献児）

Q176 CRT-P と CRT-D はどう使い分ける？

A-1 突然死減少が可能か考慮する

　現時点におけるまで，CRT の臨床試験において CRT-P と CRT-D を比較した試験は COMPANION 試験しかない[1]．この試験において CRT-P と CRT-D は双方とも薬物療法群に比して主要エンドポイントである全死亡＋全入院を減少させた．一方，副次エンドポイントの一つである全死亡に関して，CRT-D は心不全死と突然死を減少させたことにより有意に薬物療法群より良好であっ

た．しかしながらCRT-P群は，心不全死は減少させたが突然死を減少させなかったために至適薬物療法群に比して有意な死亡率の改善は認められなかった[2]．この結果により一般的な日常診療においてはCRT-Dのほうが CRT-P よりも使用率が高くなっている．わが国での CRT-D と CRT-P の使用割合は CRT-D が約8割，CRT-P が約2割である．

　臨床試験を離れて実臨床の世界になると CRT-P は，CRT-D に比べて本体が小さく体格の小さい症例でも問題ない，価格が安い，ICD誤作動の心配がないというメリットがある．CRT-D における不整脈死予防効果と CRT-P の実臨床でのメリットを考慮して，CRT-P と CRT-D を使い分けることになると思われる．

文献

1) Bristow MR, et al. N Engl J Med 2004；350：2140-2150
2) Saxon LA, et al. Circulation 2006；114：2766-2772

（安藤献児）

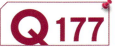
ICDとはどういう不整脈に対してどういう治療をするのか？

A-1 ICDは，突然死を予防する植込み型機器である

1）ICDの基本機能

　ICDの基本的機能は心室頻拍（ventricular tachycardia：VT）や心室細動（ventricular fibrillation：VF）といった致死性頻拍性不整脈の自動認識と停止および徐脈に対するペーシングで，致死性頻拍性不整脈の治療としては直流通電，いわゆるショック治療と抗頻拍ペーシング（antitachypacing：ATP）がある．ショック治療に関しては，心室興奮に同期するかどうかで呼び方が異なり，VFへの治療は除細動（defibrillation）とよばれ（図1），VTに対しては心室興奮と同期したカルディオバージョン（cardioversion）が行われる．一方，ATPには一定の間隔で刺激を連続して加えるバーストペーシング（burst pacing）（図2A）と刺激の間隔を徐々に短くするランプペーシング（ramp pacing）がある（図2B）．さらに，除細動後の徐脈のみならず，通常時の徐脈にも対応できるペースメーカ機能も備わっている．

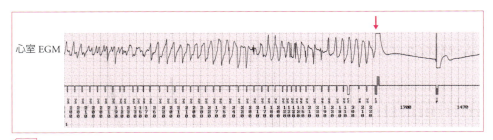

図1 ICDより得られた心室心内心電図（EGM）
心室細動を認識し，除細動によって停止している．

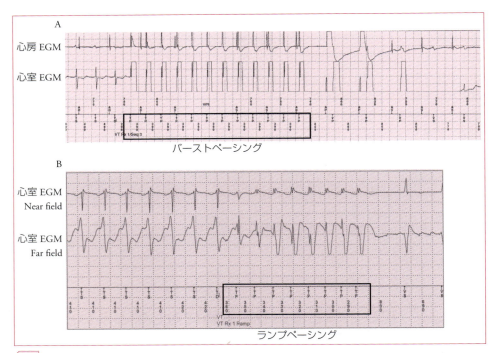

図2　抗頻拍ペーシングの種類
A：バーストペーシング時の心内心電図（EGM）
ICD が VT を認識した後，バーストペーシングが行われ，頻拍は停止している．バーストペーシングとは一定の周期（この場合は 390 ms）で行うペーシング方法である．なお VT 停止後，自己心拍が出るまで ICD はバックアップのペーシングを行っている．
B：ランプペーシング時の心内心電図（EGM）
ICD が VT を認識した後，ランプペーシングが行われ，頻拍は停止している．ランプペーシングとは，ペーシング周期が徐々に減少するペーシング法である（この場合は 360 ms から 10 ms ずつ減少し，最短間隔 290 ms）．

2）ICD の使用

　ICD は毎拍ごとに心拍をモニターしており，頻拍の出現を検出する．ICD を使用する場合，通常のペースメーカ機能の設定に加えて，致死性頻拍性不整脈の認識と治療にかかわる機能の設定が必要となる．ICD の作動は①設定された心拍数を継続して満たすか②治療が必要な不整脈かに基づいて行われるため，不整脈の心拍数帯（VT ゾーンや VF ゾーンなど）および持続時間また上室性と心室性の鑑別機能の使用について設定する．一方，治療としては ATP をどの程度使用するのか，カルディオバージョン / 除細動のエネルギーをどの程度にするのかなどを決定しなければならない．

（野田　崇）

Q178 ICD はどういう症例に有効か？

A-1 ICD は基礎心疾患を有する心機能低下例や致死性不整脈の既往がある患者に有効である

　現時点では ICD 自身には致死性頻拍性不整脈(VT/VF)の発作予防の機能はないと考えられるため，起こった VT/VF への治療機器であるということを忘れてはならない．そこで，治療を受ける患者が，その後に VT/VF を発症するリスクがいかに高いかということが，大切である．過去の報告を考慮すると，心疾患を有し，VT/VF や心肺停止の既往がある患者ではその後に，VT/VF が起こる確率が高い．そのような患者での ICD の有効性が確認されており，ガイドライン上も二次予防の目的として適応対象となっている[1]．一方，心機能が低下した心不全患者ではその死亡原因として，ポンプ機能の低下に伴う心不全以外に，致死性不整脈に伴う突然死が多い．海外の大規模な試験をもとに，VT/VF および心肺蘇生の既往がなくても，器質的心疾患を有し，心機能が低値で心不全症状を示すような患者では，その後の致死性不整脈の発症を考慮して ICD の適応となる．以下に ICD の適応(一次予防)について示す．

器質的心疾患を有する患者に対する一次予防

Class I：
1. 冠動脈疾患または拡張型心筋症に基づく慢性心不全で，十分な薬物治療を行っても NYHA クラス II またはクラス III の心不全症状を有し，かつ左室駆出率 35% 以下で，非持続性心室頻拍を有する場合
2. NYHA クラス I で冠動脈疾患，拡張型心筋症に基づく左室機能低下(左室駆出率 35% 以下)と非持続性心室頻拍を有し，電気生理検査によって持続性心室頻拍または心室細動が誘発される場合

Class II a：
1. 冠動脈疾患または拡張型心筋症に基づく慢性心不全で，十分な薬物治療を行っても NYHA クラス II またはクラス III の心不全症状を有し，左室駆出率 35% 以下の場合

Class III：
1. 器質的心疾患を伴わない特発性の非持続性心室頻拍

原因不明の失神

Class I：
1. 冠動脈疾患または拡張型心筋症に基づく慢性心不全で，十分な薬物治療を行っても NYHA クラス II またはクラス III の心不全症状を有し，かつ左室駆出率 35% 以下の場合

Class II a：
1. 冠動脈疾患あるいは拡張型心筋症に伴う中等度の心機能低下(左室駆出率 36 〜 50% かつ NYHA クラス I)があり，電気生理検査にて心室頻拍または心室細動が誘発される場合

Class III：
1. 心機能低下を認めず，肥大型心筋症，Brugada 症候群(薬剤誘発性を含む)，早期興奮症候群，QT 短縮症候群等の致死的不整脈の原因が否定され，かつ電気生理検査にて心室頻拍

または心室細動が誘発されない場合

このような患者では一次予防目的とよばれる．治療効果をより発揮するためには，致死性不整脈のリスクの高い患者での使用が望まれ，MADIT II 試験のサブ解析でも，年齢，心不全症状，QRS 幅，心房細動，BUN 値などの組み合わせにて，その後の VT/VF のリスク層別化が可能であるとの報告もある[2]．

文献

1) 循環器病の診断と治療に関するガイドライン（2010 年度合同研究班報告）．（班長：奥村　謙）：不整脈の非薬物治療ガイドライン（2011 年改訂版）．http://www.j-circ.or.jp/guideline/pdf/JCS2011_okumura_h.pdf（2014 年 10 月閲覧）
2) Goldenberg I, et al. J Am Coll Cardiol 2008；51：288-296

（野田　崇）

> **Mini Lecture　ICD 適応決定での注意点**
>
> 現在，ICD の適応ガイドラインが存在するが，ガイドラインのもとになっている大規模試験では，組み入れ基準に合致した患者での評価であることを忘れてはならない．実際の患者では，ガイドラインをふまえたうえで，社会的要因や年齢など様々な要因も考慮して，その適応を決定すべきである．
>
> （野田　崇）

Q179　ICD で生命予後は改善できるのか？

A-1 適切な患者の選択や管理を行えば，ICD の使用により生命予後が改善する．ただし，ICD を使用することによるデメリットにも配慮すべきである

ICD は死亡に直結する致死性頻拍性不整脈（VT/VF）治療の最後の砦である．ただし，不適切作動やリードに関連したトラブル，また感染の問題などデメリットもある．2005 年に発表された SCDHeFT 試験は[1]，虚血性，非虚血性の双方を含む心不全患者で，①3 か月以上の心不全歴を有する，②ACE 阻害薬，β遮断薬を含む標準的な心不全治療を受けている，③左室駆出率（LVEF）≦ 35％，④NYHA 心機能分類が II ～ III，を満たす集団での ICD の生命予後改善が検討された．虚血性心疾患が全体の 59％ を占めたが，非虚血性の拡張型心筋症も多数含まれた．結果として ICD 群はプラセボ，アミオダロン群に比して 23％ 死亡率を減らした（表1）．一方，虚血性心疾患を対象とした MADIT II 試験でも[2]，ICD 群は薬物治療群と比較して 31％ 死亡率を減らしている．このように適切な患者の選択を行えば，ICD の使用で生命予後の改善が望める．

> **Mini Lecture　ICD 使用時の注意点**
>
> 近年では ICD からの不適切なショック作動が，予後を悪化させることが報告されており，致死性不整脈の既往がなく，器質的心疾患による低心機能のため ICD を植込んだ一次予防患者では不整脈ゾーンの設定心拍数を高くしたり，持続時間を長くするほうがよいとされている．
>
> （野田　崇）

表1 ICDによる突然死の一次予防

Study	症例数	対象	割り付け	観察期間（平均）	結果	年
MADIT	196例	MI既往 EF≦35% NSVT プロカインアミドが無効なVT/VFの誘発	抗不整脈薬群（アミオダロン74%） VS ICD群	27か月	ICD群での総死亡の低下（HR, 0.46; 95%CI, 0.26-0.92; P=0.009） NNT=4	1996
MADIT II	1232例	MI既往 EF≦30%	慣習的治療群 VS ICD群	20か月	ICD群での総死亡の低下（HR, 0.69; 95%CI, 0.51-0.93; P=0.016） NNT=18	2002
DEFINITE	458例	非虚血性拡張型心筋症 EF<36% NSVTもしくはPVCs（>240/日）	慣習的治療群 VS ICD群	29か月	ICD群での総死亡の低下傾向（HR, 0.65; 95%CI, 0.40-1.06; P=0.08）および不整脈死の低下（P=0.006）	2004
SCD-HeFT	2521例	NYHA II/III 心不全 EF≦35% 虚血性，非虚血性問わず	慣習的治療群 VS アミオダロン群 VS ICD群	45.5か月（中央値）	ICD群での総死亡の低下（HR, 0.77; 97.5%CI, 0.62-0.96; P=0.007） ICD治療により総死亡リスクが23%低下 NNT=14	2005

文献

1) Bardy GH, et al. N Engl J Med 2005；352：225-237
2) Moss AJ, et al. N Engl J Med 2002；346：877-883

（野田　崇）

21章　不整脈と解剖・画像

Q180　刺激伝導系と心電図の関係は？

A-1　刺激伝導系とは？

　心臓は二つのシステム，つまり，①電気的命令系統（発電所と電線）と②機械的作業系統（ポンプ）から成り立っている．この①電気的命令系統の活動の様子を表現したものが心電図検査の所見である．ちなみに②機械的作業系統の活動の様子を表現したものの一つが心臓超音波検査の所見である．したがって，心電図はどのような電気的命令がポンプに送られているのかを表現しているものであり，決して機械的作業系統の活動の様子，つまりポンプの収縮・拡張を表現しているものではない．心臓システムの①と②両系統はいずれも筋肉である．②は心臓の収縮・拡張を担う役目の筋肉であり固有心筋とよばれる．一方，①は興奮の生成・伝播を担う役目の筋肉（特殊心筋）であり収縮には関与しない．これを刺激伝導系という．

　刺激伝導系のうち，電気的命令（興奮）を作り出す機能をもち，発電所の役割を果たしている組織が洞房結節（sinoatrial node：SAN）である．この組織は全身状態にあわせて，しかるべき数の電気的命令（興奮）を適切に作り出しポンプに送っている．図1に示すとおり，SANで作られた電気的命令（興奮）は，SAN→心房筋（atrial muscle：AM）→房室結節（atrioventricular node：AVN）→ヒス束（His bundle：HB）→脚（bundle branch：BB）→プルキンエ線維（Purkinje fiber）→心室筋（ventricular muscle：VM）と送られていく（図1）．このなかの心室筋がまさにポンプの根源である．心臓システムはこのポンプをいかに適切に作動させるかを常に求めている動きとなっている．ちなみに，この刺激伝導系の機能（興奮の生成と伝播）は自律神経によりコントロールされている．

A-2　刺激伝導系（電気的命令系統）と心電図波形の対応

1）心電図所見と刺激伝導系

　心電図上には三つの成分が認められる．P波，QRS群そしてT波である．この心電図波形と前記した刺激伝導系との対応をどのように考えればよいのであろうか？　図1に，その対応を示してある．

　発電所〔洞房結節（SAN）〕で生成された電気的命令（興奮）は電線（刺激伝導系）を伝わってポンプ〔心室筋（ventricular muscle：VM）〕に伝播する．その興奮生成および興奮伝播過程で，興奮が通過していくそれぞれの組織は，必ず，興奮（脱分極）と興奮からさめる（再分極）状態をとる．たとえば，興奮が房室結節（AVN）に進入しその組織内を伝播すると，その過程でAVNは必ず，脱分極と再分極をする．これら二つの状態変化は二つの電位変化ともいいかえることができる（図1）．したがって，理論的にはその2×（通過する組織の数）だけの状態が存在し，その状態の数に対応するだけの心電図波形が存在しているはずである．しかしながら，上記のとおり，心電図上に

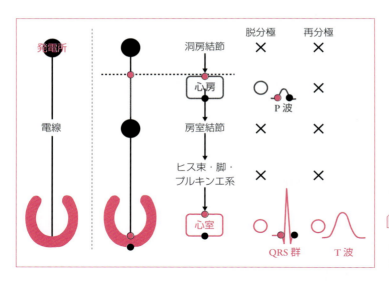

図1 ①刺激伝導系のイメージおよび②心臓内の興奮伝播過程と心電図所見(P波，QRS群およびT波)の対応(模式的な表現)

は，三つの波形〔心房の脱分極波(P波)，心室の脱分極波(QRS群)および再分極波(T波)〕しかない．理論的に存在する波形の数より明らかに少ない．これは，本来，多くの微小電位変化が存在するにもかかわらず，心電図記録システムでは捉えきれないため，捉えられるのはP波，QRS群そしてT波だけなのである．

2) 心電図記録に見えるもの

以上より，われわれが心電図上で確認できるものは，「心房の現象(P波)」と「心室の現象(QRS群とT波)」しかない．心室のみが脱分極と再分極のすべてを完璧に表現されている．P波とQRS群において，それぞれの①幅(心房，心室内伝導時間)，②形態(心房，心室内興奮伝播様式)の変化，③出現頻度(拍数)，④順次性，⑤それら時間間隔(房室伝導時間)および⑥出現時相などを検討することにより刺激伝導系の興奮伝播をイメージすることが可能である．

様々なパラメータについては図1より読み取ることができる．P波幅およびQRS波幅は興奮開始点(赤●)から終了点(黒●)までの時間であるが，それぞれ心房内および心室内伝導時間として理解できる．また，PQ時間は心房興奮開始点(赤●)から心室興奮開始点(赤●)までを示しているが，その内容は房室伝導時間(心房内＋房室結節内＋ヒス束・脚・プルキンエ線維内)伝導時間の総和として認識できる．しかしながら，多くの時間を房室結節内で費やすことが多いため同部位の伝導性を反映するパラメータとして取り扱われる場合が多い．

（井川　修）

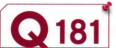**181** 刺激伝導系の走行は？

A-1 刺激伝導系の走行はその周辺構造とともに理解する

刺激伝導系の走行を理解するためには，その刺激伝導系の各組織が存在する部位ばかりでなくその周辺の構造を把握しておくことが必要である．

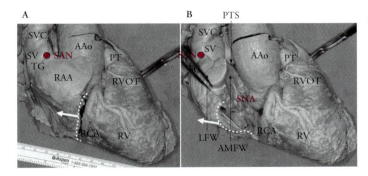

図1 洞房結節と周辺構造の位置関係（心外膜側からの観察） 口絵カラー3

右房（RA）に位置する洞房結節（SAN）は，大静脈洞（SV）と右心耳（RAA）の境界をなす分界溝（TG）上に認められる．
SAN（●）：洞房結節（sinoatrial node），SNA：洞房結節動脈（sinoatrial node artery）RA：右房（right atrium），SVC：上大静脈（superior vena cava），RAA：右心耳（right atrial appendage），TG：分界溝（terminal groove），SV：大静脈洞（sinus venarum），AAo：上行大動脈（ascending aorta），RV：右室（right ventricle），RVOT：右室流出路（right ventricular outflow tract），RCA：右冠動脈（right coronary artery），PT：肺動脈幹（pulmonary trunk），PTS：心膜横洞（pericardial transverse sinus），LFW：lateral free wall，AMFW：anteromedial free wall

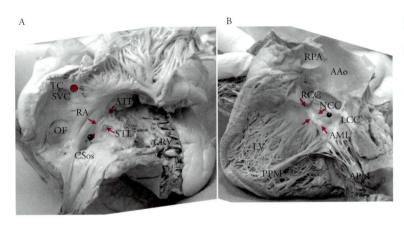

図2 右心系（A）および左心系（B）を切開・展開した像 口絵カラー4

いずれも標本の裏側から光を照射している．光を透過する部位（➡先端で囲む領域）が膜性中隔（MS）である．その部位は表・裏の関係となっている．
MS：膜性中隔（membranous septum），OF：卵円窩（oval fossa），A/P/STL：三尖弁前／後／中隔尖（anterior/posterior/septal tricuspid leaflet），R/L/NCC：大動脈弁右／左／無冠尖（left/right/non-coronary aortic cusp），A/PPM：左室前／後乳頭筋（anterior/posterior papillary muscle），RPA：右肺動脈（right pulmonary artery），LV：左室（left ventricle）

　正常心の場合，洞房結節（SAN）で生成された電気的興奮は，上記のとおり心房内全体に速やかに興奮伝播しP波を形成する．図1に示す通り，SANは右房（right atrium：RA）内の一つの構造物である．SANは大静脈洞（sinus venarum：SV）と右心耳（right atrial appendage：RAA）の境界をなす分界稜（terminal crest：TC）上，心外膜側に存在し，右心耳の稜のやや外側に位置している（図1，2）．その組織の大きさは，長さ：13.5＋/－2.5 mm，幅：5.3＋/－1.5 mm，高さ：1.5＋/－0.5 mmで，小型の結節細胞により構成される[1]．洞房結節から房室結節への興奮伝播は右房内興奮伝播経路を介して速やかに行われる．一方，その興奮は心房前壁心外膜側に位置し右房筋と左房筋を連絡する太い板状の筋肉束〔Bachmann束（Bachmann's bundle：BB）〕を介し左房内へ伝播する（図3）．左房内への興奮伝播は，このほかに冠状静脈洞（coronary sinus：CS）および心房（間）中隔（interatrial septum：IAS）を介して行われる．この両心房の興奮によりP波が形成されるが，洞調律時，P波の前半成分はおもに右房興奮を，その後半成分はおもに左房興奮を反映しているものとされる．ちなみに，構造的にこのBBはTCより連続する筋肉束と認識できる．

　SANで生成され下方に伝播した電気的興奮は，房室結節（AVN）に進入する．その興奮伝導速度はAVNに進入したとたん，突然，減速する．AVNは房室中隔（atrioventricular septum：AVS）心房側に位置する大きさ（5～7）mm×（2～5）mmの小型の結節細胞群組織である[2]（図4A，B）．電気生理学的所見と対比したこの組織の細胞構築・構造については現在，検討されているものの，いまだ，明確な結論が出ていない．このAVS心房側にあるAVN細胞群は，ヒス束（His

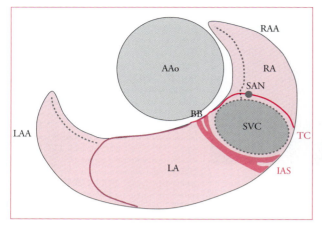

図3 洞房結節(SAN),分界稜(TC)および Bachmann 束(BB)の位置関係
両心房を上方から観察した際のイメージ図である.
IAS:心房(間)中隔(interatrial septum), LAA:左心耳(left atrial appendage), BB:Bachmann 束(Bachmann's bundle)

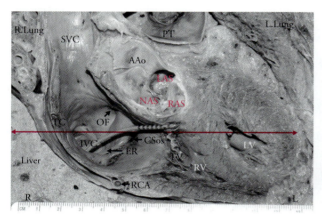

図4 A 房室中隔領域の概観 口絵カラー5 A
ヒト胸部前額断面を用いて房室結節存在領域(Kochの三角領域)を観察した後, 図4A内の赤色線レベルの横断面で組織標本を作製したものが図4Bである.

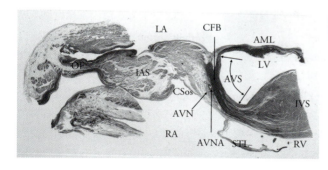

図4 B 房室中隔(AVS)領域の水平断面像
口絵カラー5 B
AVS 右房側に房室結節(AVN)が認められるが,その組織は小型結節細胞が集簇したものである.また,その中心に房室結節動脈(AVNA)が貫通しているのが認められる.
AVS:房室中隔(atrioventricular septum), AML:僧帽弁前尖(anterior mitral leaflet), IVS:心室(間)中隔(interventricular septum), CFS:中心線維体(central fibrous body),
AVNA:房室結節動脈(AV node artery), AVN:房室結節(atrioventricular node)

bundle:HB)細胞群に移行しながらAVSの中心線維体(central fibrous body:CFB)に進入していく〔貫通部ヒス束(penetrating portion of HB:HBpp)〕(図5).その貫通部ヒス束を通る興奮の伝播速度は速い.貫通部ヒス束はCFBを抜けると,膜性中隔(membranous septum:MS)下縁に至り,その下縁に沿って走行する.ヒス束はこのMS下縁進入走行開始直後より,左室側に分枝し始め〔分枝部ヒス束(branching portion of HB:HBbp)〕,右室側では右脚(right bundle branch:RBB)に,左室側では左脚(left bundle branch:LBB)後枝および前枝に続いていく(図6).これら分枝を下行してきた興奮はプルキンエ線維を介し,乳頭筋(papillary muscle)あるいはその近傍の心室筋に

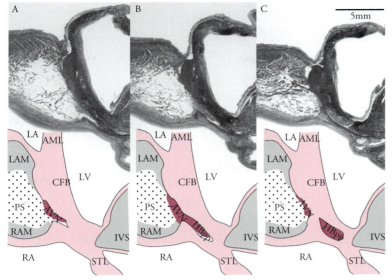

図5 連続切片にみられる房室結節組織の貫通部ヒス束への移行　口絵カラー6

房室中隔(AVS)で房室結節が貫通部ヒス束(HBpp)となり中心線維体(CFB)を貫通していく様相がみられる．

PS：pyramidal space

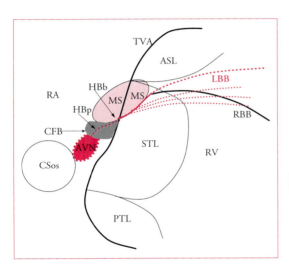

図6 膜性中隔と房室結節・刺激伝導系の位置関係を示した模式図（右心系より観察）

ヒス束貫通部：HBp：penetrating portion of His bundle，ヒス束分枝部：HBb：branching portion of His bundle，RBB：右脚(right bundle branch)，LBB：左脚(left bundle branch)，TVA：三尖弁輪(tricuspid value annulus)，Csos：冠状静脈洞開口部(coronary sinus ostium)，MS：膜性中隔(membranous septum)

breakthoughする．続いて心室筋全体に興奮伝播することでQRS群が形成される．

図6に，このAVNからCFBを抜け，MS下縁を走行し心室中隔へ分枝していく経路の構造イメージが表現されている．

文献

1) Sanchez-Quintana D, et al. Heart 2005；91：189-194
2) Kawashima T, et al. Ann Anat 2011；193：1-12

（井川　修）

Q182 房室結節の役割と構造は？

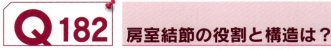

房室結節は房室伝導および室房伝導をコントロールする組織である．その伝導はカルシウム電流に依存し，伝導速度は遅く減衰伝導特性を有している．その伝導性は心電図上，間接的にPQ時間（房室伝導時間）で表現されている．また，房室結節はそれ自体，自動能を有し極端な徐脈時には歩調取りを行う（房室接合部調律）．

生理的に，房室結節内で興奮伝導速度が遅くなることは，心電図上のP波とQRS群の時間間隔（PQ時間）をもって表現される．房室結節の伝導特性が，心房興奮（P波で表現）による心房収縮と心室興奮（QRS群で表現）による心室収縮の時間間隔を作り出すことで最もよい条件の心房・心室順次収縮を作り出している．つまり，心室拡張期に心房から流入する血流により心室は充満していくが，最も心室が拡張する拡張末期に心室興奮（QRS群）が起こり，心室収縮が引き起こされる．充満血液量が大きければ大きいほど，大きな収縮が得られるとするStarlingの法則に基づく現象が起こっている．房室結節は，心房−心室の興奮・収縮連関システム（Electromechanical coupling）を電気的にコントロールしている部位と捉えることができる．

上記の通り，AVNは房室中隔（AVS）右房筋側に位置し，その中心に房室結節動脈（AV node artery：AVNA）が貫通している（**Q181 図4**参照）．カテーテルアブレーションにより房室結節リエントリー性頻拍治療が行われている現在であっても，その細胞構築に確定したものはなく神秘的な組織といわざるをえない．このAVSは筋性部房室中隔と膜性部房室中隔からなっている．筋性部は右房筋と左室筋の合板構造であり，両者は線維組織（中心線維体）で構造的にも電気的にも分離・絶縁されている．ちなみにこの絶縁が不完全で右房⇔左室間に電気的興奮の漏れが起こっている状態が房室中隔に副伝導路が位置するWPW症候群C型である．**Q181 図5**は，AVNが貫通部His束（HBpp）へ移行しCFBを貫通していく様子を連続切片で確認したものである．HBppが膜性部房室中隔に至ると分枝部His束（HBbp）となって分枝しながら膜性部心室中隔の下縁（いいかえれば，筋性心室中隔の上縁）を走行するのは，前記したとおりである．

（井川　修）

Q183 MRIは不整脈基質を評価できるか？

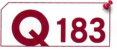 MRIを用いた不整脈基質の評価

心臓MRIは，心機能や解剖学的形態，心筋組織の性状や血流などを包括的に評価可能な画像診断モダリティーであり，近年その有用性が注目されている．種々の画像シークエンスを用いることで多角的な不整脈基質に関する評価が可能であり，特に，ガドリニウム用いた遅延造影MRIでは，心筋梗塞巣を含む線維化組織の定量的な評価が可能であり，虚血性心筋症や拡張型心筋症，肥大型心筋症，心サルコイドーシスといった非虚血性心筋症においても左室心筋内に認められる線維化部位の同定が可能である（図1）．

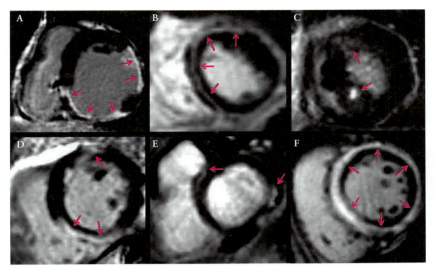

図1 各心筋症における遅延造影 MRI による線維化像（A～E）または炎症像（F）（矢印）
A：虚血性心筋症，B：拡張型心筋症，C：肥大型心筋症，D：心サルコイドーシス，E：筋緊張性ジストロフィー，F：急性心筋炎

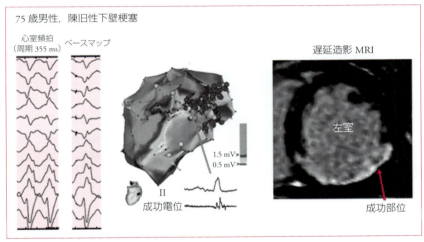

図2 陳旧性下壁梗塞に合併した心室頻拍のアブレーション成功部位の心内電位と遅延造影

　心筋症患者における線維化組織を基質とする（scar-related）心室頻拍では，遅延造影部位が心室頻拍回路形成に重要な役割を果たしており，特に遅延造影された線維化領域の一部は頻拍回路における伝導遅延部位（slow conduction site）となり，頻拍の出現・維持に強く関連する．実際に遅延造影部位は双極電位で 1.5mV 以下の低電位領域を形成し，同部位では高頻度に分裂電位（fractionated potential）や遅延電位（late potential）が記録され（図2），心室頻拍中には拡張電位が認められる[1]．カテーテルアブレーション術前に遅延造影 MRI を行うことで，低電位領域の範囲や程度を術前に知ることが可能となり，心室頻拍回路の同定に際して有用である．さらに，至適アブレーション部位の決定や心外膜アプローチの選択にも役立つと考えられる．また，心筋症患者における遅延造影の範囲や程度と心室不整脈の発生リスクが相関すること明らかにされており，一次予防目的での植込み型除細動器の植込みの判断においても，遅延造影所見は重要である．房室ブロックや心室内伝導障害を合併する心筋症患者では，心室中隔に遅延造影を認めることが多く，刺激伝導系の異常が示唆される．心室中隔における遅延造影の存在は，将来的な房室ブロックや心室内の非同期興奮の出現予測に有用な可能性がある．

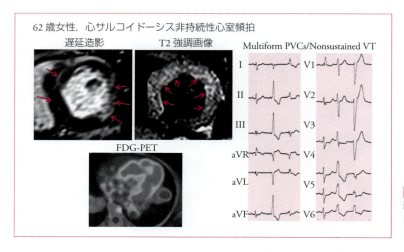

図3 多形性心室性期外収縮・非持続性心室頻拍を認めた広範な炎症を伴う心サルコイドーシスの1例

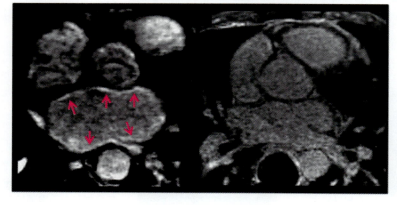

図4 心房細動患者における遅延造影MRI
A：左房壁に線維化像あり（↑），
B：左心房壁に線維化像なし

　不整脈源性右室心筋症では，シネMRIを用いた右室の拡大および壁運動異常が診断に重要であるが，心臓の形態や壁運動を評価するシネMRIでは，不整脈基質となりうる心室瘤や心肥大などの形態学的・機能的な評価が可能である．さらに，T2強調画像では，PETやガリウムシンチグラムと同様に心筋の浮腫・炎症が評価可能であり，心サルコイドーシス（図3）や心筋炎例におけるアクティブな心筋の炎症，さらに心筋梗塞急性期の心筋浮腫の評価ができる．これらの心筋の炎症や浮腫は，心室性不整脈の発生や誘発性に関与すると考えられ，治療方針の選択にも有用な情報を与える．

　近年，心房細動例を中心とした心房の遅延造影に関する報告がなされており，左室の遅延造影と同様に，遅延造影部位が低電位領域を形成し，左房のリモデリングに強く相関するとされている（図4）．しかし，壁厚の薄い右室心筋における遅延造影の評価と同様に，心房の遅延造影MRIに関する定量的な評価には現時点では課題が多いと考える．

文献

1) Sasaki T, et al. Circ Arrhythm Electrophysiol 2012；5：1081-1090

（佐々木　毅）

Q184 CTは不整脈基質を評価できるか？

A-1 CTを用いた不整脈基質の評価

一般的にCTはMRIに比較して組織分解能が低く，冠動脈CTで用いられるファーストパス時の造影CT早期相では瘢痕組織の評価はむずかしい．しかし，ヨード造影剤投与から数分後に撮像した後期相では，遅延造影MRIと同様に瘢痕組織部位が正常心筋に対して濃染されることがあり，瘢痕組織の評価が可能な症例が存在する．ただし，診断精度や被曝の問題から，瘢痕組織の評価を目的とした遅延造影CTの撮像は標準的には行われていない．一方で，脂肪組織についてはCT値による絶対的評価が可能であり，たとえばメタボリックシンドロームで内臓脂肪評価のためにCTが用いられているように，脂肪組織の正確な評価が可能である．不整脈源性心筋症（ARVC）は，右室を中心に脂肪変性と線維化が認められ，多くの心室頻拍が線維化部分を基質として生じることが明らかにされている．遅延造影MRIでは右室心筋に生じた線維化の定量的な評価はむずかしいが，CTを用いることで脂肪変性部位の同定が可能であり，並存する線維化の検出につながる可能性がある．また，心室頻拍アブレーションにおけるマッピングや頻拍回路の同定においても有用な可能性がある[1]．陳旧性心筋梗塞（OMI）に合併する心室頻拍でも，ARVC患者における心室頻拍と同様に心筋梗塞部位に高率に脂肪変性が認められる（図1A）．多くの基礎心疾患を有する心室頻拍患者では植込み型除細動器（ICD）がすでに植え込まれていることが多く，MRIを用いた評価はむずかしい．一方で，ICD植込み患者でも撮像可能なCTにより，心筋内の脂肪変性や脂肪変性と同時に存在する線維化部位の推測が可能となる．筆者のデータでは，

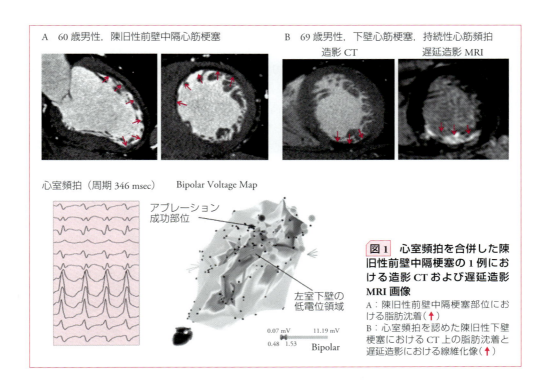

図1 心室頻拍を合併した陳旧性前壁中隔梗塞の1例における造影CTおよび遅延造影MRI画像

A：陳旧性前壁中隔梗塞部位における脂肪沈着（↑）
B：心室頻拍を認めた陳旧性下壁梗塞におけるCT上の脂肪沈着と遅延造影における線維化像（↑）

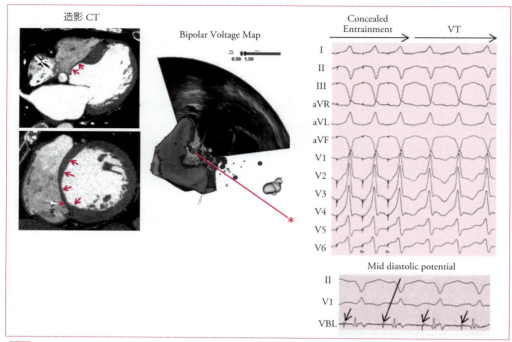

図2 持続性心室頻拍を合併した心サルコイドーシスの1例における造影CT画像と遅延伝導を有する成功部位（＊）
左室基部心室中隔壁の著明な菲薄化を認める（↑）．

　脂肪変性を認める心筋では，電位波高が減少し，遅延電位や分裂電位が高頻度に認められる（図1B）．これは遅延造影MRIで遅延造影を認めた心筋梗塞部位の局所電位の特徴に類似している．

　さらに，心房細動患者では心房周囲に存在する自律神経節を含むfat padの存在が，心房細動の発生・維持に関与するとされるほか，心房リモデリングの過程における心房周囲脂肪の心房筋内への侵入が心房細動の進展に関与することが報告されており，CFAE電位やhigh dominant frequency部位との関連も報告されている[2]．高解像度のCTを用いることで，それらの心房周囲の脂肪に関しても詳細な描出が可能である．

　空間分解能の高いCTでは，心筋の厚さ，心内腔の容量やサイズ，冠動脈狭窄の有無，心外膜脂肪の分布，肺静脈などの解剖に関する詳細な評価が可能である．ARVCやOMIだけでなく，肥大型心筋症や心サルコイドーシスなどの心筋症においても形態学的異常が検出可能であり，不整脈源性に関与する可能性のある異常心筋部位の検出が可能である（図2）．

文献

1) Komatsu Y, et al. J Am Heart Assoc 2014；3
2) Nagashima K, et al. Circ Arrhythm Electrophysiol 2012；5：676-683

〈佐々木　毅〉

Q185 不整脈診療に役立つ心臓超音波所見は？

A -1 心臓超音波：経胸壁，経食道，血管内エコー

経胸壁・経食道心エコー検査の有用性は多岐にわたり，心機能や左室壁運動，弁膜症や先天性心奇形の評価などに広く用いられている．CT，MRI，核医学検査と異なりリアルタイムでの評価が可能であり，大きな装置も必要としないため汎用性の高い非侵襲的検査である．

近年不整脈領域では，CARTOSOUNDシステムを含めた血管内エコーの使用機会が増加しつつある．心房細動アブレーションでは，血管内エコーガイドで心房中隔穿刺を行う施設も多く（図1A），アブレーション術中やリード抜去時の心タンポナーデの有無，感染リードにおけるvegetationの観察も可能である（図1B）．また，心房細動アブレーション術前に経食道エコーにより左房・左心耳内の血栓評価が行われるが，経食道エコーのできない場合には血管内エコーにて左房・左心耳内の血栓の確認も可能であり，カテーテルアブレーションでは焼灼部位もリアルタイムで観察できる．Cryoballoonアブレーションにおけるバルーンの位置や，左心耳の閉塞デバイスの留置位置の確認にも利用可能である．さらに，マッピングシステム上で使用可能なCARTOSOUNDシステムでは，血管内エコーを用いて3Dで解剖構築が可能であり，左室や左房内へカテーテルを挿入することなく，リアルタイムのエコー画像を用いて正確なジオメトリーの作成が可能であり，特に大動脈弁上や左室乳頭筋でアブレーションを行う場合は有用と考える．

その他，カテーテル中に生じた心タンポナーデ解除や心外膜アブレーションを目的として心外膜穿刺を行う際には，経胸壁心エコーで穿刺部位の確認が行われる．さらに，シースの穿刺困難が予想される患者やレジデントの教育を目的として，血管エコーにより静脈の位置を確認することで穿刺部出血といった合併症を回避することができる．

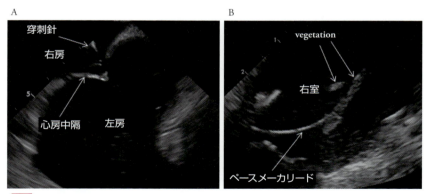

図1 血管内超音波を用いた心房中隔穿刺および感染リードの評価
A：心房中隔穿刺，B：リード抜去時の感染リード

（佐々木　毅）

22章 初心者のための心電図の判読

Q186 心拍数の簡単な評価法は？

A -1 5 mm マス＝0.2 秒を活用する

　正常の心拍数は 50/ 分以上，100/ 分未満であり，心拍数 50/ 分未満を徐脈（bradycardia），100/ 分以上を頻脈（tachycardia）と定義している．モニター心電図や自動解析機能付きの心電計であれば，機械が R 波を認識し，心拍数は自動的に計算され，表示される．しかし，T 波が増高し先鋭化している場合や，ペーシングパルス波が大きい場合などをまれに機械が R 波と誤認識し，実際の心拍数とは異なる数値が表示される場合がある．心電図記録紙から心拍数を計測することは，機器に頼らず患者の状態把握，心疾患の治療方針の検討や治療効果の判定に役立つのである．

　心電図記録紙の紙送り速度は，どの機器でも標準設定で 1 秒間に 25 mm と決められている．したがって記録紙 1 mm は 0.04 秒，5 mm は 0.2 秒の間隔となる．洞調律の RR 間隔が 25 mm であれば心周期は 1 秒間隔で，心拍数は 60/ 分である．同様に 5 mm ごとに心周期を考えてみると，RR 間隔 20 mm なら心周期 0.8 秒で心拍数 75/ 分，RR 間隔 15 mm なら心周期 0.6 秒で心拍数 100 分，RR 間隔 10 mm なら心周期 0.4 秒で心拍数 150/ 分，RR 間隔 5 mm なら心周期 0.2 秒で心拍数 300/ 分，逆に RR 間隔 30 mm なら心周期 1.2 秒で心拍数 50/ 分である．したがって，基準となる R 波から 5 mm ごとに 300，150，100，75，60，50/ 分と大まかに知ることができる（図 1，図 2A，B）．

　心房細動では RR 間隔が 1 拍ごとに異なるため，RR 間隔から心拍数を計測しようにも，刻々と変化するため困難である．心房細動の心拍数は，5 秒間（25 mm × 5 個分）または 6 秒間（25 mm × 6 個分）に含まれる R 波の個数を数え，12 倍または 10 倍して算出することで一般的には問題はない（図 2C，D）．

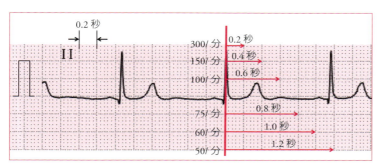

図1 心電図記録紙と心拍数
基準となる R 波からの RR 間隔が 5 mm ごとに 300，150，100，75，60，50/ 分と計測できる．

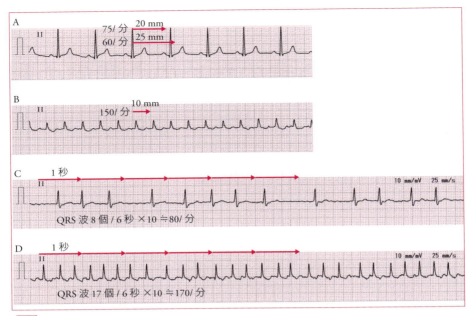

図2　心電図記録紙からの心拍数測定
A：洞調律で60/分より多く75/分より少ない，約70/分と計測できる．
B：RR間隔は約10 mmであり，心拍数150/分の上室頻拍である．
C：6秒間にQRS波8個の心房細動で心拍数は約80/分，心電計の表示は82/分であった．
D：6秒間にQRS波17個の頻脈性心房細動で心拍数は約170/分，心電計の表示は167/分であった．

（臼田和生）

Q187　洞不整脈と期外収縮の判別はどうする？

A-1　P波形とPP間隔

　洞不整脈とは，P波の形態が洞調律の条件を満たし，記録し得た範囲でRR間隔（PP間隔）の最大値と最小値の差が0.12秒（120 ms）～0.16秒（160 ms）以上ある場合と定義される（図1A）．ほとんどの洞不整脈は呼吸に関連した生理的な心拍変動で，呼吸性洞不整脈ともよばれる．洞不整脈は中学生や高校生などの若年者ほど顕著にみられ，加齢とともに減弱してくる．一般に吸気時に副交感神経機能が抑制されることによりRR間隔が短縮し，呼気時には副交感神経機能が亢進しRR間隔が延長する．

　洞不整脈のRR間隔の変動が大きいと，心房容積の変化に伴い洞調律であってもP波の形態が変動して，上室期外収縮との判別に悩むことがある．P波の極性が他の洞調律と同一であれば，P波高に若干の変化があっても洞不整脈と判断して問題ない．洞調律P波と極性が同一でも，形態が異なるP'波が呼吸変動とは関係なく規則的に出現する場合は，上室期外収縮か異所性調律と考えられる（図1B）．一方，I，II，aVF誘導でP'波の極性が陰性を呈していれば，心房下部を起源とする上室期外収縮と判定される（図1C）．また上室期外収縮では，期外収縮P'波の出現により洞結節が一度リセットされるため，不完全代償休止期を伴う．すなわち，上室期外収縮を挟

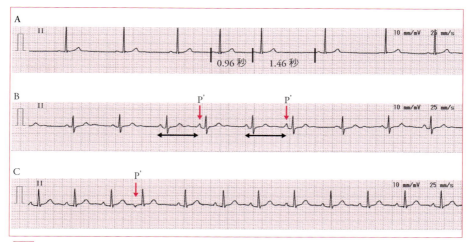

図1 洞不整脈と上室期外収縮
A：RR 間隔の差が最大 0.5 秒あるが，P 波の形態は同一で洞不整脈である．
B：P'波の極性は洞調律 P 波と同様だが，先行 P 波との連結期が一定で呼吸性変動に乏しく，上室期外収縮または異所性調律と考えられる．
C：P 波とは極性が異なり，上室期外収縮である．

む P 波の間隔は正常 PP 周期の 2 倍以内となる．

洞不整脈は自律神経活動，特に副交感神経活動の影響を強く受けるために出現する現象であり，治療の必要性はない．洞不整脈と判別困難な上室期外収縮も，一般的に血行動態への影響はほとんどないため，経過観察のみで支障ない．

（臼田和生）

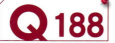 P 波の読み方のポイントは？　右房負荷と左房負荷とは？

　P 波は心房の電気的興奮を表す．洞調律の電気的興奮は，右房上部の上大静脈基部に位置する洞結節から始まり，右房から左房へと伝播するため，P 波は前半 2/3 の右房成分と後半 2/3 の左房成分の二つから合成されてできている．

　正常洞調律の P 波は，幅 0.06～0.10 秒，波高 0.25 mV（心電図記録紙 2.5 mm）以下で，一般的に I, II, aVF, V5, V6 誘導で陽性の P 波となり，aVR で陰性の P 波を呈する．異所性心房調律や心房外収縮では，上記誘導で極性の方向が異なる P 波を呈する．

A -1 右房負荷とは

　右房負荷では，右房の拡大により心房の興奮ベクトルが前下方に大きく向かうため，P 波の前半成分が大きくなり，II, III, aVF 誘導で 0.25 mV 以上，V1 誘導で 0.20 mV 以上に増高し先鋭化した P 波を呈する（図1）．肺気腫など慢性閉塞性肺疾患で右心負荷が増大した際にみられることから，肺性 P 波ともよばれるが，肺高血圧症，肺塞栓症，三尖弁閉鎖不全症，先天性心疾患など右房拡大をきたす病態で認められる．

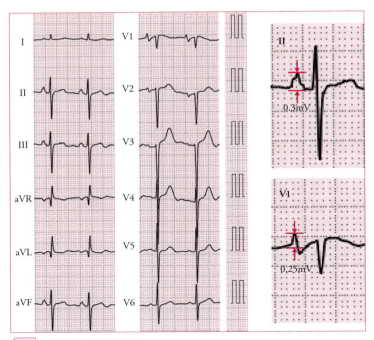

図1 右房負荷(右房拡大)
II, III, aVF で 0.25 mV(2.5 mm)以上, V1 で 0.2 mV(2 mm)以上を示す.

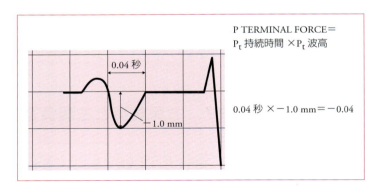

図2 Morris Index
P terminal force の絶対値が 0.04 秒 × 1 mm 以上なら左房拡大.
(Morris JJ, et al. Circulation 1964；29：242-252 より改変)

A-2 左房負荷とは

　左房負荷では，左房の拡大により左房の興奮ベクトルが大きくなるため，P 波の後半成分の変化が顕著となり，V1 誘導で後方に向かう陰性成分が大きい二相性 P 波を呈する．この V1 誘導の P 波終末陰性部分(P terminal force)の幅(mm)×深さ(mm)が 1 以上，すなわち Morris 指標(幅(秒)×深さ(mm))の絶対値が 0.04 mm・秒以上(図 2)[1]の時，左房拡大と判定される．また I, II, III, aVF 誘導では P 波の幅が増大(0.12 秒以上)し，ノッチを伴う二峰性 P 波を呈する(図 3)．左房拡大をきたす疾患としては，僧帽弁狭窄症や僧帽弁閉鎖不全症，高血圧による左室肥大，肥大型心筋症，左室収縮不全(陳旧性心筋梗塞や拡張型心筋症など)がある．

　上記の右房拡大と左房拡大の P 波の特徴をそれぞれ兼ね備えている場合は，両心房拡大と判定される(図 4)．

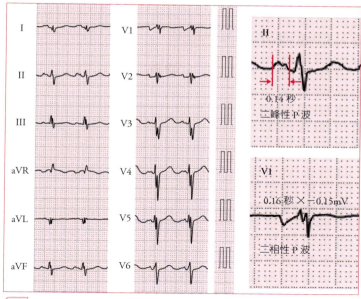

図3 左房負荷（左房拡大）
ⅡでP波の幅が 0.12 秒（3 mm）以上，V1 の P terminal force が 0.04 mm・秒以上を示す．

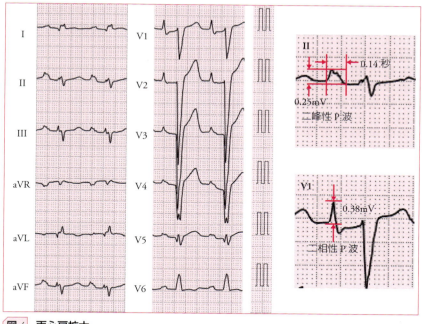

図4 両心房拡大

文献

1) Morris JJ, et al. Circulation 1964；29：242-252

（臼田和生）

Q189 QRS波の読み方は？

A-1 まずP波を確認する

　QRS波は心室筋の興奮伝播を示している．この興奮が心房から伝播するのか心室性なのかを判断するために，まずQRS波に先行するP波を確認する．P波がQRS波に先行していないときは，洞調律ではないので，何らかの不整脈を考えなければいけない．

A-2 QRS幅が正常か広いかチェックする

　通常QRS波幅の正常値は0.05～0.12秒である．0.12秒を超える場合には心室興奮の伝導異常と考え，完全右脚ブロック，完全左脚ブロックや心室内伝導障害を鑑別する必要がある．

A-3 電気軸をみる

　心室の興奮は全体でみれば心臓の中心から心尖部の方向へ向かう．四肢誘導は心臓を前額面から興奮の伝わりをみている．この向きを電気軸という．電気軸は真横（左方）へ向かうものを0度，真下へ向かうものを90度と定義し，−30度～90度が正常範囲である．−30度より上に向かうものを左軸偏位，90度より右方へ向かうものを右軸偏位とよぶ．心電図は興奮が向かってくるときに陽性波（R波）が記録される．簡便に診断するには，肢誘導の特定の誘導に着目し，Ⅰ誘導でS波がR波より大きい場合には右軸偏位，下壁誘導のS波がR波より大きい場合には左軸偏位の可能性が高い．また四肢誘導は前額面で心臓を囲い込むように見ており，Ⅰ誘導は0度の方向から，そして時計方向にⅡ誘導，aVf誘導，Ⅲ誘導，aVr誘導．aVf誘導の順に図1のように位置している．この順番にQ，R，S波も順次変化している．

A-4 移行帯をみる

　電気軸と同様に心臓を水平面で囲い込むようにV1～V6までの誘導が位置している．この順

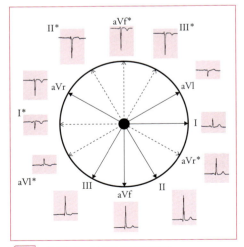

図1　前額面における心電図誘導

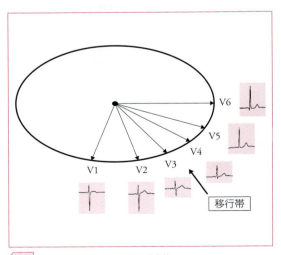

図2　水平面における心電図誘導

にR波は徐々に大きくなり，S波はこの順に浅くなる(図2)．R波とS波の高さが等しい部位を移行帯とよび，通常は心室中隔のあたりに位置している．移行帯がV3〜V4であれば正常，V1〜V2では反時計回転，V5〜V6では時計回転と診断する．

A-5 QRS波を確認する

心電図には12の誘導があり，そのパターンをすべて把握するのはなかなかむずかしい．心室の興奮は，まず中隔を左心室から右心室の方向に進む．このときの興奮はV1，V2誘導に向かう方向なので，これらの誘導には小さなr波が記録され，V5，V6誘導からは遠ざかる方向なので小さなq波が記録される．そして心室興奮は全体でみれば心尖部の方向に向かうので，V5，V6，下壁誘導(II，III，aVf誘導)では大きなR波が記録される．逆に遠ざかる方向であるV1，V2，aVl誘導では下向きのS波が記録される．電気軸，移行帯も参考にすることで異常Q波，当然あるべきR波がない，あるいはR波が高すぎる，S波の異常などを読み取る．

A-6 QRSの波高にも着目する

QRS波はその誘導に近い心室筋の状態を最も反映している．心筋梗塞では異常Q波やR波減高に気づくことが必要である．また心室肥大や体表面から心室筋までが近いと心電図波高が高く記録される．

A-7 QRS波のパターン変化に気づく

心室内の刺激伝導系に傷害があると，右脚ブロック，左脚ブロックなどの特徴的なQRS波形を示す．詳細は次項(Q190)に記す．

(因田恭也)

Q190 脚ブロックと心室内伝導障害の鑑別は？

A-1 広義と狭義の心室内伝導障害がある

心室内伝導障害はヒス束以下の特殊刺激伝導系の障害および心室内での伝導障害によりもたらされる．脚ブロックも刺激伝導系の障害であり，広義の心室内伝導障害に含まれる．しかし，心電図診断を行う場合，右脚ブロックでも左脚ブロックもないが，伝導系の異常を示す心電図の場合には，狭義の心室内伝導障害との診断がなされる．

A-2 まず脚ブロックの診断ができるか否か

脚ブロックでは特徴的なQRSパターンを示す．右脚ブロックでは，右室は左室側からの刺激により遅れて興奮するため，QRS幅は延長し，右室への伝導を反映する波形が遅れて出現する．初期の中隔興奮波は保たれているためV1，V2誘導にr波，V5，V6誘導にq波を認める．次いで左室が興奮しV1誘導にS波，V5，V6誘導にR波を認める．次いで右室興奮のためV1誘導に遅れてR'波，I，aVl，V5，V6誘導にs波あるいはS波を認める(図1)．そのためV1誘導ではrSR'あるいはRSR'パターンとなる．QRS幅が0.12秒以上の場合を完全右脚ブロック，

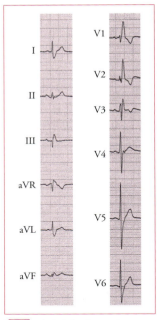

図1 完全右脚ブロック

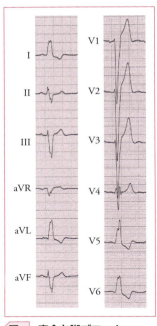

図2 完全左脚ブロック

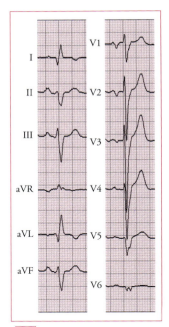

図3 心室内伝導障害

0.12秒未満の場合を不完全右脚ブロックという．

　左脚ブロックでは心室興奮波右室中隔に始まり，右室側から左室側への中隔の興奮を反映してⅠ, aVl, V5, V6誘導にr波を認めq波を認めないとともに，V1誘導にはr波を認める．次いで左室全体へのゆっくりとした遅れた興奮により，QRS幅の延長とともに，V1, V2誘導で深く幅広いS波が出現し，左胸部誘導スラーやノッチを伴った幅の広いR波を認める．V5, V6誘導にはS波を認めない（図2）．右脚ブロックと同様，QRS幅が0.12秒以上の場合を完全左脚ブロック，0.12秒未満の場合を不完全左脚ブロックという．

A-3 QRS幅が0.10秒以上で脚ブロックでないならば心室内伝導障害である

　狭義の心室内伝導障害は脚より末梢のプルキンエ線維，プルキンエ心筋接合部，広範な心室筋などの伝導障害によりもたらされる．心電図診断はQRS幅が0.10秒以上で，右脚ブロック，左脚ブロック，あるいはヘミブロックの診断基準を満たさないものである．図3に1例を示した．背景に心筋梗塞，高血圧症，心筋症，心筋炎などの基礎疾患や，抗不整脈薬投与，電解質異常など原因があることが多い．

（因田恭也）

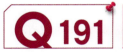
軸偏位と左脚前枝・後枝ブロックの鑑別は？

　QRS電気軸は心室興奮ベクトルによってもたらされるが，心室筋自体は自動能を有さないため，刺激伝導系の最も末梢に位置するプルキンエ線維からの興奮が伝達されることにより，心室

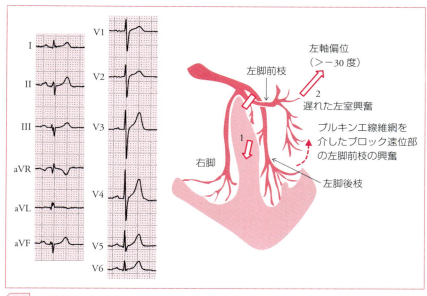

図1 左脚前枝ブロック

筋の脱分極がはじまる．その伝達部位はプルキンエ線維－心筋接合部（Purkinje-muscle junction：PMJ）とよばれるが，それよりも近位の刺激伝導系（プルキンエ線維の近位，脚，ヒス束など）は周囲と絶縁されているため，心筋を直接的に脱分極させることはない．左脚は主として前枝，後枝に分岐し，前者は前壁から側壁，後者は下壁に広がっているが，その遠位に位置するプルキンエ線維は，各々が末梢にてネットワークを形成（プルキンエ線維網）している．したがって，ヘミブロック（左脚前枝ブロックあるいは左脚後枝ブロック）に際しては，ブロックが生じていない領域からブロックが生じた領域に向かう心筋興奮ベクトルが発生することにより，大きな軸偏位を呈することになる．

A-1 左脚前枝ブロック（図1）と左軸偏位

プルキンエ線維網を介した後枝遠位からの逆行性興奮が，遅れたタイミング（QRS波の終末部）で左脚前枝領域の心筋を脱分極させることになる．すなわち，QRS波の終末部に後枝領域（下壁）から前枝領域（前壁〜側壁）に向かう興奮ベクトルが生じるため，下壁誘導（II，III，aVF誘導）に大きなS波が生じることにより，電気軸が－30度以上の左軸偏位を呈する．このような高度な左軸偏位ではなく，左軸方向への軸偏位は，肥満，高齢などで心臓が横位（水平位）になっている場合や左室肥大などでみられることがある．

A-2 左脚後枝ブロック（図2）と右軸偏位

上記とは逆に，プルキンエ線維網を介した前枝遠位からの逆行性興奮が，遅れたタイミング（QRS波の終末部）で左脚後枝領域の心筋を脱分極させることになる．その結果，QRS波の終末部に前側壁領域から下壁〜心尖部方向への興奮ベクトルが生じる．すなわち，側壁誘導（I，aVL誘導）で大きなS波が形成されることにより，電気軸が＋110度以上の右軸偏位を呈する．前枝ブロックに比べ頻度は少ない[1]．右軸方向への軸偏位は，痩せている方，若年者などで心臓が立

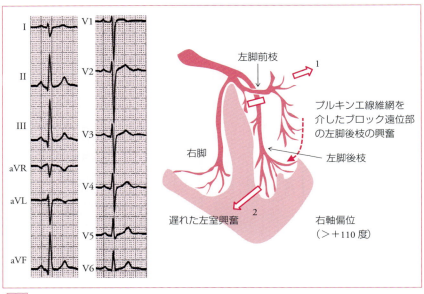

図2 左脚後枝ブロック

位(垂直位)になっている場合や右室肥大などでみられることがある．

文献
1) Elizari MV, et al. Circulation 2007；115：1154-1163

(横式尚司)

Q192 異常Q波と正常Q波：異常Q波の鑑別は？

A-1 Q波とは？：Septal q波と異常Q波

　QRS波形の初期成分が陰性波である場合，その陰性波はq波とよばれ，q波に引き続きみられる陽性波はR波といわれる．持続時間が0.04秒未満である小さなq波は，心室中隔の電気的興奮(総和として左室心内膜面から右室心内膜面方向の興奮ベクトルを形成する)によって形成されるため，septal q波といわれる．Septal q波は，I，aVL，V5，V6誘導あるいは下壁誘導(II，III，aVF誘導)にみられ，正常心においても認められる心電図所見である(図1A)．

　R波の高さの1/4以上の深さがあり，幅(持続時間)が0.04秒以上を呈するq波は異常Q波といわれる．また，そのQRS波形自体に陽性成分，すなわちR波がなく，単相性の陰性波を呈する場合，QS波(QSパターン)とされる．QSパターンも異常Q波として扱われる．

A-2 正常でみられるQ波

　aVR誘導は右上方向(前額面で＋210度)に向かう電気的興奮を陽性波として捉えるが，健常な

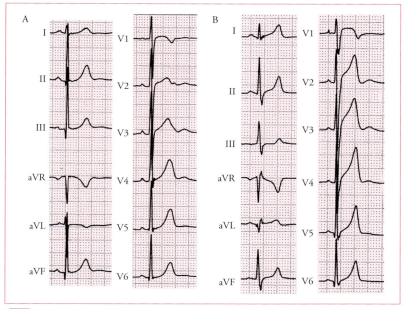

図1 Septal q 波(A)，正常 Q 波(B)
A：下壁誘導(II，III，aVF 誘導)，V5，V6 誘導に心室中隔の興奮を反映した持続時間の短い q 波(septal q 波)を認める．
B：15 歳男性の 12 誘導心電図．aVL 誘導に異常 Q 波の基準を満たす Q 波を認める．心エコー検査で異常所見を認めなかった．

心臓の電気的興奮ベクトルとほぼ正反対の方向であるため，正常な心電図において Q 波(QS パターンを呈することが多い)が認められる．なお，aVR 誘導では P 波，T 波も陰性波を呈する．同様に，胸部誘導で最も右側に位置する V1 誘導では，初期の R 波が極めて小さい，あるいは R 波がほぼ検出されず，正常であっても QS 波を呈することがある．これが正常 Q 波と判断されるには，V2 誘導以降に漸増する R 波がみられること，移行帯も正常で V3-V4 誘導に位置していることが必要である．一方，V1 誘導で異常 Q 波を呈する代表的なものとしては，前壁(中隔)の陳旧性心筋梗塞や肺の過膨張を伴う肺気腫があるが，前者では V2 誘導にも Q 波がみられること，後者では時計方向旋回を呈していることが鑑別の一助になる．

電気的興奮ベクトル(QRS 電気軸)が垂直に近い(+90 度くらい)ような立位心(あるいは垂直位心)の場合には，aVL 誘導でも Q 波を呈することがある(図 1B)．胸部 X 線写真で心胸郭比は小さく，比較的若年であることが多い．

(横式尚司)

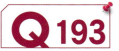**Q193** 異常 Q 波と心筋梗塞部位の対応は？

A-1 心筋梗塞急性期の心電図変化

冠動脈の閉塞によって血流が途絶え，早期の再灌流が得られなければ，心筋は不可逆的な壊

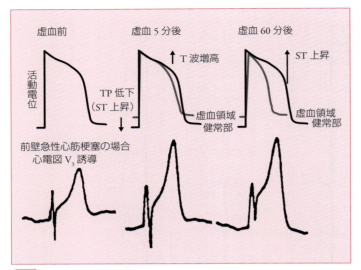

図1 心筋虚血時の活動電位(上段)ならびに心電図変化(下段)

虚血の初期には，静止膜電位の脱分極，活動電位立ち上がり速度(Vmax)の低下，活動電位持続時間の短縮が生じる．虚血領域での静止膜電位の脱分極は，心電図の梗塞部位におけるTPセグメントの低下をもたらし，ST上昇の主因となる．初期の活動電位持続時間の軽微な短縮はT波増高，さらなる短縮はST上昇に関連している．

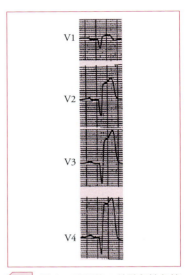

図2 発症4時間後の前壁急性心筋梗塞にみられる異常Q波

(Yokoshiki H, et al. Am Heart J 1995；130：698-704 より改変)

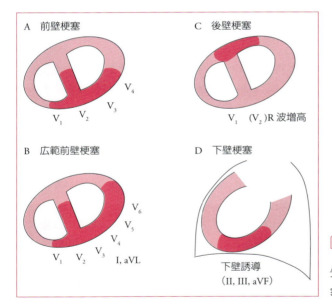

図3 心筋梗塞の部位と異常Q波の出現する誘導

A：前壁梗塞，B：広範前壁梗塞，C：後壁梗塞，D：下壁梗塞．CではV1(V2)誘導のR波が増高する．梗塞部位を濃い桃色で示している．

表1 心筋梗塞の部位診断：異常Q波の出現する誘導

閉塞冠動脈	梗塞部位	異常Q波の出現する誘導
LAD	前壁	V1–V4
LAD 近位部	広範前壁	I，aVL，V1–V5(V6)
LCx	側壁	I，aVL，V5，V6
RCA	下壁	II，III，aVF
RCA または LCx の末梢	後壁	みられないことが多い．V1(V2)のR波増高

LAD：左前下行枝，LCx：左回旋枝，RCA：右冠動脈

死，すなわち心筋梗塞に陥る．その過程において，心筋収縮力（心室壁運動）の低下に引き続いて鋭敏に観察される所見は心電図変化である．超急性期には，まず，梗塞責任領域における T 波の増高（正確には ST-T 部分）が観察され，その後，ST 上昇が顕性化してくる．このような心電図変化は発症後 30 〜 60 分以内に認められる（図 1）．心筋細胞に生じる電気生理学的変化としては，静止膜電位が浅くなり（脱分極），活動電位持続時間は経時的に短縮するとともに，活動電位の立ち上がり速度（Vmax）が低下してくる．静止膜電位の脱分極は，拡張期における虚血心筋と健常心筋の間に電位勾配を生じるため，心電図では TP セグメントの低下となるが，12 誘導心電図の基線は TP セグメントに規定されるため，結果的に ST 上昇として表現される．ごく早期の活動電位持続時間の短縮は，活動電位第 3 相，すなわち T 波の時相での電位勾配を生じるため，T 波増高として観察される．さらに活動電位持続時間が短縮すると，第 2 相においても虚血心筋と健常心筋の間の電位勾配が生じることとなり，（TP セグメントの低下と相加し）ST 上昇をきたすことになる．この時間帯（60 分程度）を超過しても再灌流が得られなければ，心筋組織に不可逆的変化が生じはじめるため，R 波の減高〜消失，さらには Q 波が形成されてくる（図 2）．

A-2 異常 Q 波と心筋梗塞部位の対応

閉塞冠動脈（責任病変）とそれによって生じる心筋梗塞部位ならびに異常 Q 波の出現する誘導を図 3 ならびに表 1 にまとめた．

文献

1) Yokoshiki H, et al. Am Heart J 1995；130：698-704

（横式尚司）

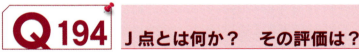

A-1 J 点および J 波とは（図1）

J 点は QRS 波と ST 部分の接合部で QRS 波が基線に復したポイントである．J 波とは J 点が基線から偏位して波形を形成したもので，QRS 波の終末部にみられるスラーもしくはノッチとして表現される．J 波はおもに下壁誘導と V4 〜 V6 誘導にみられ，その振幅が 0.1 mV 以上をもって J 波と定義する報告が多い．J 波は，これまで早期再分極とされてきた，健康な若年男性の胸部誘導を中心にみられる J 点とそれに続く ST 部分の上昇とは臨床的意義が異なるとされている．

以前から低体温時の J 波（Osborn 波）は教科書にも記載されていたが，検診レベルなどで捉えられる J 波は normal variant として臨床的にはさほど重要視されてこなかった．しかし，特発性心室細動に J 波を伴う割合が健常者のそれに比べて有意に高いことが報告されたことから，J 波と突然死の関連が注目されている．このほかに J 波がみられる疾患として，Brugada 症候群，Short QT 症候群，不整脈源性右室心筋症（ARVC），肥大型心筋症，スポーツ心，電解質異常，薬物，中枢神経疾患，麻酔，心筋虚血などがあげられる．

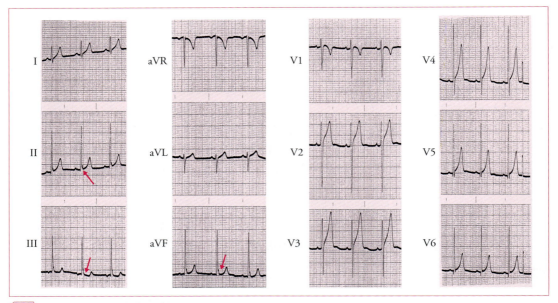

図1 44歳，男性の12誘導心電図
下壁誘導にJ波（矢印）が認められる．一方，胸部誘導のJ点とそれに続くST部分の上昇は，これまで早期再分極と表現されてきた波形である．

A-2 J波形成の機序

　心室筋細胞活動電位の第1相または第1相から第2相への移行部で，心内膜側と心外膜側の再分極時相のズレ（心外膜側が早期に進行）による電位勾配がその形成に関与するとされている．この原因が脱分極異常か再分極異常かの結論は出ていないが，いずれであってもその時相における電気勾配が，心電図ではJ波として表現されると考えられる．この機序はBrugada心電図の成因と共通することから，これらをまとめたJ波症候群の概念が提唱されている[1]．

A-3 J波の疫学

　健常者ないし一般成人における出現率は3.3～12.9%で，黄色人種や黒人で高く，性別では男性に高いとされている．Haïssaguerreらは，特発性心室細動206例のうち31%にJ波を認めたのに対して，これとマッチングさせた対象例412例では5%のみであり，特発性心室細動で有意にJ波の出現率が高いことを報告している[2]．

A-4 J波のリスク層別化

　高リスクと考えられる症例の特徴は以下のとおりである
①心臓突然死からの蘇生例，原因不明の失神例，原因不明の突然死の家族歴を有する例．
②側壁誘導のみの例と比較して，下壁誘導やI・aVL誘導にみられる例．
③下壁誘導と側壁誘導にかけての高範囲な誘導にみられる例．
④下壁誘導で0.2 mV以上の上昇例．
⑤J波に続くST部分が水平型もしくは下降型の例．
⑥Brugada症候群で下壁誘導にJ波がみられる例．

⑦連結期の短い心室性期外収縮が出現する例.
⑧期外収縮の起源がJ波のみられる部位に含まれる例.

　原因の明らかでない失神や突然死の家族歴を有する例ではJ波の日差変動や日内変動を，期外収縮発生時にはその連結期や発生部位を確認しておく．場合によっては電気生理学的検査も考慮されるが，現在のところ不整脈の誘発性と予後の関係は明らかではない．

　特発性心室細動そのものがまれなこととJ波は正常例でも認められることから，検診レベルで指摘された症例が致死性不整脈で急死する可能性は極めて低いと考えられる．また失神をきたした例にJ波がみられたとしても，直ちに不整脈による失神と判断するべきではなく，その他の原因についても精査すべきである．したがってJ波がみられたからといって不用意に突然死のリスクに言及すべきではなく，できる限り安心させるような説明が必要と思われる．

A-5 J波を伴う特発性心室細動の治療

　心室細動の既往例にJ波がみられた場合は植込み型除細動器の適応となる．心室細動のストームをきたした場合は，イソプロテレノールの静脈内投与やペーシング治療が有効とされる．抗不整脈薬ではキニジンやジソピラミドなどのItoを抑制するものが推奨されている．またシロスタゾールやデノパミンなどの自己心拍数を増加させる薬剤の有効性も報告されている．さらに，心室細動の引き金となる心室性期外収縮に対するカテーテルアブレーションも試みられている．

文献

1) Antzelevitch C, et al. Heart Rhythm 2010；7：549-558
2) Häissaguerre M, et al. N Engl J Med 2008；358：2016-2023

（阿部芳久）

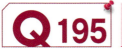

ST上昇の鑑別は？

　ST上昇の鑑別のポイントは，急性心筋虚血による変化か否かを判断することである．まずST上昇をきたす疾患を列記し，次に主な疾患の特徴を述べる．

A-1 ST上昇をきたす疾患

①虚血性心疾患：急性冠症候群（不安定狭心症／急性心筋梗塞），冠攣縮性狭心症（異型狭心症），左室瘤．
②虚血以外の疾患：急性心膜炎，早期再分極パターン，低体温，Brugada症候群，高カリウム血症，DCショック後，左室肥大，左脚ブロック，WPW症候群，肺梗塞，心外傷．

A-2 経時的に変化する（図1）

　急性心筋梗塞では，心電図の経時的変化を十分に理解することが重要である．急性期にみられるST上昇は，超急性期の先鋭化したT波が先行する場合と，これらがほぼ同時に出現する場合がある．ST上昇は上方に凸型が多い．STが基線に復するとともにT波が陰転化し，この間にQ波が形成される．

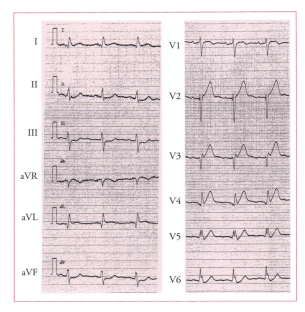

図1 86歳，男性．左前下行枝を責任病変とした急性心筋梗塞
I, aVL, V2〜V5誘導にST上昇を，II, III, aVF誘導に鏡像変化としてのST低下がみられる．

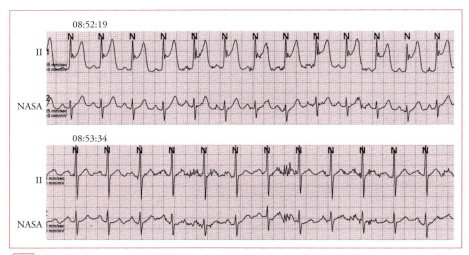

図2 56歳，男性．右冠動脈を責任病変とする冠攣縮性狭心症
ホルター心電計装着中に胸痛発作が出現した．08:52:19にはII誘導でST上を認めるが，その持続は短時間で，08:53:34には基線に復している．

A-3 一過性のST上昇（図2）

　冠動脈の攣縮では，しばしば攣縮部位での血流途絶をきたし一過性にSTが上昇する．冠攣縮は夜間から早朝にかけて発生することが多く，その持続は数分から10分程度であり，上昇したSTは冠攣縮の寛解とともに速やかに基線に復する．

A-4 持続的なST上昇

　心室瘤は心筋梗塞後に生じ，心筋壊死による瘢痕部が膨隆した状態である．おもに胸部誘導で

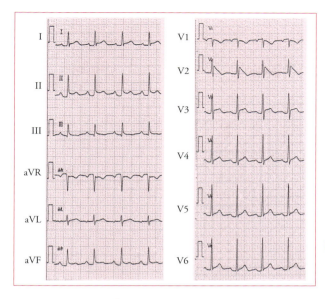

図 3 56 歳，女性．急性心膜炎
以前から V2 誘導に coved 型の Brugada 波形を有する症例．I，II，III，aVL，aVF，V3〜V6 誘導と広範な誘導に ST 上昇を認める．また PQ の低下もみられる．

持続的な ST 上昇がみられる．心不全や血栓塞栓症，致死性不整脈の合併に注意する必要がある．

A-5 広範囲な ST 上昇（図 3）

急性心膜炎にみられる ST 上昇の特徴は，上方に凹型で，冠動脈の支配領域を越えた広範囲な誘導でみられることである．まず PQ 部分の低下を伴う ST 上昇が出現し，PQ と ST が基線に復した後に T 波の平定化・陰転化が生じ，その後正常に戻るのが典型的な心電図経過である．Q 波は出現しない．

（阿部芳久）

Q196 ST 低下の鑑別は？

心電図の ST 低下は日常診療で高頻度に認められる所見であり，迅速な対応が必要な例から何ら対処の必要がないものまで，その原因と臨床的意義は多岐にわたる（表 1）．

A-1 ST 低下のタイプ（図 1）

ST 低下のタイプを判定することは，その鑑別診断に重要な情報を与える．

上向型 ST 低下は心拍数上昇時にみられる正常範囲内の変化であることが多いのに対し，水平型または下向型の ST 低下は虚血性変化であることを強く疑わせる．ストレイン型は ST 低下に非対称性の陰性 T 波が続き，最後は上方にオーバーシュートして基線に戻るのが典型的で，高度な左室肥大の表現である．盆状の ST 低下はジギタリス効果の特徴的な所見とされるが，必ずしもジギタリス中毒を意味しない．ジギタリス服用者では ST 変化による心筋虚血の判定は極めてむずかしい．

表1　ST低下の鑑別

1. 心筋虚血
    1) 狭心症
    2) 心内膜下梗塞
    3) 急性心筋梗塞時の対側性変化
    4) 強い貧血，低酸素血症

2. 心筋虚血以外
    1) 左室・右室肥大
    2) 左脚ブロック
    3) WPW症候群
    4) 心室ペーシング波形
    5) ジギタリス効果
    6) 低カリウム血症
    7) QT延長症候群
    8) 脳血管障害
    9) 僧帽弁逸脱症
    10) 頻拍時
    11) 頻拍後・ペーシング後
    12) 過換気症候群

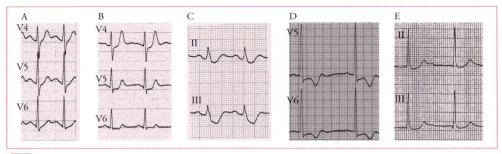

図1　ST低下のパターン
A：上向型，B：水平型，C：下向型，D：ストレイン型，E：盆状

A-2 虚血性ST低下

　運動負荷試験における虚血性ST低下の診断基準は，J点から80 msecでのST低下が0.1 mV以上で水平型または下向型を呈するもの，さらに上向型でもST低下が2 mV以上のものとされている（図2）．発作性上室性頻拍症の発作時に著しいST低下をみることがまれならずあるが，冠動脈の器質的狭窄によらないことがほとんどである．心内膜下梗塞は異常Q波を形成せず，ST低下と対称性の陰性T波が特徴である．急性期にはその経時的変化を観察するとともに，心筋逸脱酵素や心エコー所見などを考慮して診断する．また急性後壁梗塞の場合は，鏡像変化としてV1ないしV3までのST低下とR波増高，先鋭で大きなT波が認められる．

A-3 左室肥大

　肥大型心筋症などの高度な左室肥大にはST低下を伴うことがある．特にR波の高電位差をみる誘導に多い．左室肥大は圧負荷と容量負荷に分けられ，ストレイン型のST低下は大動脈弁狭窄症などの圧負荷をきたす疾患に多く認められる．

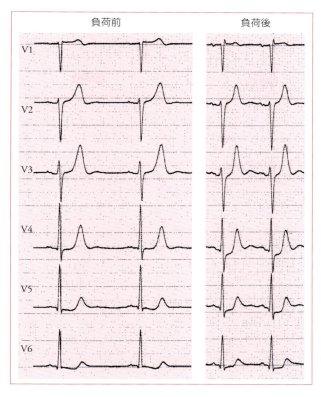

図2 74歳，男性．左前下降枝を責任病変とした労作性狭心症
トレッドミル負荷前と終了直後の胸部誘導心電図

（阿部芳久）

Q197 T波増高の鑑別は？

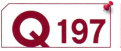-1 虚血によるT波増高

　心筋梗塞の最も早期に高い陽性T波を認めることは，半世紀前より"hyperacute T wave"として知られていた．hyperacute T波は，心電図上心筋梗塞の最も早期に出現する所見として臨床上特に重要である．図1は急性心筋梗塞患者の搬送中のモニター心電図（V3,4誘導に相当）であるが，T波増高の後にST上昇がみられているのがわかる．心筋虚血の最早期に生じるT波増高の典型的なパターンは，T波が一つまたは複数の誘導で高くなるが，時にはT波の形が少し変わるだけであったり，T波の高さそのものはそれほど高くない場合もある．もともとの心電図のT波が平低または陰性である場合は，hyperacute T波が出現すると，結果的にT波が逆に正常化した形になることもある．これを paradoxical normalization または Pseudonormalization とよばれることがある．何れにしても虚血に伴うT波の増高は時間経過に伴う変化が重要であり，患者の症状とともに注意深い観察が必要である．

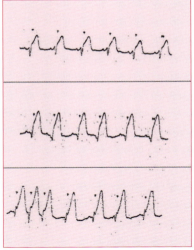

図1 左前下行枝近位部閉塞による急性心筋梗塞

患者の救急搬送時のモニター心電図（V3, V4に相当する誘導）である．上段〜中段〜下段への時間経過の中，T波の増高がみられた後，ST上昇も伴う様子が観察できる．

表1 T波増高の鑑別
1. 虚血性
心筋梗塞の超急性期（hyperacute T波）
異形狭心症
2. 虚血以外の原因
正常亜型（早期再分極，V3, V4誘導にみられる高いT波）
高カリウム血症
急性心膜血腫
脳出血
左室肥大（ストレインパターンに伴う右側胸部誘導の高いT波）
左脚ブロック（右側胸部誘導）
急性心外膜炎

A-2 虚血以外の原因によって生じるT波増高

1）高カリウム血症

　T波増高の原因として有名である．一般的に血清カリウム濃度が 5.5 mEq/L 以上になると，T波は高くなり，先鋭で（テント状），幅が狭く，対称性となる．QT時間は低カルシウム血症がない限り短縮しているかまたは正常である．この高いT波は前胸部誘導で最も顕著となることが多い．高カリウム血症時の増高T波は幅が狭く対称性なので，T波の幅が比較的広い虚血による hyperacute T 波と鑑別できる．

　その他，T波増高をきたす病態を表1にあげるが，急性心外膜炎以外は動的変化がないものであり，T波増高を観察する場合，時間経過も重要な要素であるということも常に頭に入れておきたい．

（古嶋博司）

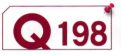

Q198　陰性T波，平定T波の鑑別は？

A-1 虚血による陰性T波

1）心筋梗塞亜急性期，慢性期

　心筋梗塞超急性期，または急性期にみられる高いT波とST上昇の後，数時間から数日の間に出現する．いわゆる冠性T波ともいわれる陰性T波（図1）．しばしば異常Q波を伴い，陰性T

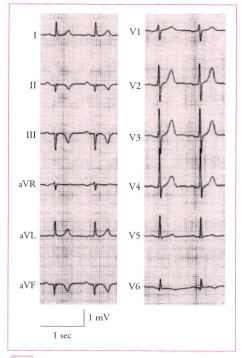

図1 下壁梗塞慢性期の心電図
II, III, aVF に陰性 T 波(冠性 T 波)を認め,異常 Q 波を伴う.

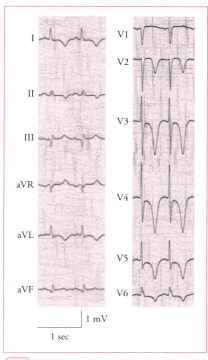

図2 3枝病変のある心筋梗塞患者の心電図
はっきりした Q 波を認めず,深い陰性 T 波を胸部誘導に認める.

波は数日から数か月で元に戻る場合もあるが,梗塞部位が大きい場合陰性 T 波のままの場合もある.

2) 非 Q 波型心筋梗塞

心筋梗塞の症例で,Q 波が出現せず,深い陰性 T 波が出現する場合がある(図2).これは,心内膜下梗塞または非貫壁性梗塞を反映するといわれているが,必ずしもそうではないとする意見もある.虚血による深い陰性 T 波は梗塞を伴わない場合でも出現する場合がある.

A-2 虚血以外の心疾患が原因で生じる陰性 T 波

1) 左室肥大,肥大型心筋症

左室肥大では,いわゆるストレイン型 ST-T 変化として,ST 低下と陰性 T 波が左側胸部誘導でみられ,肥大型心筋症においても特徴的所見として認めることが多い.特に心尖部が肥大の主体である心尖部肥大型心筋症では左側胸部誘導の対称性の深い陰性 T 波が認められる(図3).

2) 不整脈源性右室心筋症

右側胸部誘導における陰性 T 波を認めることが多く,不整脈源性右室心筋症の診断基準の一つでもある(図4).

3) たこつぼ型心筋症

急性冠症候群に類似した心電図変化(ST 上昇,異常 Q 波)を示すが,しばしば陰性 T 波を生じることがある.その際,QT 間隔は延長していることが多く,陰性 T 波も深くなる(図5).

その他,陰性 T 波を生じる病態を表1にまとめた.心電図上の陰性 T 波は非特異的であり,

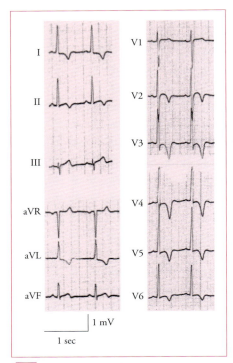

図3　心尖部肥大型心筋症の心電図
V3〜V5で深い対称性の陰性T波を認める．

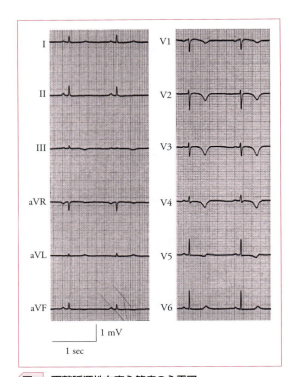

図4　不整脈源性右室心筋症の心電図
右側胸部誘導での陰性T波が特徴である．

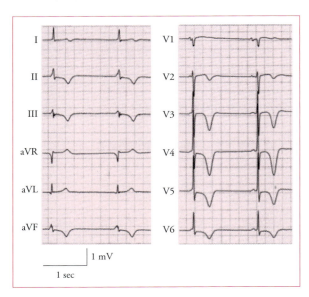

図5　たこつぼ型心筋症，亜急性期の心電図
胸部誘導広範囲に深い陰性T波を認め，QT間隔も延長している．

　病態の鑑別には他の臨床所見とあわせて考慮することが重要である．平低T波についても非特異的な所見であり，虚血の変化の中でみられることもあるが，正常人でみられることもしばしばである．いずれにしろ，動的な変化，他の臨床症状との組み合わせで考えることが大事である．

表1 陰性T波の鑑別
1. 1次性陰性T波
若年性陰性T波(子どもにみられるV3, V4での陰性T波：良性)
心筋虚血または心筋虚血
左室または右室肥大によるストレインパターン
心尖部肥大型心筋症
不整脈源性右室心筋症
拡張型心筋症
たこつぼ型心筋症
心臓腫瘍
僧帽弁逸脱症
QT延長症候群
脳出血
ペースメーカ後陰性T波
2. 2次性陰性T波
左脚ブロック
右脚ブロック
WPW症候群
心室ペーシング

(古嶋博司)

Q199 QT間隔の評価は？

A-1 R-R間隔で補正したQTcで考える

1) QT間隔の測定法

QRSの始まりからT波の終わりまでの時間と定義される．一般的にT波の終わりが，およそR-R間隔の真ん中を超えていたらQT間隔延長である可能性が高い．

Bazettの式 $QTc = QT/\sqrt{R\text{-}R}$ を用いる．ただし徐脈では過小評価，頻脈では過大評価される傾向があり，特に徐脈でQT延長が疑われる場合には，QTcだけでなくQT間隔そのものの延長にも注意を払う必要がある．

R-R間隔は，測定するQRSに先行するR-Rである．心房細動などでR-R間隔の変動が大きいときには測定に注意を要する．QTcの正常値は0.34〜0.40秒である(図1)．

2) 注意点

T波に重なっているU波まで測ってしまうと過剰評価してしまうため，疑わしい際には，U波が最も目立ちにくいaVL誘導で測定する．自動測定は間違いも多いので，自身で測って確認が必要である．

A-2 QT間隔の異常には延長または短縮がある

1) QT間隔が延長する病態

心肥大，脚ブロック，心筋障害(虚血，心筋炎)，低カリウム血症，低カルシウム血症，甲状腺機能低下，尿毒症，糖尿病性昏睡，脳血管障害，先天性QT延長症候群，薬剤性(β遮断薬，カ

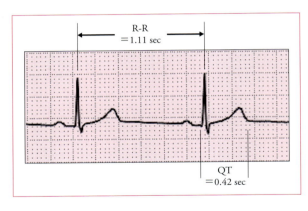

図1 Bazett の式
QTc = QT / √R-R = 0.42/ √1.11 = 0.40

ルシウムチャネル遮断薬，（I 群，III 群）抗不整脈薬，三環系抗うつ薬など），徐脈，冷却

2) QT 間隔が短縮する病態

ジギタリス効果，高カルシウム血症，低酸素血症，カテコラミン製剤，頻拍，先天性 QT 短縮症候群

（古荘浩司）

Q200 陽性 U 波，陰性 U 波とは？

A-1 U 波は再分極過程でみられる T 波後の小さな波である

1) 波形の特徴

通常 T 波と同じ向きを示す．T 波の呼び方としては，陽性 positive U 波，陰性 negative（または inverted）U 波，biphasic U 波，に分けられる．正常でみられる U 波は 0.05 ～ 0.1 mV 程度の陽性のゆるやかな波で，V2，V3 で最も大きくみられる．

2) 成因

十分に解明されているわけではないが，心内膜 – 心外膜の間に中間に存在する M cell の長い活動電位が，反映されている可能性が示されている[1]．

A-2 陽性 U 波の臨床的意義は乏しい

小さな陽性 U 波は中部胸部誘導で正常でもみられる（図1）．低カリウム血症，高カルシウム血症で増高した U 波がみられることがある．その他，低体温や抗不整脈薬で増高した U 波がみられることがあるが，診断的意義は大きくない．

A-3 新たに出現した陰性 U 波は虚血を示唆する

心筋虚血発作時や不安定狭心症時に出現した陰性 U 波は ST-T 変化に先行することがあり，注目に値する．前壁虚血時 V4 ～ V5，下壁虚血時 II，III，aVF 誘導にみられやすい（図2）．運動負荷後安静時に持続する場合も虚血を表す可能性が高い．

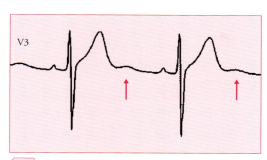

図1 高血圧性肥大症例でV3誘導にみられた陽性U波

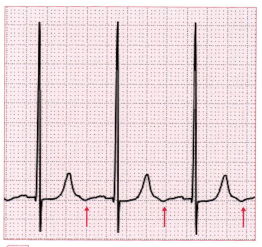

図2 頻回の狭心症状を生じる高血圧性肥大症例でみられた陰性U波
以前の心電図ではみられず，この時V3〜V5誘導に新たに出現した．冠動脈造影では左前下行枝近位部に有意狭窄を認めた．

A-4 持続性の陰性U波は心肥大やチャネル異常に伴う．

　大動脈弁狭窄症や高血圧に伴う左室肥大で陰性U波がみられることがある．
　先天性QT延長症候群や薬剤によるQT延長時もU波として目立つことがある．LQT7に分類されているAndersen-Twail症候群は，周期性四肢麻痺，顔貌や手指の形態異常，心室性不整脈を3徴とする比較的まれな遺伝子疾患で，心電図上，著明なU波が特徴的である．

文献

1) Depolli M, et al. J Cardiovasc Electrophysiol 2008；19：84-89

（古荘浩司）

索引

和文

あ
悪性不整脈　253
アップストリーム　79
アップストリーム治療　80
アブレーション　109, 116, 126, 130, 134, 155, 267
アミオダロン　129, 255, 259, 267
アンダーセンシング　278

い
イオンチャネル　157, 209
イオンチャネル病　160
移行帯　213, 308
異常 Q 波　312, 315
異常自動能　124, 197
異所性心房頻拍　45
イソプロテレノール　152
一塩基多型　163, 167
一方向性ブロック　194
遺伝性 QT 延長症候群　157
陰性 T 波　216, 323
陰性 U 波　326

う
植込み型除細動器（ICD）　132, 150, 160, 162, 181, 267, 285, 288
植込み型ループ式心電計　239, 274
右脚ブロック　22, 23, 27
右軸偏位　311
右室拡大　158
右室心尖部ペーシング　276
右室誘導　223
右室流出路　161
右心不全　158
右房負荷　305
右房分界稜　54
運動　161
運動負荷試験　243
運動誘発性　38
運動誘発性房室ブロック　19

え
エストロゲン　204

お
オーバーセンシング　278

か
開心術　268
ガイドライン　264
拡張型心筋症　128, 138, 228, 229
加算平均心電図　221, 228
加算平均心電図検査　236
活動電位　222
活動電位持続時間　315
活動電位の立ち上がり速度　315
カテコラミン誘発多形性心室頻拍　127
カテーテルアブレーション　63, 126, 130
カリウムチャネル　187, 188
間欠性 WPW 症候群　108
間質性肺炎　260
患者の好みや環境　91
肝障害　259
完全房室ブロック　41
貫通部ヒス束　294
関電極　212
冠動脈バイパス術　268
貫壁性心筋虚血　216

き
期外収縮　31, 43
起源部位　134
起源部位予測　134
基質　297
キシロカイン　129
偽性心室頻拍　48, 110
季節変動　182
機能的基質　200
脚　291
脚枝間リエントリー性頻拍　138
逆伝導性 P 波　122
脚ブロック　12, 28, 309
急峻上行型 ST 部分　153
急性心筋梗塞　317
急性心膜炎　319
胸部誘導　213

虚血性心疾患　225
虚血性 ST 低下　320
筋小胞体　161

け
携帯型心電図　257
頸動脈洞症候群　238
撃発活動　124
血管内エコー　301
血管迷走神経性失神　238
血行動態　128, 129
結滞　32
血中濃度　189
ゲノムワイド関連研究　167
経口抗凝固薬　89
顕性 WPW 症候群　108, 117

こ
高カリウム血症　37, 173, 322
高カルシウム血症　175
交感神経緊張　179
高周波成分　177
甲状腺機能亢進症　183
甲状腺機能障害　260
甲状腺機能低下　183
甲状腺ホルモン　183
構造的リモデリング　205
後電位　197
後天性 QT 延長症候群　141, 143
高度房室ブロック　10, 13
高頻度駆動抑制　4
抗頻拍ペーシング　132, 285
抗不整脈薬　60, 80, 123, 129, 255, 257
抗不整脈薬の選択　85
後壁誘導　223
候補遺伝子解析　163
高齢者　190
呼吸性不整脈　176

さ
催不整脈作用　123, 185, 190, 255
再分極　201
再分極後不応期　19

再分極相　218
細胞接着　158
左脚後枝ブロック　311
左脚前枝ブロック　311
左脚のヘミブロック　22
左脚ブロック　22, 27, 284
左軸偏位　311
左室肥大　320, 323
左房負荷　306
サンガー法　157
三尖弁－下大静脈間峡部　59
三尖弁輪　54

し

自覚症状　2, 62
ジギタリス　11, 198
ジギタリス中毒　250
刺激伝導系　291
刺激伝導系の走行　292
ジゴキシン　268
次世代シークエンサー　157, 163
失神　229, 238, 240, 275
自動能　196
ジャンプ現象　68
修正洞結節回復時間　4
状況失神　238
上室期外収縮　33, 304
上室頻拍　65, 128
上室不整脈　268
常染色体優性遺伝　161
上大静脈隔離アブレーション　98
上方経中隔アプローチ　269
食事負荷　182
食道炎　106
食道温度　106
除細動　85
徐脈　1, 190
徐脈性心房細動　274
徐脈性心房細動のペースメーカ
　植込み適応　275
徐脈性不整脈　261
徐脈頻脈症候群　4, 41, 76, 77
自律神経活動　177, 179
心アミロイドーシス　248
心外膜　214
心外膜側起源心室期外収縮　135
新規経口抗凝固薬　89, 106
心筋梗塞　127, 227, 229, 266, 313,
　315, 323
心筋症　160
心筋リード　271

心腔内心電図　59
心サルコイドーシス　128, 226
心室期外収縮　36, 37
心室細動　47, 147, 285
心室細動ストーム　151
心室遅延電位　229
心室内伝導障害　21
心室頻拍　21, 119, 130, 132, 151,
　185, 285
心室不整脈　142, 268
心室ペーシング　245
心室瘤　318
心臓再同期療法　29, 228, 281
心臓自律神経機能　241
心臓超音波　301
心臓の記憶　245
心臓ペーシング法　281
心タンポナーデ　105
心電図波形　291
心内膜　214
心内膜リード　271
心嚢水　247
心拍応答機能　272
心拍数　303
心拍変動　177, 242
心不全　54
心房 defragmentation　99
心房期外収縮　31, 33, 120, 250
心房細動　46, 73, 183, 209, 275, 303
心房細動発生率　251
心房食道瘻　106
心房－束枝間伝導路　112, 114
心房粗動　46, 185, 243
心房粗動の分類　55
心房中隔欠損　9
心房頻拍　51, 54, 71, 269

す

水平 / 下行型 ST 部分　153
睡眠時無呼吸症候群　261
スポーツ　162

せ

静止膜電位　201, 315
正常 Q 波　313
性ホルモン　203
生命予後　288
生理的ペーシング　273
接合部期外収縮　34
潜在性 WPW 症候群　108
センシング閾値　272

喘息治療薬　250
先天性 QT 延長症候群　141, 143,
　144, 162

そ

早期後脱分極　143, 198
早期興奮症候群　69, 107, 116
早期再分極　152, 315
早期再分極症候群　152, 169, 265
早期再分極パターン　265
双極誘導　211
双極リード　271
束枝間リエントリー　138
ソタロール　268
粗動波　57

た

体温　178
第 II 度房室ブロック　14
第 III 相ブロック　19
第 III 度(完全)房室ブロック　17
体表面心電図　59
体外式ループレコーダー　253
多形性心室頻拍　17, 120, 186
たこつぼ型心筋症　323
脱分極　201, 315
脱分極障害　161
脱分極相　218
ダビガトラン　106
単極肢誘導　213
単極誘導　211
単極リード　271
単形性心室頻拍　47, 120, 127
短時間作用型 β 遮断薬　255

ち

遅延後脱分極　198
遅延電位　228, 236
致死性頻拍性不整脈　287
致死性不整脈　166, 233, 234, 241, 257
致死的不整脈　158, 161
チャネル異常　327
中心線維体　294
チルト試験　238
陳旧性心筋梗塞　266

つ

通常型心房粗動　57, 59

て

低カリウム血症　174, 175, 189

索引

て

低カルシウム血症 176
低周波成分 177
低体温 178
低電位 247
デスモゾーム遺伝子病 158
デスモゾーム病 158
デルタ波 69, 109, 110
電気軸 212, 308
電気ショック 129
電気的除細動 81
電気的ストーム 151
電気的リモデリング 205
伝導障害 16, 201, 309
伝導遅延 124, 194

と

洞(機能)不全症候群 1, 41, 275
動悸発作 67
洞結節 1
洞結節回復時間 4, 6
洞徐脈 2, 6
洞頻脈 49
洞不整脈 177, 304
同側上下肺静脈拡大隔離 96
洞調律維持 85
洞調律中の電気生理学的所見 115
洞停止 2, 3, 185
等電位線 51
洞不全症候群 1, 2, 274
洞不全症候群のペースメーカ植込み
　適応 275
洞房結節 291, 293
洞房伝導時間 6
洞房ブロック 3
特発性心室細動 127, 316, 317
特発性心室頻拍 124, 267
突然死 128, 231, 258, 284
トルサードドポアンツ 17, 129,
　142, 162, 170, 175, 186, 188

に

二次性 ST-T 変化 280
日内変動 181
ニフェカラント 129, 268
日本循環器学会の"カテーテルアブ
　レーションの適応と手技に関する
　ガイドライン" 94

ね

ネットクリニカルベネフィット 89

の

脳梗塞 105

は

肺機能 259
肺静脈 54
肺静脈隔離術 103
発熱 178
バルーンカテーテル 102
バルーンカテーテルアブレーション
　の適応 104
反射性失神 238

ひ

非 PV・非 SVC 起源トリガー 98
ヒス束 15, 17, 19, 291
非持続性心室頻拍 266
非生理的ペーシング 273
肥大型心筋症 243
非通常型心電図 57
非通常型心房粗動 57
頻拍起源 52
頻拍誘発性心筋症 252
頻脈 43

ふ

不応期 194
フォローアップ 256
不完全 3 枝ブロック 24
不関電極 212
副作用 187
副伝導路 109
副伝導路推定方法 109
副伝導路の位置推定 109
服薬アドヒアランス 92
不顕性 WPW 症候群 117
不整脈 31, 178
不整脈源性右室心筋症 125, 128,
　157, 158, 161, 230, 243, 323
不整脈ストーム 151
不適切洞頻脈 50
フランク誘導 220
ブルガダ症候群 23, 145, 149, 160,
　163, 178, 181, 226
プルキンエ起源心室頻拍 136
プルキンエ線維 136, 291
プルキンエ線維 − 心筋接合部 311
フレカイニド 162
プロカインアシド 268
プロゲステロン 204
プロパフェノン 268
プロプラノロール 87
分枝部ヒス束 294

へ

閉塞性睡眠時無呼吸症候群 261
平低 T 波 216
ベクトル心電図 218, 220
ペーシング刺激閾値 271
ペーシング不全 278
ペースメーカ 271
ペースメーカ症候群 273
β 遮断薬 38, 144, 267, 268
ベプリジル 269
ヘミブロック 311
ベラパミル 87, 88
ベラパミル感受性左室起源
　心室頻拍 125
ベラパミル感受性心室頻拍 136
変時性応答不全 7
変行伝導 120, 129

ほ

房室回帰(性)頻拍 45, 110
房室解離 122
房室結節 75, 291, 296
房室結節回帰頻拍 45
房室結節二重伝導路 68
房室結節リエントリー性頻拍 68
房室中隔領域 294
房室伝導 62
房室伝導障害 9
房室伝導比 57
房室ブロック 9, 185, 274
房室ブロックの心電図 10
房室ブロックのペースメーカ植込み
　適応 274
房室リエントリー性頻拍 69
補充収縮 17, 39, 48
補充調律 41
発作性上室頻拍 45, 65, 67, 125
発作性心房細動 84, 181, 236
ホルター心電図 232

ま

膜性中隔 294, 295
マグネゾール 129
マクロリエントリー性心房頻拍 51
慢性閉塞性肺疾患 247
マンハッタンプロット 167

む

無脈性心室頻拍　128

め

迷走神経緊張　180, 182

も

網羅的シークエンス　163
モードスイッチ　278

や

薬物動態学的相互作用　190
薬理学的除細動　81

よ

陽性 U 波　326

ら

ラミン A/C　164
ランジオロール　255

り

リアノジン遺伝子　161
リエントリー　124, 127
リスク因子　207
リズムコントロール　61, 254
リード　271
リバースリモデリング　210
リモデリング　205, 209, 245

る

流出路起源心室頻拍　125, 134
臨床電気生理学的検査　25, 26

れ

レートコントロール　61, 86, 254
レニン・アンジオテンシン・アルドステロン系（RAS系）　206, 210
連結期　253

ろ

ローター　99

わ

ワソラン　129
ワルファリン　106

欧文

A

AFFIRM 試験　95
AFFIRM 試験サブ解析　95
Andersen-Twail 症候群　327
antitachycardia pacing（ATP）　132
arrhythmic triangle　199
arrhythmogenic right ventricular cardiomyopathy（ARVC）　158, 161, 243
Ashman 現象　7, 37
ATP 急速静注試験　96
atriofascicular accessory pathway　112
atrioventricular node（AVN）　291
atrioventricular reentrant tachycardia（AVRT）　110

B

Bachmann's bundle（BB）　276, 293
Bachmann 束　276, 293
Bazett の式　325
Blocked PAC　250
branching portion of HB（HBbp）　294
Brugada 型心電図　169, 263
Brugada 症候群　23, 145, 149, 163, 178, 181, 226
bundle branch（BB）　291
bundle branch reentry（BBRT）　138

C

CABANA Trial　95
CALM1 遺伝子　162
CASQ2 変異　162
cardiac memory　245
catechol-aminergic polymorphic ventricular tachycardia（CPVT）　161
central fibrous body（CFB）　294
CHA2DS2-VASc スコア　89
CHADS2 スコア　89
chronotropic incompetence　7
coarse f 波　73
complex fractionated atrial electrogram（CFAE）　99
concealed conduction　19
corrected sinus node recovery time（CSNRT）　4
Coved 型　178
CT　299
CYP2D6　190
CYP3A4　190

D

direct termination　100

E

early afterdepolarization（EAD）　143
Expert Consensus Statement　264
extensive encircling PVI（EEPVI）　96

F

F 波　57
fast VT（FVT）　132
fine f 波　74
fragmented QRS　225
FVT ゾーン　132

G

genome-wide association study（GWAS）　167
Goldberger 電極　212

H

HEY2　168
high frequency（HF）成分　177
His bundle（HB）　291
horizontal ST　266
human ether-a-go-go related gene（HERG）チャネル　187

I

Ic flutter　185
I_{Kr}　187, 189
I_{Ks}　187
implantable cardioverter defibrillator（ICD）　132, 150, 160, 162, 181, 267, 285, 288
implantable loop recorder（ILR）　239
intermediate AT　101

J

J 点　152, 315
J 波　153, 178, 315
J 波症候群　153, 315
James 線維　107
Jervell and Lange-Nielsen 症候群　157

K

KCNH2　157

KCNJ2　162
Kent 束　107
K チャネル遮断作用　189
K チャネル遮断薬　86

L
late potential　228, 236
LCSD　162
Lenègre-Lev 病　164
Lesh の分類　59
long QT syndrome（LQTS）　170, 180
long RP 頻拍　71
long short sequence aberrancy　37
loss-of-function　161
low frequency（LF）成分　177

M
MADIT II 試験　288
Mahaim 線維　107
Mahaim 線維束　112, 114, 118
maximum deflection index（MDI）　135
membranous septum（MS）　294
micro-reentrant source　99
Mobitz II 型　14, 17
MRI　296

N
narrow QRS 頻拍　44, 46, 116
Naxos 病　158
Na チャネル遮断薬　83, 85
Na^+-K^+ ポンプ　173
noveloralanticoagulants（NOAC）　89

O
obstructive SAS（OSAS）　261
overdrive suppression　4

P
paroxysmal supraventricular tachycardia（PSVT）　45, 65
penetrating portion of HB（HBpp）　294
peudoventriculat tachycardia　110
Pill in the pocket　83

PITX2　167
postrepolarization refractoriness　19
premature atrial contraction（PAC）　31
premature junctional contraction（PJC）　31
premature ventricular contraction（PVC）　31
pre-excitation syndrome　107
PR 延長　12
P terminal force　306
Purkinje fiber　291
Purkinje-muscle junction（PMJ）　311
P 波　45, 305

Q
QRS 電気軸　310
QRS 波形　47
QRS 幅　21, 227, 308
QT dispersion　234
QT 延長　157, 175, 187, 188
QT 延長症候群　157, 170, 180, 204
QT 間隔　216, 325
QT 間隔の延長　174
QT 短縮症候群　166
Q 波　312, 315

R
reverse remodeling　210
Romano Ward 症候群　157
RR 間隔　45, 75, 303
Rubenstein 分類　6
Rubenstein I 型　6
Rubenstein II 型　6
Rubenstein III 型　6
RyR2　161

S
SCN10A　168
SCN5A　157, 168
SCN5A 遺伝子　160
SCNA5A　9
septal q 波　312
sinoatrial conduction time（SACT）　6
sinus node recovery time（SNRT）　4, 6

Shared decision making（SDM）　92
short QT syndrome（SQTS）　166
sick sinus syndrome（SSS）　1
signal-averaged electrocardiography（SAECG）　236
single nucleotide polymorphism（SNP）　163, 167
sinoatrial node（SAN）　291
sleep apnea syndrome（SAS）　261
Starling の法則　296
Stepwise ablation for long-lasting catheter ablation　99
ST 上昇　160, 315, 317
ST 低下　319
ST 変化　221

T
Tachycardia-dependent paroxysmal atrioventricular block（TD-PAVB）　19
torsade de pointes（TdP）　17, 129, 142, 162, 170, 174, 175, 186, 188
TP セグメント　315
Type 1 心電図　264
T 波　216, 321, 322
T 波オルタナンス　231
T 波増高　315, 321

U
U 波　326

V
ventricular fibrillation（VF）　47, 149, 285
ventricular gradient　280
ventricular tachycardia（VT）　21, 119, 130, 132, 185, 285

W
Wenckebach 型　14, 17
wide QRS tachycardia　121
wide QRS 頻拍　44, 48
Wilson 電極　212
WPW 症候群　37, 45, 69, 87, 108, 109, 110, 115, 246
WPW 症候群の薬物治療　111

数字

1：1 房室伝導　243
Ic 群抗不整脈薬　7, 37
Ic 群薬　60
2 枝ブロック　24
3 枝ブロック　23
12 誘導心電図　46
24 時間ホルター心電図　249
2012 年 HRS/EHRA/ECAS Expert Consensus Statement　95

- **JCOPY** 〈㈳出版者著作権管理機構 委託出版物〉
  本書の無断複写は著作権法上での例外を除き禁じられています．
  複写される場合は，そのつど事前に，㈳出版者著作権管理機構
  （電話 03-3513-6969，FAX03-3513-6979，e-mail：info@jcopy.or.jp）
  の許諾を得てください．
- 本書を無断で複製（複写・スキャン・デジタルデータ化を含みます）
  する行為は，著作権法上での限られた例外（「私的使用のための複
  製」など）を除き禁じられています．大学・病院・企業などにお
  いて内部的に業務上使用する目的で上記行為を行うことも，私的
  使用には該当せず違法です．また，私的使用のためであっても，
  代行業者等の第三者に依頼して上記行為を行うことは違法です．

不整脈診療クリニカルクエスチョン 200 　　ISBN978-4-7878-2136-2
2015 年 4 月 25 日　初版第 1 刷発行

編　　　集	平尾見三（ひらお けんぞう）
発 行 者	藤実彰一
発 行 所	株式会社　診断と治療社
	〒100-0014　東京都千代田区永田町 2-14-2　山王グランドビル 4 階
	TEL：03-3580-2750（編集）　03-3580-2770（営業）
	FAX：03-3580-2776
	E-mail：hen@shindan.co.jp（編集）
	eigyobu@shindan.co.jp（営業）
	URL：http://www.shindan.co.jp/
表紙デザイン	株式会社　クリエイティブセンター広研
印刷・製本	広研印刷　株式会社

©Kenzo Hirao, 2015. Printed in Japan.　　　　　　　　　　　　　　　　　［検印省略］
乱丁・落丁の場合はお取り替えいたします．